医药高等职业教育新形态教材

U0741814

基础医学实验技术

（供临床医学、预防医学、口腔医学、中医学、护理、药学及相关专业用）

主　编　张　虎　杜欣娜　邵晓云
副主编　陈根林　揭　鹏　吴金蓉
编　者　（以姓氏笔画为序）
王风兰（盐城市第四人民医院）
杜欣娜（江苏医药职业学院）
束安梅（江苏医药职业学院）
吴金蓉（江苏医药职业学院）
张　虎（江苏医药职业学院）
张小红（江苏医药职业学院）
陈根林（江苏医药职业学院）
邵晓云（江苏医药职业学院）
姚振宇（三亚市中医院）
梁金环（沧州医学高等专科学校）
韩晶晶（江苏医药职业学院）
揭　鹏（江苏医药职业学院）
樊伟平（江苏医药职业学院）

中国健康传媒集团
中国医药科技出版社

内容提要

本教材为“医药高等职业教育新形态教材”之一，从微观的分子细胞到宏观的组织器官，从正常功能到疾病状态整合生物化学、生理学、解剖学、微生物与免疫学、病理学和药理学等二级学科实验教学内容，总体制定专业和思政培养目标，以生为本，巩固理论课知识和实践需求为导向，学生小组设计、实施、研讨和反思实验内容；教师以课程组形式讨论、制定规范化的实验课授课方案，重在组织、引导、启发学生学以致用。本教材除了实验内容之外，还融入了“引入与思考、课程思政和练习题”，在夯实理论基础的前提下，培养学生解决实际问题的创新能力。

本教材主要供高等职业院校临床医学、预防医学、口腔医学、中医学、护理、药学等相关专业学生师生教学使用。

图书在版编目（CIP）数据

基础医学实验技术 / 张虎，杜欣娜，邵晓云主编. -- 北京：中国医药科技出版社，2024. 12. -- ISBN 978-7-5214-5130-6

Ⅰ. R3-33

中国国家版本馆CIP数据核字第20246JC161号

美术编辑 陈君杞
版式设计 友全图文

出版 **中国健康传媒集团** | 中国医药科技出版社
地址 北京市海淀区文慧园北路甲22号
邮编 100082
电话 发行：010-62227427 邮购：010-62236938
网址 www.cmstp.com
规格 787 × 1092mm $^{1}/_{16}$
印张 13 $^{1}/_{2}$
字数 292千字
版次 2024年12月第1版
印次 2024年12月第1次印刷
印刷 北京印刷集团有限责任公司
经销 全国各地新华书店
书号 ISBN 978-7-5214-5130-6
定价 55.00元

医药高等职业教育新形态教材

建设指导委员会

医药高等职业教育新形态教材

评审委员会

前 言

基础医学实验技术在高职高专医学教育体系之中占据着举足轻重的地位，它不仅是联结理论知识与实践操作的桥梁，更是锤炼学生实践能力、激发创新思维及全面提升综合素质的关键所在。通过实验教学，学生能够在实际操作中深化对理论知识的理解，增强问题解决的能力，从而为后续专业课程的学习奠定坚实的基础。同时，实验教学也是培育团队协作能力、规则意识及应急处理素养的有效途径，有助于学生更好地适应医学领域的进步与就业市场的变化，为未来的职业生涯铺设稳固的基石。

本教材秉承"以学生为中心，教师为引导"的教学理念，紧密围绕临床医学、预防医学等专业的人才培养目标，参照基础医学各课程的标准要求，对实验教学内容进行了全面梳理与优化。书中不仅详尽阐述了各项实验技术的原理与操作流程，还巧妙融入了临床实例、学术背景知识、课程思政案例及实验技术练习题，实现了理论与实践的深度融合，思政教育与专业学习的有机结合，引导学生"厚基础，早临床、强实践、育仁心"。

临床案例源于医疗实践，生动展现了实验技术在疾病诊断、治疗及科学研究中的核心价值。学术背景知识的拓展，有助于拓宽学生的学术视野。思政案例则通过引人深思的故事，潜移默化地传递科学家精神、社会责任感及医者仁心的价值观。此外，本教材精心设计了实验技术练习题，检验学生对知识原理与操作技能的掌握程度，使学习过程充满成就感。

本教材共分为六篇。韩晶晶、梁金环和张虎编写生物化学部分；邵晓云和姚振宇编写解剖与组织胚胎学部分；樊伟平和吴金蓉编写病原生物学与免疫学部分；束安梅负责生理学部分，揭鹏和张小红负责病理学与病理生理学部分；陈根林和杜欣娜负责药理学部分；王风兰和姚振宇负责全书案例等内容的审校。考虑到不同专业基础医学课程设置的差异，我们将机能学实验内容合理融入生理学、病理学与病理生理学及药理学部分，确保实验内容与课程设置顺序相契合，且难度逐步升级，由易到难，循序渐进。

本教材主要服务于高职高专临床医学、预防医学、护理学等多个医学相关专业学生的基础医学实验课程需求。对于初学者，建议首先从典型案例、学术背景知识及思政案例入手，待熟悉实验原理后，在教师指导下进行实验操作，通过小组讨论、数据记录、结果总结、小组汇报、完成测试题等环节，最终形成实验报告。而对于已有一定基础的学生，则可根据个人兴趣或需求选择特定实验内容进行深入学习。我们鼓励学生在实验中积极探索，将理论知识转化为实际应用，为临床实践服务。

鉴于编者经验与知识的有限性，本教材在编纂过程中难免存在不足与疏漏。我们诚挚邀请各位读者在使用过程中不吝赐教，提出宝贵意见与建议，以便我们在未来的修订中不断完善。在此，我们向所有参与教材编纂、审阅的专家学者、教育工作者，以及在实验技术方面给予无私指导与支持的医疗科研人员表示最诚挚的感谢！

编　者

2024年12月

目　录

第一篇　生物化学

实验一　酪蛋白等电点的测定

引入与思考

蛋白质等电点是一个物理术语，在生物物理学和生物化学研究中极为重要。它描述了蛋白质的集合和电荷分布，以及分子之间相互作用力的大小。研究表明，蛋白质的等电点可以帮助人们更好地了解蛋白质的结构和功能，因此研究它是必不可少的。蛋白质等电点的概念源于电离层的概念，它是一个水平的电荷分离层，大小取决于两个电流之间的距离。可以定义两个或多个溶液之间的电势差。这就是蛋白质等电点的基础，它可以用来确定蛋白质分子之间的电荷分布。蛋白质等电点实际上是由电离层上的载体态和它们之间的电荷分离层组成的，并根据不同类型的电荷分布而有所不同。

蛋白质等电点的确定有助于研究蛋白质的分子结构和氨基酸序列，从而更深入地了解蛋白质的功能，也可以用来研究分子间的相互作用，例如抑制剂、结合分子等等。此外，它还可以用来研究分子间距离，因为蛋白质的电离层距离越远，其电荷分布也会更加复杂，随着蛋白质间距离的增加，其电荷分布会发生巨大变化。由于蛋白质等电点对研究蛋白质结构和功能的关键作用，它也成为了许多研究实验和项目的重要参考。例如，它可以用来研究药物的作用机制以及药物与蛋白质之间的相互作用，这对于研究药物的效果和安全性非常重要。它也可以用来研究基因组学以确定基因之间的关系，目前以及其对蛋白质结构和功能的影响。在今天，对蛋白质等电点的研究受到了越来越多的关注。

总之，蛋白质等电点是一个非常重要的物理概念，它们可以帮助研究者更加深入地了解蛋白质的结构和功能，同时也成为许多研究实验和项目的重要参考。随着新技术的开发和应用，蛋白质等电点的研究可以更加准确和有效地进行。

【实验目的】

1.了解蛋白质的两性解离性质。

2.学习测定蛋白质等电点的一种方法。

【实验原理】蛋白质是两性电解质，在蛋白质溶液中存在下列平衡。

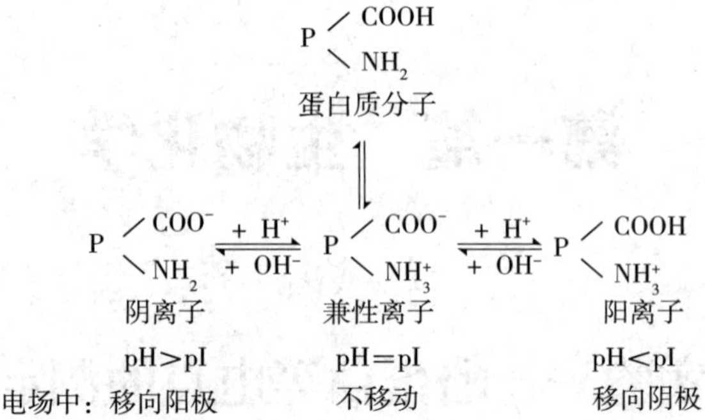

蛋白质分子的解离状态和解离程度受溶液的酸碱度影响。当溶液的pH达到一定数值时，蛋白质颗粒上正负电荷的数目相等，在电场中，蛋白质既不向阴极移动，也不向阳极移动，此时溶液的pH值称为此种蛋白质的等电点。不同蛋白质各有其特异的等电点。在等电点时，蛋白质的理化性质都有变化，可利用此种性质的变化测定各种蛋白质的等电点。最常用的方法是测其溶解度最低时的溶液pH值。

本实验借观察在不同pH溶液中的溶解度以测定酪蛋白的等电点。用醋酸与酪酸钠（醋酸钠混合在酪蛋白溶液中）配制成各种不同pH的缓冲液。向诸缓冲溶液中加入酪蛋白后，沉淀出现最多的缓冲液的pH即为酪蛋白的等电点。

【实验对象与用品】

器材：试管、试管架、微量加样器。

试剂：0.5%酪蛋白醋酸钠溶液、1mol/L醋酸、0.1mol/L醋酸、0.01mol/L醋酸

【实验方法与步骤】

1.取同样规格的试管4支，按下表顺序分别精确地加入各试剂，然后混匀。

表1-1 酪蛋白等电点的测定

管号	蒸馏水（ml）	0.01mol/L醋酸（ml）	0.1mol/L醋酸（ml）	1mol/L醋酸（ml）
1	7.4	–	–	1.6
2	8.0	–	1.0	
3	8.7	2.5	–	–
4	8.4	0.6	–	

2.充分混匀，然后向以上试管中各加0.5%酪蛋白醋酸钠溶液1ml，边加边摇，摇匀后，静置10分钟，观察其混浊度。最混浊的一管的pH即为酪蛋白的等电点。（1、2、3、4号管的pH值依次为3.5、4.7、5.3、5.9。）

【实验结果】

【实验结论】

【实验讨论】

【注意事项】缓冲液的pH值必须准确。

课程思政

中国积极参与人类基因组计划

人类基因组计划是由美国科学家于1985年率先提出的，于1990年正式启动。美国，英国、法国、德国、日本和我国科学家共同参与了此计划。这一计划旨在测出人类基因组DNA 的 30 多亿个碱基对的序列，对人类基因组精确测序，发现所有人类基因并搞清其在染色体上的位置，破译人类全部遗传信息。在人类基因组计划中，还包括对五种生物基因组的研究：大肠埃希菌、酵母、线虫、果蝇和小鼠，它们被称为人类的五种“模式生物”。人类基因组计划从提出到实施，历经了五年的争论，在1990年开始实施，2003年完成。

1999年9月，中国积极加入这一研究计划，负责测定人类基因组全部序列的1%，也就是三号染色体上的3000万个碱基对，中国因此成为参与这一研究计划的唯一发展中国家。从工作量上看，1%并不算大，但却意义深远。通过参与这一国际合作，中国分享了之前十年人类基因组计划积累的技术与资料，并建立了中国自己的基因组大规模测序的全套技术及科学技术队伍，为中国后来生物资源基因组研究奠定了基础。

练习题

参考答案

1.蛋白质处于等电点pH溶液中，蛋白质带（　）

A.正负电荷　B.负电荷　C.正电荷　D.无电荷　E.不确定

2.透析使蛋白质恢复活性是由于（　）

A.两性解离　B.水化膜　C.高分子性质　D.沉淀　E.紫外吸收

3.在以下混合蛋白质溶液中，各种蛋白质的的PI分别为4.3、5.0、5.4、6.5、7.4，电泳时欲使其都向正极，缓冲溶液的pH应该是（　）

A. pH 4.1　B. pH 5.2　C. pH 6.0　D. pH 7.4　E. pH 8.1

4.人体内蛋白质处于正常体液环境下蛋白质分子带（　）电荷

A.正电荷　B.负电荷　C.正负电荷　D.不带电荷　E.不确定

5.关于蛋白质等电点的叙述下列哪项是正确的（　）

A.在等电点处，蛋白质分子所带净电荷为零

B.等电点使蛋白质变性沉淀

C.体内各种蛋白质等电点相同

D.在等电点处，蛋白质的稳定性增加

E.蛋白质的等电点与它所含的碱性氨基酸的数目无关

实验二　蛋白质浓度测定（紫外光吸收法）

引入与思考

蛋白质的定量分析是生物化学和其它生命学科最常涉及的分析内容，是临床上诊断疾病及检查康复情况的重要指标，也是许多生物制品，药物、食品质量检测的重要指标。在生化实验中，对样品中的蛋白质进行准确可靠的定量分析，则是经常进行的一项非常重要的工作。蛋白质是一种十分重要的生物大分子：它的种类很多，结构不均一，分子量又相差很大，功能各异，这样就给建立一个理想而又通用的蛋白质定量分析的方法带来了许多具体的困难。目前测定蛋白质含量的方法有很多种，下面列出根据蛋白质不同性质建立的一些蛋白质测定方法。

物理性质：紫外分光光度法

化学性质：凯氏定氮法、双缩脲法、Lowry法、BCA法、胶体金法

染色性质：考马斯亮蓝染色法、银染法

其他性质：荧光法

蛋白质测定的方法很多，但每种方法都有其特点和局限性，因而需要在了解各种方法的基础上根据不同情况选用恰当的方法，以满足不同的要求。例如凯氏定氮法结果最精确，但操作复杂，用于大批量样品的测试则不太合适；双缩脲法操作简单，线性关系好，但灵敏度差，样品需要量大，测量范围窄，因此在科研上的应用受到限制；而酚试剂法弥补了它的缺点，因而在科研中被广泛采用，但是它的干扰因素多；考马斯亮蓝染色法因其灵敏而又简便受到关注；BCA法又以其试剂稳定，抗干扰能力较强，结果稳定，灵度高而受到欢迎；胶体金法具有较高的灵敏度，可达到毫微克水平，用于微量蛋白的测定。

【实验目的】

1.了解紫外吸收法测定蛋白质浓度的原理。

2.熟悉紫外分光光度计的使用。

【实验原理】蛋白质组成中含有酪氨酸和色氨酸等芳香族氨基酸，在紫外光280nm波长处有最大吸收峰，一定浓度范围内与其吸光度成正比，故可用紫外分光光度计通过比色法来测定蛋白质的含量。

由于核酸在280nm处也有光吸收，对蛋白质测定有一定的干扰作用，但核酸的最大吸收峰在260nm处。如同时测定260nm的光吸收，通过计算可以消除其对蛋白质测定的影响。

因此如溶液中存在核酸时必须同时测定280nm及260nm的吸光度，方可通过计算测得溶液中的蛋白质浓度。

【实验对象与物品】

器材：试管、试管架、微量加样器、石英比色皿、紫外可见分光光度计。

试剂：卵清蛋白标准液（1mg/ml）、未知浓度蛋白质溶液、0.9%NaCl。

【实验步骤】

1.直接测定法　在紫外分光光度计上，将未知的蛋白质溶液小心盛于石英比色皿中，以生理盐水为对照，测得280nm和260nm两种波长的吸光度（A_{280nm}及A_{260nm}）。

将280nm及260nm波长处测得的吸光度按照下列公式计算蛋白质浓度。

$c=1.45A_{280nm}-0.74A_{260nm}$

式中，c为蛋白质质量浓度（mg/ml）；A_{280nm}为蛋白质溶液在280nm处测得的吸光度；A_{260nm}为蛋白质溶液在260nm处测得的吸光度。

2.标准曲线法

（1）标准曲线的绘制　取8支干净试管，编号，按下表加入试剂。

表1-2　紫外吸收法测定蛋白质的浓度——标准曲线的绘制

	0	1	2	3	4	5	6	7
1mg/ml卵清蛋白标准液（ml）	0	0.5	1.0	1.5	2.0	2.5	3.0	4.0
蒸馏水（ml）	4.0	3.5	3.0	2.5	2.0	1.5	1.0	0
蛋白质浓度（mg/ml）	0	0.125	0.25	0.375	0.5	0.625	0.75	1.0
A_{280nm}								

加毕，混匀，用紫外分光光度计测A_{280nm}，以吸光度为纵坐标，蛋白质浓度为横坐标作图。

（2）样液测定　取未知浓度的蛋白液1.0ml，加蒸馏水3.0ml，测A_{280nm}，对照标准曲线求得蛋白质浓度。

【实验结果】

【实验结论】

【实验讨论】

【注意事项】

（1）比色测定时应采用石英比色皿。

（2）样品应在溶解透明状态下进行测定，若蛋白质不溶解会对入射光产生反射散射等而造成实际吸光度偏高。

（3）若吸光度过高，可将样品适当稀释后再进行测定。

课程思政

中国科研史里程碑：人工合成牛胰岛素成功

人工合成牛胰岛素是中国科研史上的重大突破。1958年，面对科研基础薄弱、设备落后的局面，中科院上海生化所等单位的科学家们勇敢地提出了合成蛋白质的挑战，并将人工合成胰岛素项目列为国家重点机密研究计划“601”。在缺乏经验和专业知识的背景下，他们从零开始，历经七年的艰苦努力，终于在1965年9月17日成功合成了结晶牛胰岛素，这是世界上首次人工合成的蛋白质。

这一成果不仅彰显了我国科研人员的决心和毅力，也标志着人类在探索生命奥秘的道路上取得了重要进展。人工合成胰岛素的成功，为后来的蛋白质合成研究奠定了基础，对生命科学的发展产生了深远影响。这一成就得到了国际科学界的广泛认可，瑞典皇家科学院诺贝尔奖评审委员会化学组主席蒂斯利尤斯更是专程前来访问，高度评价了中国科学家的贡献。

人工合成牛胰岛素的成功，不仅是中国科研史上的重要里程碑，也是中华民族自强不息、勇攀科学高峰的生动体现。这一成就将永远激励着后来的科研工作者，在探索未知、服务人类的道路上不断前行。

练习题

参考答案

1.盐析法沉淀蛋白质的原理是（　　）

A.中和电荷，破坏水化膜　　B.盐与蛋白质结合成不溶性蛋白盐

C.降低蛋白质的介电常数　　D.调节蛋白质溶液的等电点

E.以上都不是

2.下列哪种方法使蛋白质沉淀但没有使其变性（　　）

A.盐析　　B.重金属盐　　C.有机溶剂　　D.生物碱　　E.加热

3.下列蛋白质中属于单纯蛋白质的是

A.肌红蛋白　　B.细胞色素c　　C.血红蛋白　　D.单胺氧化酶　　E.清蛋白

4.蛋白质吸收紫外线的最大峰值在（　　）

A. 280nm　　B. 260nm　　C. 500nm　　D. 400nm　　E. 350nm

5.蛋白质分子具有吸收紫外线的特点，主要与分子中（　　）有关

A.苯丙氨酸　　B.酪氨酸　　C.色氨酸　　D. A+B+C　　E.蛋氨酸

实验三　影响酶促反应的因素

引入与思考

酶，是生命不可缺少的核心物质。基因编辑、干细胞技术、靶向药物……生命科学中的诸多关键技术和产品制造，都离不开酶。随着现代生物技术的快速发展，科学家们对酶的理解更深入，开始利用酶、改造酶。这种“绿色制造”，不仅能改善人类的生活，也开启了设计生命的大门。

人们对酶的认识，或许可以从酒开始讲起。有一种观点认为酒是这样起源的：古代劳动人民有了富余的粮食后，将它们存在空的桑树洞里。时间久了，粮食就变成了一种具有香味的液体。后来，这种无意的发现就变成了有意识的行为，酿酒由此而生。但那时的人们并不清楚，酿酒的过程就是人类最早利用酶的开端——粮食中的糖类之所以能够变为酒精，就是酶在起作用。

今天，我们已经知道，酶是一类由细胞产生的生物大分子催化剂。酶的本质是具有催化效能的蛋白质，它们的空间结构复杂而多样。当一种物质需要转化为另一种物质时，有时需要先达到一个很高的能量级别，有的化学反应因为需要越过这个像高山一样的能级，遂“望而却步”或“缓缓而行”；而大自然会使用酶来削低这座山的高度，加速转化过程，科学家们称它为“生物催化”。目前已知的酶可以催化超过数千种生化反应。正因为有酶的存在，生物才能进行生长、代谢、发育、繁殖等生命活动。从无意识地利用，到科学地认知，人们对酶的认识经历了一个漫长而久远的过程。

19世纪，人们逐步发现食物在胃中能够被消化，植物的提取液可以将淀粉转化为糖等现象，从而初步认识了酶的催化作用。1878年，生理学家Wilhelm Friedrich首次提出了酶的概念。1897年，德国科学家Eduard Buchner开始对不含细胞的酵母提取液进行发酵研究，最终证明发酵过程并不需要完整的活细胞存在。这一发现打开了通向现代酶学与现代生物化学的大门，其本人也因“发现无细胞发酵及相应的生化研究”而获得了1907年的诺贝尔化学奖。

人们在认识到酶是一类不依赖于活体细胞的物质后，开始鉴定其生化组成成分。1926年，美国生物化学家James Batcheller Sumner分离获得了尿素酶的晶体，首次提出酶是蛋白质。1930年，John Howard Northrop和Wendell Meredith Stanley通过对胃蛋白酶、胰蛋白酶和胰凝乳蛋白酶等消化性蛋白酶的研究，最终确认酶是蛋白质。以上三位科学家因此获得1946年度诺贝尔化学奖。

为了研究酶分子的精妙结构，探究它的催化原理，科学家可通过X射线晶体学、冷冻电镜等手段研究酶的三维结构。1965年，第一个获得结构解析的酶分子——溶菌酶的发现，标志着酶结构生物学研究的开始，使酶在分子水平上的工作机制解析成为可能，从而可引导人们对酶进行分子改造，拓展酶的用途。

【实验目的】了解温度、pH、酶激动剂和酶抑制剂对酶促反应的影响。

【实验原理】温度与酶促反应速度关系密切。温度降低时，酶促反应速度降低以至完全停止；随着温度升高，反应速度逐渐加快。在某一温度时反应速度达到最大值，此温度称酶作用的最适温度。温度继续升高，反应速度反而下降。人体内大多数酶的最适温度在37℃左右。

pH影响酶促反应速度，是由于酶本身是蛋白质。pH不仅影响酶蛋白分子某些基团的解离，也影响底物的解离程度，从而影响酶与底物的结合。当酶促反应速度达到最大值时的溶液pH，称为该酶的最适pH。不同的酶最适pH不尽相同，人体多数酶的最适pH在7.0左右。

另外，有些物质可作为激活剂，能提高酶的活性；有些物质可作为抑制剂，能降低酶的活性。从而影响淀粉被水解的程度。

本实验中，淀粉酶能催化淀粉逐步水解，生成分子大小不同的糊精，最后水解成麦芽糖。糊精按分子大小遇碘可呈蓝色、紫色、暗褐色和红色，麦芽糖遇碘不变色。由于不同温度、不同酸碱度下，或者在有激活剂或抑制剂存在的条件下唾液淀粉酶的活性高低不同，则淀粉被水解的程度也不一样。因此，通过与碘产生的颜色反应判断淀粉被水解的程度，了解温度、pH、激活剂和抑制剂对酶促作用的影响。

【实验对象与物品】

器材：一次性纸杯、沸水浴锅、恒温水浴锅、试管、吸管、白瓷板、微量加样器等

试剂：1%淀粉溶液、1%NaCl溶液、1%$CuSO_4$溶液、1%Na_2SO_4溶液、稀碘液、蒸馏水、磷酸缓冲溶液系列（0.2mol/L）：①pH 4.8　②pH 6.8　③pH 9.8。

【实验步骤】制备稀唾液：将痰咳尽，用清水漱口，含蒸馏水少许行咀嚼动作以刺激唾液分泌，2分钟后吐入纸杯中备用。（可收集混合唾液，以免个别人唾液淀粉酶活性过高或过低，影响实验进行。）

1.温度对酶活力的影响　取干净试管5支，按表1-3加入试剂并操作。

表1-3　温度对酶活力的影响

试剂	管号				
	1	2	3	4	5
1%淀粉溶液/ml	1.0	1.0	1.0	1.0	1.0
温度预处理	37℃	0℃	100℃	0℃	100℃
稀释的唾液/ml	0.5	0.5	0.5	0.5	0.5
	37℃保温5分钟*	0℃保温5分钟	100℃保温5分钟	先0℃保温5分钟 再37℃保温5分钟	先100℃保温5分钟 再37℃保温5分钟

*实验前，先以1号管测定反应基准时间，即每隔10秒从1号管中取溶液1滴滴加到已有稀碘液的白瓷板中，观察颜色变化，直至与碘不呈色时，记录反应所用时间（如5分钟），此时间即为基准反应时间。

再向各管加稀碘液2滴，摇匀后观察各管颜色。

2. pH对酶活力的影响　取干净试管3支，按表1-4加入试剂并操作。

表1-4　pH对酶活力的影响

试剂＼管号	1	2	3
pH 4.8缓冲液（ml）	–	2.0	–
pH 6.8缓冲液（ml）	2.0	–	–
pH 9.8缓冲液（ml）	–	–	2.0
1% NaCl溶液（ml）	1.0	1.0	1.0
1%淀粉溶液（ml）	1.0	1.0	1.0
稀释的唾液（ml）	0.5	0.5	0.5

加酶后，迅速混匀，置37℃水浴保温2分钟，在白瓷板每孔滴加1滴稀碘液，然后每隔0.5～1分钟从1号管中取溶液1滴反应液在已滴加稀碘液的白瓷板中，观察颜色变化，直至呈淡黄色时，将3支试管从水浴锅中全部取出，再向各试管加稀碘液2滴，摇匀后观察。根据实验结果找出唾液淀粉酶的最适pH。

3. 酶激动剂和酶抑制剂对酶活力的影响　取干净试管4支，按表1-5加入试剂并操作。

表1-5　激活剂和抑制剂对酶活力的影响

试剂＼管号	1	2	3	4
pH 6.8缓冲液（ml）	2.0	2.0	2.0	2.0
1% NaCl溶液（ml）	1.0	–	–	–
1% $CuSO_4$溶液（ml）	–	1.0	–	–
1% Na_2SO_4溶液（ml）	–	–	1.0	–
蒸馏水（ml）	–	–	–	1.0
1%淀粉溶液（ml）	1.0	1.0	1.0	1.0
稀释的唾液（ml）	0.5	0.5	0.5	0.5

加酶后，迅速混匀，置37℃水浴保温2分钟，在白瓷板每孔滴加1滴稀碘液，然后每隔0.5分钟从1号管中取溶液1滴反应液在已滴加稀碘液的白瓷板中，观察颜色的变化，直至呈淡黄色时，将4支试管从水浴锅中全部取出，再向各管加稀碘液1滴，摇匀后观察颜色变化。

【实验结果】

【实验结论】

【实验讨论】

【注意事项】反应试管应清洗干净，不同试剂、酶液及其吸管不能交叉混用。

课程思政

邹承鲁——中国生物化学领域的奠基人与开拓者

邹承鲁，中国生物化学领域的杰出科学家和奠基人之一，以其卓越的研究成果和深厚的爱国情怀而备受尊崇。

他在剑桥大学获得生物化学博士学位后，毅然选择回国，投身于中国科学院上海生理生化研究所的研究工作。在酶学和呼吸链研究领域，他与王应睐等人共同取得了开创性成果，特别是首次发现辅基腺嘌呤二核苷酸与蛋白部分通过共价键结合，为我国酶学和呼吸链研究奠定了坚实的基础。

邹承鲁在人工合成胰岛素方面做出了重大贡献。他领导团队成功完成了胰岛素A、B链的拆合工作，为中国科学家首次完成人工合成胰岛素立下汗马功劳，这一成就展现了我国科研人员的实力与智慧。

在酶学领域，邹承鲁更是建树颇丰。他创建的“邹氏公式”和“邹氏作图法”成为国际同行广泛采用的重要工具。他还系统性地研究了可逆与不可逆抑制的酶动力学，提出了确定两种抑制中各种动力学常数的新方法，开创了酶催化动力学的新理论分支，解决了传统方法无法解决的问题。

邹承鲁的研究成果不仅得到了国际同行的认可，也为中国生物化学领域的发展树立了新的标杆。他的学术贡献被收录在国际酶学领域的权威丛刊以及新版酶学教科书中，成为中国科学界的骄傲。

练习题

参考答案

1. 底物浓度远远大于酶浓度是，酶浓度对化学反应速度的影响是(　　)

A. 成正比　　B. 成反比　　C. 不成比例

D. 无影响　　E. 以上说法都错

2. 酶的最适pH是(　　)

A. 酶的特征性常数　　B. 酶促反应速度最大时的pH

C. 酶最稳定时的pH　　D. 与底物种类无关的参数

E. 酶的等电点

3. 下列不属于酶促反应特点的是(　　)

A. 高度催化效率　　B. 高度专一性

C. 高度不稳定性　　D. 可调控性

E.非特异性

4.酶的活性可以受下列因素影响，除(　)外

A.温度　B. pH值　C.酶浓度　D.底物浓度　E.饮食

5.下列关于酶促反应调节的叙述正确的是(　)

A.底物饱和时，反应速度随酶浓度增加而增加

B.反应速度不受酶浓度的影响

C.温度越高，反应速度越快

D.在最适pH下，反应速度不受酶浓度影响

E.反应速度不受底物浓度的影响

实验四　血糖的测定（葡萄糖氧化酶法）

引入与思考

糖尿病的特征是持续性高血糖和糖尿，特别是空腹血糖浓度和糖耐量曲线高于正常范围。其主要病因是部分或完全胰岛素缺失、胰岛素抵抗（因细胞胰岛素受体减少或受体敏感性降低，导致对胰岛素的调节作用不敏感）。临床上将糖尿病分为四型：胰岛素依赖型糖尿病（1型）、非胰岛素依赖型糖尿病（2型）、妊娠糖尿病（3型）和特殊类型尿病（4型）。1型糖尿病多发生于青少年，因自身免疫而使胰P细胞功能缺陷，导致胰岛素分泌不足。2型糖尿病和肥胖关系密切，可能是由细胞膜上胰岛素受体功能缺陷所致。

许多1型糖尿病患者需要注射胰岛素来降低血糖，中国科学家在胰岛素的合成中作出了巨大的贡献。1965年9月，中国科学家合成了结晶牛胰岛素，这是世界上第一个人工合成的蛋白质，合成胰岛素和天然牛胰岛素的结构、生物活性、物理化学性质结晶形状均完全一致。对于发病率较高的2型糖尿病，应该以糖尿病教育、血糖监测、药物治疗、饮食治疗运动治疗等多种治疗方法并驾齐驱，进行综合治疗。这样不仅能帮助糖尿病患者有效控制血糖，减少并发症等的发生，而且可以改善患者生活质量，减少疾病对个人、家庭、社会产生的压力。

糖尿病的预防和控制是一项长期而复杂的系统工程。中国的糖尿病防治工作根据中国国情，依靠政府的支持、不同水平权力和资源的整合，在不同的系统中建立了工作单位的“医疗”“全面融合”管理体系，实现全面的健康干预管理，这有助于提高糖尿病管理的整体水平，降低糖尿病的健康风险，并为国际上糖尿病预防提供中国经验。

【实验目的】学习葡萄糖氧化酶法测定血糖含量的原理和方法。

【实验原理】葡萄糖氧化酶（GOD）利用氧和水将葡萄糖氧化为葡萄糖酸，同时释放过

氧化氢。过氧化物酶（POD）在色原性氧受体存在时将过氧化氢分解为水和氧，并使色原性氧受体4-氨基安替比林和酚去氢缩合为红色醌类化合物。红色醌类化合物的生成量与葡萄糖含量成正比。

醌亚胺在480～550nm范围内有最大光吸收峰，且醌亚胺的量与葡萄糖的量成正比，利用比色法测定醌亚胺的量，即可计算出血糖的含量。

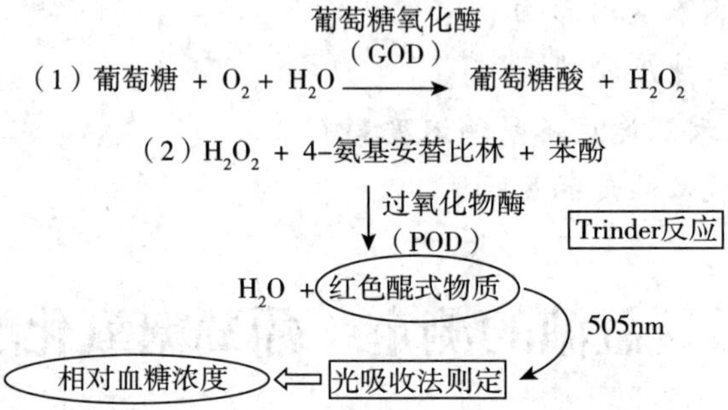

【**实验对象与物品**】

器材：微量加样器，试管，试管架，恒温水浴箱，分光光度计

试剂：酶-酚混合试剂（内含GOD、POD、4-氨基安替比林和酚等），葡萄糖标准液（5.56mmol/L），血清。

【**实验步骤**】取干净试管3支，按表1-6加入试剂。

表1-6　葡萄糖氧化酶法测定血糖浓度

试剂＼管号	空白管	标准管	测定管
蒸馏水/ml	0.02	-	-
葡萄糖标准液/ml	-	0.02	-
血清/ml	-	-	0.02
酶酚混合试剂/ml	3.0	3.0	3.0

混匀后于37℃水浴中保温15分钟，取出冷却至室温，在505nm波长下进行比色，空白管调零，读取标准管和测定管的吸光度A。

【**实验结果**】

$$血糖浓度（mmol/L）=\frac{A_{测定管}}{A_{标准管}}\times 葡萄糖标准液（5.56mmol/L）$$

【**实验结论**】

【**实验讨论**】

【**注意事项**】酶法实验要求严格控制时间和温度。

☞ 课程思政

吴宪与Folin-Wu法的创新与发展

吴宪，一位福州的书香子弟，最初怀揣海军梦想，但在麻省理工学院的学习过程中，他意外地发现了自己对生命科学的热爱，并决定转向化学和生物学的研究。在哈佛大学医学院，他与福林教授合作，致力于血糖测定方法的改进。

他们的研究取得了突破性的进展，发现了一种新的试剂组合，能够产生稳定且明显的显色反应，从而大大提高了血糖测定的准确性。为了进一步优化这一方法，他们还发明了钨酸滤血法，有效去除了血液中蛋白质的干扰，使得测量结果更为精确。这一方法不仅适用于血糖测定，还为其他血液成分的测量提供了新的思路。

1919年，吴宪与福林的研究成果被正式发表，这标志着Folin-Wu法的诞生。然而，随着研究的深入，他们面临了来自本尼迪克特的质疑，后者指出了该方法存在的亚铜再氧化问题。面对挑战，吴宪并未退缩，而是独自承担起改进任务，成功设计出了降低再氧化发生的特殊试管。

1920年，吴宪与福林再次发表论文，对质疑作出了回应，并展示了他们改进的成果。他们的开放态度和对科研的执着赢得了同行的尊重，Folin-Wu法也因其准确性和可靠性，成为了生化领域的重要工具，对后来的研究产生了深远的影响。

练习题

参考答案

1. 肝糖原的主要去路是(　　)

A. 补充血糖　　B. 供肌肉收缩
C. 转化成其他物质　　D. UDPG
E. ATP

2. 不能补充血糖的生化过程是(　　)

A. 食物中糖类的消化吸收　　B. 葡萄糖在肾小管的重吸收
C. 肌糖原的分解　　D. 肝糖原的分解
E. 糖异生

3. 下列能降低血糖的激素为(　　)

A. 胰岛素　　B. 胰高血糖素
C. 生长素　　D. 糖皮质激素
E. 肾上腺素

4. 长期饥饿糖异生的生理意义之一是(　　)

A. 有利于脂肪合成　　B. 有利于补充血糖
C. 有利于排钠补钾　　D. 有利于脂肪酸合成
E. 有利于必需氨基酸合成

5.空腹血糖的正常值为（　）

A. 3.9 ~ 6.1mg/dl　　B. 3.9 ~ 6.1mmol/L

C. 3.9 ~ 6.7mg/dl　　D. 3.9 ~ 6.7mmol/L

E.以上全不对

实验五　血清谷丙转氨酶活力测定

引入与思考

测定体液中酶的活性是临床诊断的一种常用方法，目前临床上以检测血清中酶应用最广。已经有一百多种酶应用于临床诊断和研究，常用的酶有数十种。

酶的活性即酶催化化学反应的能力，常用酶促反应的速度来反映，而酶促反应的速度是以单位时间内底物的减少量或产物的生成量来表示，因此，酶促反应速度的测定就可以转化为底物或产物含量的测定。

酶活性测定一般采用光物理和电化学的方法：如利用反应物或产物的吸光性，用（紫外）分光光度法或荧光法测定；若反应过程中生成酸，则可用电化学法；若底物用同位素标记，则可用放射化学法测定底物浓度变化，计算酶活性；一些性质稳定的酶，也可用高效液相色谱法检测。

酶促反应的速度受到各种因素（如酶浓度、底物浓度、温度、pH及抑制剂和激活剂等）的影响，研究酶促反应动力学具有重要的理论意义和临床应用价值。

谷丙转氨酶，全称为丙氨酸氨基转移酶，是一个最常用和最敏感的肝脏功能检测指标。正常情况下，人体血液中谷丙转氨酶的浓度很低，只有当肝脏细胞受到损害或肝细胞膜通透性增加时，才会导致血清中谷丙转氨酶浓度升高。谷丙转氨酶的正常范围是0 ~ 40U/L。

谷丙转氨酶的临床意义：ALT主要存在于肝脏、心脏组织细胞中，当这些组织发生病变时，该酶活力增强。

1.生理性增高　长期熬夜、劳累，长期吃烧烤、火锅、油炸油煎食物，特别是经常吃夜宵的人群，容易出现该指标的异常偏高，一般通过休息和注意饮食后复查，大多可恢复正常。孕晚期妇女因内分泌和子宫压迫等原因，可导致该指标轻度升高，对孕妇和胎儿都没有影响，也无需进行特殊的治疗，注意饮食及休息即可。

2.病理性增高　病毒性肝炎、肝癌、肝硬化、胆汁淤积、药物性肝炎等疾病最为常见。

【实验目的】掌握用试剂盒测定谷丙转氨酶（GPT或ALT）活力的方法。

【实验原理】以丙氨酸及α-酮戊二酸作为谷丙转氨酶（GPT或ALT）作用的底物，在血清丙氨酸氨基转移酶的作用下，生成丙酮酸和谷氨酸；丙酮酸产量的多少，即反应酶活性的大小，丙酮酸能与2,4-二硝基苯肼结合，生成丙酮酸-2,4-二硝基苯腙，后者在碱性溶液中呈现棕色，其吸收光谱的峰为439~530nm，可用于测定丙酮酸含量。

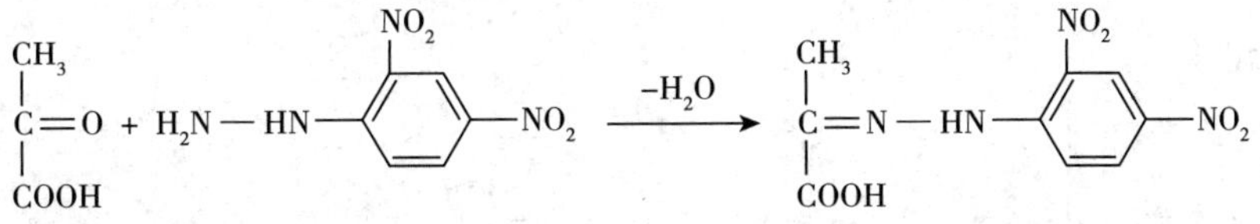

丙酮酸　　2,4-二硝基苯肼　　丙酮酸二硝基苯腙

【实验对象与物品】

器材：微量加样器，试管，试管架，恒温水浴箱，分光光度计。

试剂：谷丙转氨酶基质液，2,4-二硝基苯肼液，0.4mol/L NaOH，2μmol/L丙酮酸钠标准液，0.1mol/L磷酸盐缓冲液（pH 7.4）。

【实验步骤】取试管6支，按表1-7进行操作。

室温放置10分钟，在505nm比色，以蒸馏水调零，测各管吸光度。以各管吸光度减去零管吸光度，所得差值为纵坐标，相应的卡门氏单位为横坐标，做标准曲线图。

另取2支试管，按表1-8进行操作。

表1-7　血清谷丙转氨酶活力测定——标准曲线的绘制

管号	0	1	2	3	4	5
0.1mol/L磷酸缓冲液（ml）	0.10	0.10	0.10	0.10	0.10	0.10
2μmol/ml丙酮酸标准液（ml）	0	0.05	0.10	0.15	0.20	0.25
基质缓冲液（ml）	0.50	0.45	0.40	0.35	0.30	0.25
2，4-二硝基苯肼液（ml）	0.50	0.50	0.50	0.50	0.50	0.50
相当于酶活力卡门氏单位	0	28	57	97	150	200
			混匀后，	37℃水浴20分钟		
0.4mol/L NaOH/m（ml）	5	5	5	5	5	5

表1-8　血清谷丙转氨酶活力测定——操作表

试剂	测定管			对照管
血清（ml）	0.1			–
基质液（ml），37℃预温5分钟	0.5	混匀后，	37℃水浴30分钟	0.5
2，4-二硝基苯肼液（ml）	0.5			0.5
血清（ml）		混匀后，	37℃水浴20分钟	0.1
0.4mol/L NaOH（ml）	5			5

室温放置10分钟，在505nm比色，以蒸馏水调零，测各管吸光度。以测定管吸光度减去对照管吸光度之差值，查标准曲线，求得相应的GPT活力单位。

【实验结果】

【实验结论】

【实验讨论】

【注意事项】酶法实验要求严格控制时间和温度。

练习题

参考答案

1.我国营养学会推荐的成人每天蛋白质的需要量为（　）

A. 20g　　B. 80g

C. 30～50g　　D. 60～70g

E.正常人体处于氮平衡，所以无需补充

2.营养充足的婴儿、孕妇、恢复期病人，常保持（　）

A.氮平衡　　B.氮的负平衡

C.氮的正平衡　　D.氮的总平衡

E.以上都不是

3. ALT主要存在于下列哪种细胞中（　）

A.肝　　B.肾　　C.脑　　D.小肠　　E.肺

4.联合脱氨基作用是（　）

A.氨基酸氧化酶与转氨酶的联合　　B.转氨酶与谷氨酸脱氨酶联合

C.转氨酶与谷氨酸脱羧酶联合　　D.氨基酸氧化酶与谷氨酸脱氢酶联合

E.转氨酶与谷氨酸脱氢酶联合

5.蛋白质生理价值的高低主要取决于（　）

A.氨基酸的种类　　B.氨基酸的数量

C.必需氨基酸的种类、数量及比例　　D.必需氨基酸的数量

E.必需氨基酸的种类

实验六　血清蛋白质醋酸纤维素薄膜电泳

引入与思考

蛋白质电泳是一种基于蛋白质在电场作用下迁移速度差异进行分离和分析的技术。该技术利用蛋白质分子在电场中的带电性质，使其在电场力的作用下向电极移动，移动速度与蛋白质的分子量、形状、电荷等因素有关。通过电泳，可以将复杂的蛋白质混合物分离成单个组分，形成特征性的电泳图谱。

蛋白质电泳具有分辨率高、操作简便、灵敏度高和样品用量少等优点，是生物医学研究和临床诊断中常用的方法之一。它可以用于蛋白质的定性分析，如鉴定蛋白质的种类和纯度；也可以用于蛋白质的定量分析，如测定样品中特定蛋白质的含量。

随着电泳技术的不断发展，出现了多种不同类型的电泳方法，如凝胶电泳、毛细管电泳等，为蛋白质的研究和应用提供了更加多样化的手段。

【实验目的】

掌握电泳法分离血清蛋白质的基本原理和方法。

【实验原理】

血清中各种蛋白质的等电点均小于7.0，在pH 8.6的缓冲液中均带负电荷。血清中不同蛋白质的等电点有差异，因此所带的电荷数量也不相同，从而影响其在电场中的移动速率。在相同电场中，分子量越小、带电荷数越多以及球状蛋白移动速率越快。

应用醋酸纤维素薄膜电泳可将血清中蛋白质分离为清蛋白、α_1-球蛋白、α_2-球蛋白、β-球蛋白以及γ-球蛋白。

【实验对象与物品】

器材：电泳仪，电泳槽，分光光度计，醋酸纤维素薄膜，载玻片，点样器，滤纸，镊子，剪子，直尺，铅笔，烧杯，试管，试管架，移液管。

试剂：巴比妥缓冲液（pH 8.6），氨基黑10B染色液，漂洗液，0.4mol/L NaOH，血清。

【实验步骤】

（1）准备

①将纱布叠成4层贴在电泳槽两侧支架上，润湿平衡。

②取缓冲液倒入电泳槽，至液面与槽刻度线平齐。

③在醋酸纤维素薄膜无光泽面一端约1.5cm处，用铅笔画一条点样线。将薄膜浸泡在巴比妥缓冲溶液约20分钟。

（2）点样

①取出薄膜，用滤纸吸去多余液体。

②用点样器蘸取血清印在画线处。

（3）电泳

①将薄膜条置于电泳槽架上，使薄膜条与滤纸贴近。

②平衡3~5分钟后通电，调节电压为100~160V，电流为0.4~0.6mA/cm，通电40~50分钟。

（4）染色

①用镊子取出薄膜条，浸于氨基黑10B染色液中，染色5分钟。

②用漂洗液反复漂洗数次，至底色褪去。

③观察薄膜上各条带的分布。

【实验结论】

【实验讨论】

【注意事项】

（1）使用新鲜血清，无溶血现象。

（2）正确区分醋酸纤维素薄膜的光泽面与无光泽面，电泳时点样面向下，画线端位于负极。

课程思政

中国领航国际人类肝脏蛋白质组计划

中国每年面临超过35万例新发肝癌病例，是肝病和肝癌的重灾区。为应对这一挑战，中国领衔主导了“国际人类肝脏蛋白质组计划”，该计划始于2004年，吸引了17个国家的顶尖科学家参与。该计划旨在通过深入研究肝脏蛋白质组，揭示其在生理和病理过程中的功能，为肝病诊断和治疗提供新手段。

该计划的核心目标是建立肝脏蛋白质组的“两谱、两图、三库”，即表达谱、修饰谱、相互作用连锁图、定位图以及肝脏标本库、抗体库和数据库。经过多年的努力，中国科学家成功实现了这些科学目标，为肝脏疾病的研究和治疗奠定了坚实基础。

在国际人类肝脏蛋白质组计划中，中国承担了30%的工作量，显示出中国在生命科学领域的领导地位。这一转变反映了中国蛋白质组学的快速发展和积累的技术、经验、人才等宝贵财富。随着计划的推进，研究成果不断涌现。中国科学家发现了针对肝脏疾病和恶性肿瘤等重大疾病的生物标志物、潜在药靶和蛋白质药物，为疾病的精准医疗提供了有力支持。同时，计划所构建的数据资源全部开放共享，促进了全球范围内的科研合作和知识交流。

此外，中国还启动了人类蛋白质组计划，旨在全面揭示包括肝癌在内的十大疾病的蛋白质组异常改变，为疾病的诊断和治疗提供新策略。这一计划的实施将进一步推动中国在生命科学领域的全球影响力和主导地位。

总之，国际人类肝脏蛋白质组计划为中国肝病研究和治疗带来了新的希望，也展示了中国在生命科学领域的领导地位和贡献。

练习题

参考答案

1.下列氨基酸中无L型与D型之分的是

A.甘氨酸　B.谷氨酸　C.半胱氨酸　D.赖氨酸　E.组氨酸

2.一个蛋白质溶液100ml中测得含氮量为0.4g，则该蛋白质溶液浓度为多少g/dl

A. 25　B. 10　C. 1　D. 0.1　E. 2.5

3.下列含有苯环的氨基酸为

A.甘氨酸　B.蛋氨酸　C.酪氨酸　D.谷氨酸　E.苏氨酸

4.一个生物样品的含氮量为5%，它的蛋白质含量为

A. 0.088　B. 12.50%　C. 16.0%　D. 38.0%　E. 31.25%

5.下列关于肽键性质和组成的叙述正确的是

A.由一个氨基酸的α-C原子的氨基和另外α-C原子上的—COOH脱水缩合而成

B.由一个氨基酸的α-C原子和另一个氨基酸的N组成

C.肽键可以自由旋转

D.由α-C原子1和α-C原子2组成

E.由α-C原子和N组成

第二篇　人体解剖学与组织胚胎学

实验一　上皮组织观察

引入与思考

案例描述：患儿，男，10月龄，因持续腹泻、呕吐及精神萎靡被送入医院。患儿腹泻症状已持续3天，粪便呈水样、乳脂状或糊状，颜色多变，伴有腥臭味，每日排便次数达10次以上，伴有高热，体温38～39℃，时有呕吐，呈凝乳块。患儿系人工喂养，入院前未服用任何药物，精神不振，食欲差，排尿次数明显减少，伴有轻度脱水症状，近日病情有所加重。体格检查：前囟未闭，凹陷，高热面容，呈中度脱水貌，呼吸快，口唇黏膜樱桃红色，浅表淋巴结未触及，心脏听诊心率快，未闻及杂音，双肺呼吸音清，呼吸频率加快，腹软，肝未及肿大，肠鸣音亢进。经补液、纠正电解质紊乱、抗病毒等综合治疗，患儿于1周后痊愈出院。

临床诊断：轮状病毒肠炎。

解剖学基础解析：轮状病毒肠炎是一种由轮状病毒感染引起的肠道疾病，又称秋冬季腹泻，多发生在6～24个月龄婴幼儿。起病急，常伴发热和上呼吸道感染症状，无明显感染中毒症状，其主要病理机制为病毒侵犯小肠上皮细胞导致细胞损伤和功能障碍。病毒侵入肠道后，在小肠绒毛顶端的柱状上皮细胞上复制，使细胞发生空泡变性和坏死，导致其微绒毛肿胀、排列紊乱和变短，受累的肠黏膜上皮细胞脱落，遗留不规则的裸露病变，致使小肠黏膜回收水平降低和电解质受损，肠腔内大量积聚而引起腹泻。临床上需通过大便检查、血气及电解质测定、X线检查等手段进行诊断，并采取补液治疗、对症治疗、营养支持和免疫调节等综合治疗措施。通过及时有效的治疗，大多数患儿可获得良好预后。

显微镜的结构（如图2-1所示）

Ⅰ.机械部分

（1）镜座：呈长方形，位于显微镜底部。

（2）镜臂：呈弓形，连接镜座与镜筒。

（3）镜筒：呈圆筒状，分单目和双目镜筒。

（4）物镜转换器：呈圆盘状，可旋转以选择不同放大倍数的物镜。

（5）镜台：方形，其上有标本夹及标本移动器，可前后、左右推移玻片。

（6）粗螺旋和细螺旋：用于升降镜台，大者为粗调节螺旋（调节幅度大），小者为细调节螺旋（调节幅度小）。

Ⅱ.光学部分

（1）反光镜：位于显微镜底部，有平、凹两面，可任意旋转，将光线反射到物镜中。

（2）聚光器：位于载物台下方，可上下升降以调节光亮度。

（3）光阑：在聚光器下方，可开大和缩小，调节进光量。

（4）物镜：附于物镜转换器上，一般有四个，镜头上标有4×、10×、40×和100×，分别表示放大倍数为4倍、10倍、40倍和100倍。其中4×和10×物镜称低倍镜，40×物镜称高倍镜，100×物镜称油镜。

（5）目镜：有单筒或双筒目镜，放大倍数有10倍（10×）和15倍（15×），一般多用10×。

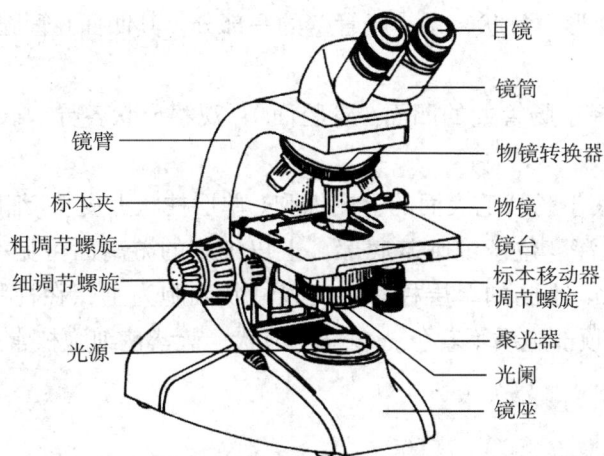

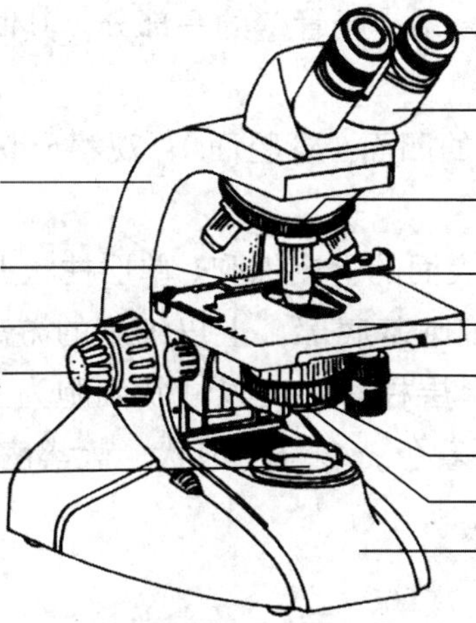

图2-1　光学显微镜的构造

显微镜的使用方法

Ⅰ.显微镜的持握：一手持镜臂，一手托镜座，避免滑脱损坏。

Ⅱ.采光：先将低倍物镜旋转到位，双眼从目镜中观察视野的同时，调节光亮度，直至视野明亮均匀。

Ⅲ.放置玻片：置玻片于镜台上，用标本夹好，注意玻片盖片要朝上，切勿放反，以防损坏玻片。

Ⅳ.观察切片顺序：先低倍后高倍，再用油镜（油镜要用专用镜油），转高倍后，只能用细螺旋调节聚焦，不要用粗螺旋，以防损坏镜头和玻片。

Ⅴ.显微镜用毕：将物镜镜头调至最低倍数，并下降镜台，使得物镜镜头距离镜台距离较大，轻轻取下玻片，放入切片盒内，并将显微镜光源调至较暗（以保护光源寿命），放置回原处并用罩子罩好以防灰尘。

【实验目的】掌握上皮组织的一般结构特点，辨识单层扁平上皮和单层柱状上皮。

【实验用品】普通光学显微镜、肠系膜铺片、中动静脉切片、小肠切片、多媒体教学设备。

【实验方法】

1.单层扁平上皮侧面观 中动静脉切片，HE染色

[肉眼观察]标本可见一些染色较红、大小不等的管腔断面，即为血管断面，所要观察的单层扁平上皮位于血管内腔面。

[低倍镜观]取一染色较红的血管管腔断面置于视野中央，可见管腔内表面有一些间断性分布的蓝(紫)色小点，即为单层扁平上皮细胞的细胞核。

[高倍镜观]单层扁平上皮细胞核呈椭圆形或杆状，稍稍凸向管腔面，细胞质边界不明显。

2.单层柱状上皮 小肠切片，HE染色

[肉眼观察]呈弧形薄片状，系小肠管壁的一部分，其凹面(管腔面)着紫色，即为上皮所在的部位。

[低倍镜观]选择小肠管壁的凹面(管腔面)，观察形状各异、长短不一的指状突起，即为小肠绒毛。

[高倍镜观]观察小肠绒毛表面的上皮细胞(单层柱状上皮)，细胞界限不清，细胞核呈长椭圆形，染色较深、位于细胞基底部。上皮细胞的游离面可见一薄层颜色较深、较亮的细线即为纹状缘。小肠的单层柱状上皮以柱状细胞为主，在柱状细胞之间夹杂有少量杯状细胞，该细胞顶部胞质不着色，多呈空泡状，蓝紫色细胞核常呈三角形嵌入细胞基底部。

【实验步骤】

1.强调进入实验室要求，注意实验室安全。

2.介绍本次实验目的和实验要求。

3.讲解每张切片的来源、染色方法和观察重点，指导学生自行观察切片。

4.示教单层立方上皮、假复层纤毛柱状上皮和变移上皮等切片。

5.小结本次课内容。

☞课程思政

组织工程技术构建人工皮肤

皮肤，作为人体的第一道防线，不仅保护着我们的身体免受外界侵害，还承担着调节体温、感知外界刺激等重要功能。然而当皮肤遭受大面积烧伤、创伤或疾病侵袭时，其自我修复能力往往显得力不从心。传统的治疗方法，如自体皮肤移植，虽然有效，但受限于供皮区的有限性和可能带来的新创伤，难以满足所有患者的需求。正是在这样的背景下，组织工程技术应运而生，为构建人工皮肤提供了可能。

组织工程技术是一门交叉学科，它结合了细胞生物学、材料科学和工程学的原理与方法，旨在体外构建出具有生物活性和功能性的组织或器官替代物。国内外多家科研机构和企业致力于组织工程皮肤的研究，以空军军医大学（原第四军医大学）与陕西艾尔肤公司联合开发的“安体肤”为例，这是我国首个获得批准的组织工程皮肤产品。该产品通过组织工程技术成功构建出具有表皮层和真皮层结构的复合人工皮肤，为烧伤患者提供了新的治疗选择。

组织工程技术构建人工皮肤技术展示了科技在解决人类健康难题中的巨大潜力。科研人员以患者为中心，致力于将科研成果转化为实际应用，体现了“科技向善”的价值观。这一过程中，科研团队需要跨学科合作，共同攻克技术难题。这种团结协作的精神是推动科技进步的重要动力。在构建人工皮肤的过程中，科研人员始终关注患者的需求和心理感受。他们不仅致力于提高治疗效果，还注重提升患者的生活质量，体现了对生命的尊重和关怀。科研人员在科研活动中严格遵守职业道德规范，确保研究数据的真实性和可靠性。他们勇于担当社会责任，为人类的健康事业贡献自己的力量。

练习题

参考答案

1.关于上皮组织的特点，以下哪项错误（　　）

A.细胞排列密集，细胞间质少　　B.细胞排列和结构有极性

C.细胞基部均附着于基膜上　　D.细胞游离面有不同的特殊结构

E.无血管，有神经末梢

2.杯状细胞见于下列哪些上皮内（　　）

A.单层柱状上皮和复层扁平上皮

B.复层柱状上皮和单层立方上皮

C.单层立方上皮和假复层纤毛柱状上皮

D.假复层纤毛柱状上皮和复层扁平上皮

E.单层柱状上皮和假复层纤毛柱状上皮

3.下列哪一项不是上皮组织的特点（　　）

A.分被覆上皮和腺上皮　　B.分布于有腔器官的腔面

C.含丰富血管、神经　　D.具有保护作用

E.有些具有感觉功能

4.有纹状缘的单层柱状上皮分布于（　　）

A.胃　　B.大肠

C.子宫　　D.肾小管的近端小管

E.小肠

5. 下列哪一项不是变移上皮的特点（　）
A. 分布于人部分排尿管道的腔面
B. 属于复层上皮
C. 表层的一个细胞可覆盖中间层的几个细胞
D. 上皮各处厚薄不一，因其与结缔组织的连接面常起伏不平
E. 上皮形态常随所在器官的功能状态而变化

实验二　结缔组织观察

引入与思考

案例描述： 患者，男，19 岁，今年4月患感冒，发热、咳嗽，常出现喘气，反复发作，于5月24日症状加重，咳嗽、哮喘、气促伴胸闷、痰中带血。患者自述症状多在夜间和凌晨加重，且每次发作前常有胸闷、呼吸不畅等先兆症状。X线提示右肺近心缘处有片状模糊阴影。血液检查：白细胞9×10^9/L，中性粒细胞0.49，淋巴细胞0.36，嗜酸粒细胞0.12。

临床诊断： 过敏性哮喘，主要过敏原为花粉。

组织学基础解析： 过敏性哮喘是一种由多种细胞，特别是肥大细胞、嗜酸粒细胞和T淋巴细胞参与的慢性呼吸道炎症，在易感者中此种炎症可引起反复发作的喘息、气促、胸闷和（或）咳嗽等症状，多在夜间和（或）凌晨发生，呼吸道对多种刺激因子反应性增高。患者表现为典型的哮喘症状，如反复发作的喘息、气促、胸闷和咳嗽。该疾病体检可发现双肺散在性或满布哮鸣音，严重时可有紫绀、脱水、血压下降等体征。通过过敏原检测、肺功能检查和支气管激发试验等辅助检查，可明确诊断为过敏性哮喘。

结缔组织作为人体的重要组成部分，在过敏性哮喘的发病过程中扮演着关键角色。肥大细胞是过敏性哮喘发病过程中的关键细胞之一，它们广泛分布于气道周围的结缔组织中。当过敏原（如花粉）进入体内后，与肥大细胞表面的IgE抗体结合，导致肥大细胞脱颗粒，释放大量炎性介质，如组胺、白三烯等。这些介质作用于气道平滑肌，引起其收缩和痉挛，从而导致哮喘症状的发生；嗜酸性粒细胞在过敏性哮喘的炎症反应中也起着重要作用，它们被肥大细胞释放的趋化因子吸引至气道周围，进一步加剧炎症反应，嗜酸性粒细胞通过释放多种毒性蛋白和颗粒，损伤气道上皮细胞和结缔组织，促进气道重构和黏液分泌，加重哮喘症状，长期反复发作的过敏性哮喘会导致气道周围结缔组织的损伤和修复过程频繁发生；这一过程中，成纤维细胞被激活，分泌大量胶原蛋白和其他基质成分，导致气道壁增厚、管腔狭窄。同时，平滑肌细胞增生和肥大，进一步加剧气道狭窄和气流受限。

【实验目的】掌握疏松结缔组织的基本组成和结构特点，辨识疏松结缔组织中的纤维和细胞。

掌握血液有形成分的形态特点，根据结构特征镜下辨识各种血细胞。

【实验用品】普通光学显微镜、皮下组织铺片、胃切片、血液涂片、多媒体教学设备。

【实验方法】

1.疏松结缔组织 胃切片，HE染色。

［肉眼观察］为长条形略呈弧形的组织块，大致可分出三层：紫色靠近凸的一侧为黏膜层、红色靠近凹的一侧为肌层、两层之间浅红色较疏松的部分是黏膜下层，即为该切片观察的重点。

［低倍镜观］疏松结缔组织排列疏松，相互交织排列的成片的淡红色结构或粗细不等的点状结构即为不同切面的纤维成分，其间分布的许多紫蓝色小点则为结缔组织中的细胞核。

［高倍镜观］在HE染色切片中，只能看到粗细不等的胶原纤维和呈紫蓝色小点、散在分布的成纤维细胞核，其他成分因不着色而难于辨别。

2.血液中各种有形成分 血涂片，瑞氏染色（Wright染色）。

［肉眼观察］呈紫红色一片。

［低倍镜观］找到视野中染色较浅淡的血膜较薄的区域进行观察，可见大量染成粉红色的血细胞，呈圆形，无细胞核的为红细胞，布满整个视野，分散或成串排布，有蓝色小点的则为白细胞的细胞核，白细胞细胞数量较少。

［高倍镜观］移动视野，区分红细胞、有粒白细胞、无粒白细胞、血小板。

红细胞：数量最多，圆形，周边色深、中间色浅，无细胞核，胞质呈橘红色。

有粒白细胞：数量较红细胞少，比红细胞略大，胞体多呈圆形，有核，核呈紫蓝色，有的核有分叶，胞质呈粉红色，内有特殊颗粒。包括嗜酸性粒细胞、嗜碱性粒细胞、中性粒细胞。

无粒白细胞：数量较有粒白细胞少，核呈紫蓝色，单个核，胞质呈蓝灰色，胞质内无特殊颗粒。包括淋巴细胞、单核细胞。

血小板：分布于细胞之间的成堆分布的不规则紫蓝色小点。

【实验步骤】

1.介绍本次实验目的和实验要求。

2.讲解每张切片的来源、染色方法和观察重点，指导学生自行观察切片。

3.示教致密结缔组织切片、透明软骨切片、骨磨片等。

4.小结本次课内容。

课程思政

生命之血，大爱无疆：从医学视角看社会责任与生命尊严

血液是流动在心脏和血管内的不透明红色液体，由血浆和血细胞组成。血液是生命之源，它承载着氧气、营养物质和免疫细胞，在维持人体生命活动中发挥着不可替代的作用，我们需要认识到生命的宝贵和脆弱，需要更加珍惜生命、尊重生命。

在几年前的一个寒冬，北方某城市的一家医院突然接到了紧急救援任务——一名重型再生障碍性贫血患儿病情急剧恶化，急需进行骨髓移植手术。然而，寻找合适的骨髓配型如同大海捞针，时间紧迫，患儿的生命危在旦夕。就在这时，一场由社会各界广泛参与的“生命接力”行动悄然展开。在医院、红十字会以及媒体的共同努力下，患儿的信息迅速传播开来，无数爱心人士纷纷响应，自愿加入骨髓捐献的志愿者行列。经过紧张的筛选与匹配，最终一位远在千里之外的年轻女士成为了最合适的捐献者。她毫不犹豫地同意了捐献，并克服了路途遥远、天气严寒等重重困难，毅然决然地踏上了拯救生命的旅程。这场“生命接力”行动不仅成功挽救了患儿的生命，更在社会上引起了强烈的反响。它让人们看到了生命的脆弱与坚韧，也见证了人间大爱的力量与温暖。

血液不仅仅是红色的液体，它是生命的源泉，是爱的传递。在那位年轻女士的身上，我们看到了无私奉献的精神和对生命的尊重与珍视。作为未来的医务工作者，医学生们不仅要掌握扎实的医学知识，更要具备一颗关爱他人、勇于担当的心。这个故事激发了医学生的爱国情怀和社会责任感，同时培养严谨的科学态度、尊重生命的伦理观念，以及勇于奉献、关爱他人的高尚品质。

练习题

参考答案

1.下列哪项不属于固有结缔组织（　　）

A.疏松结缔组织　　B.致密结缔组织　　C.网状组织

D.软骨组织　　E.脂肪组织

2.关于疏松结缔组织，哪一项是错误的（　　）

A.是来源于胚胎时期间充质组织

B.细胞间质多、细胞数量少种类多

C.细胞间质的成分与其他固有结缔组织相同

D.无定形基质和纤维组成细胞间质

E.广泛分布在细胞、组织和器官之间

3.疏松结缔组织的基本结构是（　　）

A.由细胞和纤维构成　　B.由成纤维细胞和胶原纤维构成

C.由细胞、纤维和基质构成　　D.由四种细胞和三种纤维构成

E.由成纤维细胞和细胞间质构成

4.疏松结缔组织的细胞包括(　　)

A.杯状细胞、巨噬细胞、肥大细胞、浆细胞

B.成纤维细胞、盖细胞、淋巴细胞、单核细胞

C.巨噬细胞、肥大细胞、淋巴细胞、平滑肌细胞

D.浆细胞、单核细胞、纤维细胞、破骨细胞

E.成纤维细胞、巨噬细胞、肥大细胞、浆细胞、脂肪细胞、未分化间充质细胞

5.关于胶原纤维的结构特点，哪项是错误的(　　)

A. HE染色呈粉红色　　B.由胶原蛋白组成

C.韧性大，抗拉力强　　D.新鲜时呈黄色，又称黄纤维

E.电镜下由胶原原纤维黏合而成，有横纹

实验三　肌组织观察

引入与思考

案例描述：患者，男，35岁，是一名办公室职员，由于工作性质，长期久坐且缺乏运动。约4个月前，患者在一次搬家过程中不慎扭伤了右膝关节，随后采取保守治疗，包括佩戴护膝、口服止痛药及局部冷敷等措施。由于担心伤势加重，患者选择在家休息并尽量避免使用右腿，导致右下肢长时间缺乏活动。经过一段时间的休息，患者自觉右膝关节疼痛有所缓解，但当他尝试行走或站立较长时间时，发现右下肢明显比左下肢细，且力量不足，难以维持平衡。为此，患者前来医院就诊。体格检查：医生检查发现，患者右下肢肌肉明显萎缩，特别是大腿前侧的股四头肌和小腿后侧的腓肠肌，肌力评级较健侧明显降低。右膝关节活动度尚可，但存在轻度疼痛。

临床诊断：右下肢废用性肌萎缩。

解剖学基础解析：长时间久坐且缺乏运动不仅会增加心血管疾病、糖尿病等慢性疾病的风险，还可能导致肌肉萎缩等运动系统问题。患者由于右下肢长时间缺乏活动，导致肌肉废用性萎缩所致。体育锻炼对于预防和治疗肌萎缩至关重要。通过锻炼，可以刺激肌纤维增粗、增长，增加肌节数量和线粒体、糖原的存储量，同时促进毛细血管和结缔组织细胞的增多。这些变化共同作用于骨骼肌，使其变得更加发达、有力，从而有效对抗肌萎缩。因此，即使是非严重性的关节扭伤或疼痛，也应避免长时间完全制动。应在医生或康复师的指导下，进行适度的活动和康复训练，以避免肌肉萎缩等并发症的发生。

【实验目的】掌握三种肌组织的共同结构特点，辨识三种肌组织光镜结构特征。

【实验用品】普通光学显微镜、舌切片、心壁切片、小肠切片、多媒体教学设备。

【实验方法】

1.骨骼肌 舌切片，HE染色。

［肉眼观察］为椭圆形结构，在其一侧有一条染成紫红色的线状结构，为上皮组织，其深面染成粉红色部分为骨骼肌，将粉红色部分置于低倍镜下观察不同切面的骨骼肌。

［低倍镜观］

纵切面：呈粉红色条带状，由数条平行排列的肌纤维构成，肌纤维边缘有多个蓝色细胞核。

横切面：呈大小不等的红色块状，由多条肌纤维横断面构成，其周边有蓝色点状的细胞核横切面。

［高倍镜观］

纵切面：肌浆染成粉红色，每条肌纤维（近肌膜处）有多个椭圆形的蓝紫色细胞核，肌原纤维呈细丝状，沿肌纤维长轴平行排列。调节光亮度使视野稍变暗，可见肌纤维有明暗相间的横纹，染色较深的为暗带，染色较浅的为明带。

横切面：肌纤维呈圆形、多边形、短柱状等，肌细胞核位于肌纤维边缘，肌浆中有多个染成红色的小点即肌原纤维（注意区分肌纤维和肌原纤维）。肌纤维之间有少量染色较浅的结缔组织为肌内膜。

2.心肌 心壁切片，HE染色。

［肉眼观察］标本呈长方形条状，染成红色部分为各种不同切面的心肌。

［低倍镜观］可见大量不同切面的心肌纤维，横切面为不规则圆形，纵切面为分支带状，斜切面为圆形、椭圆形或不规则形状，肌纤维之间有少量结缔组织以及大量的毛细血管断面。

［高倍镜观］进一步观察心肌纤维的纵切面和横切面。

纵切面：肌纤维排列规则，呈波浪状、有分支、相互连接，胞质嗜酸性，染成粉红色，细胞核位于细胞中央，仅有一个，染成紫蓝色。肌纤维可见不太明显的横纹。肌纤维间隔一定距离可见染色较深的阶梯状的深色细线，即为闰盘（心肌纤维特有的结构），在相邻两个闰盘之间则为一个肌纤维的长度。

横切面：为大小不等、形态不规则的块状结构，有的可见紫蓝色的细胞核位于心肌纤维中央，若未切到细胞核看到则是粉红色的胞浆成分。

3.平滑肌 小肠切片，HE染色。

［肉眼观察］标本呈弧形片状，染成红色的带状结构为肠壁平滑肌层，其余部分为粘膜层和粘膜下层，将红色的带状平滑肌部分置于低倍镜下观察。

［低倍镜观］平滑肌层较厚，根据肌纤维排列方向不同，镜下可见不同的切面，内层肌纤维排列紧密、境界不清、细胞核长椭圆形，呈紫蓝色，此为内层的平滑肌纵切面；外

层肌纤维呈大小不等的圆形红色小块，有的可见紫色小圆点的细胞核，有的无核，此为外层的平滑肌横切面。内层和外层之间有少量结缔组织相连。

［高倍镜观］分别找寻肌纤维排列较疏松的部位进行纵切面和横切面的观察。

纵切面：平滑肌纤维呈粉红色长梭形，两头尖细，中部较粗，细胞核呈椭圆形或杆状，染成紫蓝色，位于肌纤维中央。

横切面：切面为大小不等的圆形结构，有的圆块状结构中央可见蓝色的小圆点，此为经过肌细胞细胞核的切面，故呈现出蓝色细胞核；而当切面位置经过的是细胞两端时，则不可见蓝色细胞核。

【实验步骤】

1.介绍本次实验目的和实验要求。

2.讲解每张切片的来源、染色方法和观察重点，指导学生自行观察切片。

3.示教分离的平滑肌等。

4.小结本次课内容。

课程思政

肌织力量，铸就中国魂：苏炳添的“中国速度”与责任担当

我国优秀的短跑运动员苏炳添，他为国家争得了很多荣誉，为“中国速度”贡献了新的力量。作为中国短跑史上的标志性人物，苏炳添不仅在国际赛场上屡创佳绩，更以他的坚持与努力，为我们展示了肌组织训练与科学精神结合的无限可能。

苏炳添之所以能在百米赛道上飞驰，离不开他强健而高效的肌肉系统。骨骼肌作为运动的主要执行者，在苏炳添的日常训练中经历了无数次的超负荷刺激与恢复，从而实现了肌纤维的增粗、增长以及线粒体等能量代谢器官的优化。这正如我们课堂上所学的，科学合理的训练能够显著提升肌肉的收缩力量与耐力，为运动表现打下坚实基础。

苏炳添在国际赛场上的每一次冲刺，都凝聚着对祖国的深情厚谊和对民族荣誉的执着追求。他用自己的实际行动证明了黄种人同样可以在短跑项目中取得卓越成就，极大地提升了我国体育的国际地位和影响力。这种强烈的爱国情怀和民族自豪感，不仅激励着我们每一个中华儿女为实现中华民族伟大复兴的中国梦而努力奋斗，也提醒我们在学习和生活中要时刻铭记自己的身份和责任，为国家和民族贡献自己的力量。

肌组织的力量不仅仅体现在肌肉本身，更在于它所承载的精神与信念。我们在肌组织的学习中，不仅要掌握专业知识与技能，更要汲取苏炳添等优秀运动员身上的思政元素，培养科学精神、坚韧不拔的意志品质以及深厚的爱国情怀和民族自豪感。让我们携手并进，在各自的领域里发光发热，为实现中华民族伟大复兴的中国梦贡献青春力量！

练习题

参考答案

1.关于骨骼肌纤维细胞核的描述中，哪一项是正确的（　）

A.一个细胞核，位于细胞中央　B.多个细胞核，位于细胞中央

C.一个细胞核，位于肌膜下　D.多个细胞核，位于肌膜下

E.以上都不对

2.对肌原纤维的描述，其中哪一项是错误的（）

A.由粗肌丝和细肌丝构成

B.沿肌纤维长轴平行排列

C.周围有少量结缔组织，称为肌内膜

D.骨骼肌纤维中最丰富

E.肌丝规则排列形成明暗带

3.肌节是（　）

A.相邻两条Z线间的一段肌原纤维　B.相邻两条Z线间的一段肌纤维

C.相邻两条M线间的一段肌纤维　D.相邻两个H带间的一段肌纤维

E.相邻两条M线间的一段肌原纤维

4.心肌纤维的闰盘位于（　）

A. Z线水平　B. I带水平

C. A带和I带交界处　D. A带水平

E. M线水平

5.关于平滑肌纤维的描述，下列哪项是错误的（　）

A.细胞呈长梭形　B.一个细胞核，核位于细胞中央

C.胞质含有肌原纤维　D.胞质含有粗、细肌丝

E.细胞间有缝隙连接

实验四　神经组织观察

引入与思考

案例描述：患者，女，45岁，近期因持续性头痛、视力模糊及左侧肢体无力就医。症状逐渐加重，直至出现左侧肢体偏瘫，无法自主活动，且伴有面部肌肉麻痹，左侧嘴角下垂，眼裂增大，额纹消失。医生进行神经系统检查后，发现左侧肢体深、浅感觉均减退，肌张力降低，腱反射减弱，病理征阳性。

临床诊断：初步诊断为右侧大脑中动脉区域脑梗死。

组织学基础解析：神经元是神经系统的基本结构和功能单位，负责接收、整合和传递信息。在此案例中，右侧大脑中的神经元可能因缺血缺氧而受损，导致它们无法正常传递神经冲动，进而影响左侧肢体的运动和感觉功能。神经元的损伤还可能导致面部肌肉麻痹等表情肌功能障碍。神经胶质细胞在神经系统中起着支持、营养和保护神经元的作用。它们通过提供营养物质、清除废物和调节神经元微环境来维持神经元的健康和功能。在脑梗死等病理条件下，神经胶质细胞可能参与炎症反应和修复过程，但也可能因过度激活而加剧神经损伤。神经纤维由神经元的轴突及其周围的髓鞘构成，负责将神经冲动从神经元的一端快速传导到另一端。在这个案例中，右侧大脑中的神经纤维可能因缺血而受损，导致神经冲动的传导受阻，进而影响左侧肢体的运动和感觉功能。此外，神经纤维的受损还可能影响大脑皮层的兴奋性和抑制性平衡，导致面部肌肉麻痹等表情肌功能障碍。大脑皮层是高级神经活动的中枢，负责感觉、运动、语言、记忆、思维等多种功能。在这个案例中，右侧大脑中的脑梗死影响了大脑皮层的正常功能，导致左侧肢体偏瘫、视力模糊等临床症状的出现。大脑皮层的损伤还可能影响患者的情绪、认知和行为等方面。本案例中的临床症状与右侧大脑中的神经元、神经胶质细胞、神经纤维以及大脑皮层的损伤密切相关。通过组织学基础知识的解析，我们可以更好地理解这些临床症状的发病机制，并为患者的诊断和治疗提供科学依据。

【实验目的】掌握并辨识多极神经元、有髓神经纤维的光镜结构特点。

【实验用品】普通光学显微镜、脊髓切片、坐骨神经切片、多媒体教学设备。

【实验方法】

1.多极神经元　脊髓切片，镀银染色。

［肉眼观察］标本呈椭圆形，中间部分染成深棕色呈蝴蝶形状的部分为脊髓灰质，较宽大的一侧为脊髓前角，较窄小的一侧为脊髓后角，周围染色较浅的部分为脊髓白质，重点观察脊髓灰质前角多极神经元。

［低倍镜观］可见较多染成深棕色的神经细胞，有的神经元可见多个突起，有的较少可见，此为多极神经元。选择一个突起较多且能切到细胞核的神经元转入高倍镜进行观察。

［高倍镜观］多极神经元中央染色较浅（呈亮黄色）部分为细胞核，核圆且大，有的神经元细胞核中央可见1～2个棕黑色小点，为核仁；细胞向周围发出许多突起，有些可见较长的突起，有些因切面所致突起较短。神经元周围分布有纵横交错呈树枝状的神经纤维。

2.神经纤维　坐骨神经切片，HE染色。

［肉眼观察］粉红色的长条状结构为神经纤维纵切面，圆形的结构为神经纤维横切面。

［低倍镜观］分别观察神经纤维的纵切面和横切面。

纵切面：可见神经纤维紧密平行排列。

横切面：可见大小不等的几个或多个圆形神经束被一层结缔组织包绕构成神经束膜，多个神经束外周环绕的一层较厚的结缔组织则构成神经外膜；神经纤维呈圆形空泡状，中央的紫色圆点即为轴突横断面，在每条神经纤维外周包绕的少量结缔组织则构成神经内膜。

［高倍镜观］选择一较清晰的神经束纵切面和横切面进行观察。

纵切面：在长条形的神经纤维中可见间断排列的缩窄环，即为郎飞结，沿着郎飞结向两侧观察可见中央有一呈紫红色的轴突，轴突外周染色较浅或未染上色的空白部分为髓鞘（髓鞘含有髓磷脂，在制片过程中通常被溶解，因而多不被染上色，呈空白状），髓鞘两侧可见呈粉红色的细线为神经纤维膜的纵切面，有时可见分布在膜上的紫蓝色施万细胞核。

横切面：可见神经纤维呈小圆圈形，圆圈中央紫红色小点为被横切的轴突，包绕轴突外面的为染色浅淡或呈空白状的髓鞘，髓鞘外周为粉红色细线围成的神经纤维膜。

【实验步骤】

1.介绍本次实验目的和实验要求。

2.讲解每张切片的来源、染色方法和观察重点，指导学生自行观察切片。

3.示教脑切片（示神经胶质细胞）、脊髓切片（示突触）等。

4.小结本次课内容。

☞ 课程思政

神经科学新突破：李晓江教授团队以科技力量守护人类神经健康

在生命的长河中，衰老是每个人都无法回避的自然法则。然而，随着医疗技术的飞跃和社会经济的蓬勃发展，人类正以前所未有的速度延长着生命的长度。这一进步虽然令人欣喜，但也伴随着新的挑战——人口老龄化及其带来的健康问题，尤其是神经退行性疾病的频发，如阿尔茨海默病、帕金森病、肌萎缩侧索硬化症及遗传性亨廷顿症等，这些疾病不仅严重威胁着老年人的生活质量，也给家庭和社会带来了沉重的负担。

面对神经退行性疾病治疗手段的匮乏，暨南大学粤港澳中枢神经再生研究院的杰出代表李晓江教授及其团队不畏艰难，勇于创新，将基因治疗这一前沿科技引入神经科学领域。2023年，李晓江教授团队与赖良学研究员等合作，在Nature Biomedical Engineering上发表了关于利用CRISPR-Cas9基因编辑技术治疗亨廷顿病猪模型的研究成果。这一创举不仅在国际上首次证明了基因治疗能够显著改善神经退行性疾病大动物模型的病理变化和行为症状，更为治疗人类神经退行性疾病提供了坚实的理论基础和新的希望。这项研究的重要意义在于，它克服了小鼠模型在神经细胞死亡特性上的不足，通过建立更为接近人类疾病特征的大动物模型——亨廷顿病猪模型，为基因治疗的有效性评估提供了更为可靠的依据。同时，研究团队通过脑部直接注射和周围静脉注射两种方式，成功将变异亨廷顿基因替换为正常基因，实现了对疾病的有效治疗，并验证了该方法的安全性。这一成果，不仅是科学研究的胜利，更是对人类健康事业的重要贡献。它让我们看到了基因治疗在解决神经退行性疾病中的巨大潜力，也激励着更多科学家投身于这一领域的研究和探索。

李晓江教授他用自己的实际行动诠释了科学精神与人文关怀的完美结合，展现了科研工作者在面对人类健康挑战时的责任与使命。同时，他也激励着广大青年学子，要勇于追求科学真理，敢于挑战未知领域，为人类的健康事业贡献自己的力量。在李晓江教授的引领下，我们有理由相信，未来的神经科学领域将涌现出更多创新成果，为人类的健康福祉保驾护航。

参考答案

练习题

1.关于神经组织的构成，下列哪项是正确的（　　）

A.神经元和神经纤维　　B.神经元和神经胶质细胞

C.神经元和结缔组织　　D.神经纤维和神经胶质细胞

E.神经元和神经末梢

2.关于神经元的描述，下列哪项是错误的（　　）

A.由胞体、树突和轴突构成　　B.胞体是神经元营养代谢中心

C.胞体和突起内均有神经原纤维　　D.胞体和突起内均有尼氏体

E.细胞核大而圆，位居胞体中央

3.关于神经元突起的描述，下列哪项是错误的（　　）

A.突起可分为树突和轴突　　B.树突可有多个，而轴突仅有一个

C.突起内均含有神经原纤维　　D.轴突能合成蛋白质和神经递质

E.树突表面有受体，可接受刺激

4.关于化学性突触的描述，下列哪项错误（　　）

A.以神经递质作为传递信息的媒介

B.由突触前部、突触间隙和突触后部构成

C.突触小泡位于突触后部中

D.突触小泡含有神经递质等

E.突触后膜有特异性受体和离子通道

5.关于周围神经系统的有髓神经纤维的描述，下列哪项是错误的（　　）

A.由神经元轴突和外包绕施万细胞构成

B.髓鞘由施万细胞胞膜包绕轴突形成

C.郎飞结处轴突裸露

D.一个施万细胞包绕形成一个结间体

E.一个施万细胞参与多条有髓神经纤维的形成

实验五　全身骨观察

引入与思考

案例描述： 患儿，男，4岁。3天前与妈妈在公园玩耍，在追逐嬉戏的过程中，妈妈为了阻止患儿跑向马路，突然用力拉住了他的右手腕。患儿随即摔倒在地，并立即哭闹不止，右手臂无法自由活动。妈妈发现患儿的右肘关节处疼痛异常，不肯活动肘关节，不能屈肘取物，拒绝任何人触碰，遂紧急送往附近医院就诊。体格检查：患儿右肘关节呈半屈曲位，前臂自然旋前。肘部外观无明显肿胀和畸形，但桡骨小头处压痛明显，尝试让患儿屈伸肘关节或旋转前臂时，疼痛加剧，患儿拒绝配合。整个肘关节无明显畸形，身体其他部位无异常。影像学检查：肘关节X线摄片结果显示骨结构正常，无阳性征。

临床诊断： 桡骨头半脱位。

解剖学基础解析： 在幼儿期，桡骨头的发育尚未完全成熟，其形态更接近椭圆形而非成人的圆球形。同时，桡骨环状韧带也是一片较薄的纤维膜，相对松弛且强度不足。这种解剖特点使得幼儿的桡骨小头在受到外力作用时容易发生移位。当幼儿的前臂处于旋前位并受到纵向牵拉时，肱桡关节间隙会增大。此时，关节囊及环状韧带上部可能因关节腔的负压作用而嵌顿于桡骨关节间隙内，从而阻止了桡骨小头的正常复位。这种嵌顿状态导致了桡骨小头半脱位的发生。患儿为4岁男童，正处于桡骨头发育不完全、环状韧带薄弱的阶段，是桡骨头半脱位的高发年龄；患儿有明确的上肢过度牵拉史，随后出现肘关节疼痛、活动受限，拒绝触碰和使用患肢，符合桡骨头半脱位的典型临床表现；肘部无明显肿胀和畸形，但桡骨小头处压痛明显，前臂旋后时疼痛加重，提示桡骨小头与环状韧带之间可能存在异常关系；影像学X线摄片排除了骨折和其他骨骼损伤的可能性，进一步证实了桡骨头半脱位的诊断。

【实验目的】

1.阐述骨的分类和构造。

2.掌握全身骨骼的组成和功能。

3.说出躯干骨、上肢骨、下肢骨的组成、形态、排列及功能。

4.描述椎骨的共同形态和各部椎骨的特征，识别第1、第2、第7颈椎；掌握肋和肋软骨的一般形态；胸骨的基本形态结构、胸骨角的概念及临床意义。

5.列出脑颅骨和面颅骨的名称、位置，指认颅骨内面观；说出上颌骨、下颌骨、筛骨、蝶骨、颞骨的形态和分布。

6.描述上肢带骨、肱骨、尺骨、桡骨、下肢带骨、股骨、胫骨、腓骨、髌骨的位置、形态、结构。

7.学会辨认重要骨性体表标志：躯干部——颈静脉切迹、胸骨角、剑突、肋弓、肋间隙、第7颈椎棘突、骶角、骶管裂孔等；头部——枕外隆凸、乳突、颧弓、眶上切迹、下颌头、下颌角等；上肢——肩峰、肩胛下角、肱骨大结节、肱骨小结节、桡骨茎突等；下肢——髂嵴、坐骨结节、股骨大转子、股骨内侧髁、髌骨、胫骨粗隆、腓骨头、内踝、外踝等。

8.了解骨髓的分类和功能，鼓励学生积极参加捐献骨髓活动，培养学生的无私奉献和仁爱精神。

9.通过介绍颈椎的结构和相关疾病让学生远离“低头族”，呼吁学生适当放下手机。

【实验用品】

1.大体老师完整骨架标本。

2.股骨（或胫骨）纵切面、股骨的横切面（示黄骨髓）、颅盖骨（示板障）。

3.各类椎骨、肋骨和胸骨标本和模型。

4.完整骨性脊柱模型。

5.完整的骨性胸廓标本和模型。

6.各式游离上肢骨及手骨标本和模型。

7.骶骨、髋骨标本和模型。

8.男、女性骨盆标本和模型。

9.各式分离下肢骨及足骨标本和模型。

10.完整颅骨、颅骨正中矢状切、颅骨水平切标本和模型。

11.各式分离颅骨、下颌骨、舌骨标本和模型。

12.新生儿颅骨标本。

13.骨性鼻旁窦标本和模型。

14.医学虚拟仿真实验教学中心——数字人解剖系统。

15.多媒体教学设备。

【实验方法】

1.结合教材、图谱及各式切面标本　理解及运用人体的标准解剖姿势、轴、面及方位。

2.结合各类骨的标本　观察骨的形态（长骨、短骨、扁骨、不规则骨、含气骨）、构造（骨质、骨膜、骨髓、板障）。

3.各类椎骨标本　观察椎骨的一般形态、结构分部和各类椎骨（颈椎、胸椎、腰椎、骶骨、尾骨）的形态结构特点。

4.观察肋骨和胸骨的形态和分部。

5.在活体上触摸躯干骨重要的体表标志　第7颈椎及胸腰椎棘突、颈静脉切迹、骶角、骶管裂孔、胸骨角、肋弓和剑突。

6.结合图谱、骨架及游离上肢骨标本　观察上肢骨的组成、分部、位置排列及名称，并理解其形态特点与功能的关系。

7.各式分离的上肢骨标本 观察上肢各骨的形态结构，重点观察肱骨、桡骨和尺骨的形态结构。

8.游离手骨标本 观察腕骨的排列情况，掌骨、指骨的一般形态、位置和排列关系。

9.在活体上观察上肢骨的重要骨性标志 肩胛冈、肩胛骨下角、肩峰、锁骨、肱骨大结节、肱骨内上髁、肱骨外上髁、桡骨头、尺骨鹰嘴、桡骨及尺骨茎突、豌豆骨的位置。

10.结合图谱及骨架 观察下肢骨的组成、名称、分部和位置，并理解其形态与功能的关系。

11.骨架、成人骨盆、游离髋骨 观察髋骨的位置、形态及组成。

12.骨架及各式游离下肢骨 观察股骨、胫骨、腓骨的位置和形态结构及跗骨的排列情况。

13.在活体上观察下肢的重要体表标志 髂嵴、髂前上棘、髂后上棘、坐骨结节、大转子、髌骨、胫骨粗隆、腓骨头、内踝、外踝、跟骨结节。

14.颅骨标本 观察颅的组成及脑颅、面颅诸骨的位置、名称及形态特点。

15.颅骨水平切标本 观察颅底内面3个颅窝的境界及重要结构、孔裂（鸡冠、盲孔、筛孔、蝶鞍、垂体窝、视神经孔、眶上裂、圆孔、卵圆孔、棘孔、破裂孔、颈动脉沟、枕骨大孔、斜坡、内耳门、舌下神经管内口、枕内隆凸、横沟、乙状沟、颈静脉孔）。

16.颅骨水平切及全颅标本 观察颅底外面的重要结构（枕骨大孔、枕骨髁、枕外隆凸、上项线、舌下神经管外口、颈动脉外口、茎突、乳突、茎乳孔、外耳门、下颌窝、颧弓、硬腭、腭中缝、切牙孔、腭大孔、上颌牙槽弓、鼻后孔、翼突内板、翼突内外板等）。

17.观察颅的前面观、侧面观及颅顶的结构。

18.颅骨及颅骨正中矢状切标本 观察骨性鼻腔的组成、骨性鼻旁窦的位置、出口及与骨性鼻腔的关系。

19.在活体上观察颅的骨性标志 枕外隆凸、乳突、颧弓、下颌角、舌骨等的位置。

【实验步骤】

1.介绍人体解剖学课程的实验方法。

2.示教骨的构造、骨化学成分和物理特性。

3.示教椎骨的一般形态结构、骶骨的形态结构。

4.示教胸骨角并指导学生在自身体表触摸。

5.示教肩胛骨、肱骨的形态结构，腕骨的排列及名称。

6.示教肱骨内上髁、外上髁和尺骨鹰嘴三点的位置关系。

7.示教髋骨、股骨和胫骨的形态结构。

8.示教颅底内面3个颅窝的境界及重要的结构和孔裂。

9.示教鼻旁窦的位置和出口。

10.指导学生自己观察各类骨标本和模型。

11.讨论颅底内面和外面孔裂的穿通。

12.总结本次课内容。

【注意事项】

1.保持实验室安静。

2.爱护骨骼标本。

3.注意骨性标志的确认，在自身活体上进行触摸。

4.注意髋骨结构的复杂性。

5.颅骨标本骨质薄而脆，注意爱护，严禁用手指伸入眶内捏拿。观察全颅时，应用手掌托住观察。

6.颅底内面和颅底外面的孔裂大多相通，注意用探针察看其连通关系。

7.实验完毕后必须将标本整理好，如发现散失或损坏，应及时向老师报告。

课程思政

脊梁之光：马莉医生与脊柱健康的医学传承和人文关怀

人的脊柱很脆弱，需要特别呵护。脊柱上接头颅、下承躯干，负载着整个身体的重量，身体的所有动作都由脊柱的神经元来支配。然而，调查数据显示，在中国50岁以上的人群中有97%的人有脊柱不适甚至患有脊柱疾病；在小学生脊椎状况普查中发现，生活习惯导致脊椎不健康的孩子在50%以上；另据统计，有80%出现头痛、腰背痛和手脚麻木的成年人，是源于儿童时期的脊椎异常。

陕西省渭南市富平县马莉医院，有这样一位医者，她以一双巧手，在人体解剖学的复杂结构中穿梭，用精湛的整脊手法，将无数患者从病痛的深渊中解救出来。她，就是富平马莉医院（脊柱专科医院）的创始人——马莉医生。马莉医生的整脊手法，是对传统医学的一次大胆创新。她用那双仿佛拥有魔力的手，成为了无数患者心中的希望之光。她不仅精通人体解剖学的奥秘，更将这份知识转化为治愈的力量，通过精准而细腻的整脊手法，对脊柱的歪曲、变形、生理曲度改变以及小关节错位等问题进行有效的矫正。通过手法的矫正，减少对神经元的压迫，恢复脊柱的正常生理状态，从而达到治疗疾病、缓解疼痛的目的。马莉医生的整脊手法，不仅突破了传统疗法的瓶颈，更为无数患者带来了希望。

马莉医生的每一次治疗，都是对人体复杂结构的一次温柔探索。她能够准确地识别出脊柱的每一处细微异常，用那双巧手进行精准的调整与复位。在她的手下，扭曲的脊柱逐渐恢复自然曲度，受压的神经得以解放，患者的疼痛与不适也随之消散。

马莉医生不仅医术高超，更有一颗仁爱之心。她深知脊柱疾病的痛苦和困扰，因此总是以患者为中心，尽自己最大的努力为患者解除病痛。在她的职业生涯中，有许多令人动容的故事。她的事迹，是对“医者仁心”最生动的诠释。面对病痛中的患者，马莉医生总是耐心倾听，细心观察，用她的专业知识和爱心为患者制定最合适的治疗方案。她深知，每一个患者背后都是一个家庭的期盼与希望，因此她从不轻言放弃，总是尽自己最大的努力为患者争取康复的机会。

她用自己的实际行动诠释了"医者仁心"的深刻内涵，展现了医学工作者的高尚品德和职业操守。同时，她的整脊手法也为我们提供了宝贵的医学实践经验，让我们更加深入地理解了人体解剖学的复杂性和重要性。在未来的日子里，让我们以马莉医生为榜样，不断追求医学的进步与卓越，用我们的双手和爱心去拯救更多的生命于危难之间。

练习题

参考答案

1.人体解剖学进行人体方位的描写时采用的姿势是( )

A.解剖学姿势　B.站立姿势　C.仰卧姿势

D.侧卧姿势　E.俯卧姿势

2.对骨的构造描述，哪一项是正确的( )

A.成人骨髓腔内全是红骨髓

B.骨的表面全部被骨膜覆盖

C.骨膜内层疏松，有成骨细胞和破骨细胞

D.骨密质由互相交织的骨小梁排列而成

E.老年人骨的有机质与无机质比例为3：7，故最为合适

3.胸骨角( )

A.位于胸骨体与剑突交界处

B.两侧平对第2肋软骨

C.后方平对第4胸椎体

D.两侧平对第2肋间隙

E.两侧肋弓形成的夹角

4.假肋为( )

A.第1～7肋　B.第8～10肋　C.第1～10肋

D.第8～12肋　E.第11～12肋

5.在体表不能扪及的骨性标志是( )

A.肩峰　B.尺骨冠突　C.桡骨茎突

D.肩胛骨下角　E.肩胛骨喙突

实验六　全身关节观察

引入与思考

案例描述：患者，男，51岁，农民。近四个月来频繁出现腰痛症状，特别是在弯腰劳作时痛感加剧，并逐渐伴有右下肢的放射性疼痛。疼痛发作期间，卧床休息可获一定缓解，但再次弯腰劳动时症状复发。经体格检查发现，患者腰椎存在向右侧弯曲现象，腰骶部右侧有明显压痛，且疼痛可沿神经分布放射至右下肢。进一步行直腿抬高试验及加强试验，结果均为阳性，表明神经根受压。腰椎前屈功能受限，右小腿的运动及感觉功能有所减退。CT扫描结果显示，腰骶部椎间盘明显向右后侧突出，且已对硬膜囊形成压迫。

临床诊断：腰椎间盘突出。

解剖学基础解析：椎间盘突出症的解剖学基础在于椎间盘结构的改变及其与周围组织的相互关系。椎间盘由中央的髓核和周围的纤维环组成。正常情况下，纤维环坚韧且富有弹性，能够紧密包裹髓核，防止其向外突出。然而，随着年龄增长、长期负重或急性损伤等因素的影响，纤维环可能逐渐发生退行性变化，变得脆弱易损。此时，若受到外力作用，如弯腰等动作，髓核可能突破纤维环的束缚，向后外侧方突出，该区域恰好是脊神经根穿出椎间孔的位置，因此极易导致脊神经根受压，引发疼痛、麻木、肌力减弱等一系列症状。腰椎因其活动度大且承受重量较多，成为椎间盘突出症的高发部位，尤其是第4、5腰椎之间或第5腰椎与骶骨之间的椎间盘更为常见。

【实验目的】

1.能牢记骨连结的分类、种类和名称。

2.能牢记滑膜关节的基本结构及辅助结构。

3.能牢记脊柱与胸廓的组成并辨认出其形态特征。

4.牢记脊柱支撑躯干、保护脊髓的功能。

5.能辨认肩、肘、腕关节的形态、结构特点，牢记其运动方式。

6.能辨认髋、膝、踝关节的形态结构特点，牢记其运动方式。

7.牢记骨盆的组成与正常方位、分部，功能与性别差异。

8.牢记颞下颌关节的结构和运动。

【实验用品】

1.大体老师完整骨架标本。

2.各式关节标本（示关节的基本结构及辅助结构）。

3.椎骨连结各切面标本、胸肋连结标本。

4.颞下颌关节完整标本，颞下颌关节剖面标本。

5.肩关节、胸锁关节、肘关节、桡腕关节及手的关节（完整及剖面）标本。

6.髋关节、膝关节、踝关节、足部连结（完整及剖面）标本，男、女性骨盆。

7.医学虚拟仿真实验教学中心——数字人解剖学系统。

8.多媒体教学设备。

【实验方法】

1.关节的剖面标本　观察关节的基本结构（关节面及关节软骨、关节囊、关节腔）及关节辅助结构（韧带、关节盘、关节唇）。

2.在自体关节上作出关节运动的基本形式。

3.骨架标本　观察躯干骨、脊柱及骨性胸廓的组成、结构特点及胸廓上、下口的形态、组成，并理解脊柱及胸廓的功能。

4.椎骨连结标本　观察椎间盘（纤维环及髓核）、黄韧带、前纵韧带、后纵韧带、棘上韧带、棘间韧带、项韧带、椎间关节等的形态、位置、组成功能及韧带的附着点。

5.胸肋关节标本　观察胸肋关节的组成、结构特点及其功能。

6.上肢各关节（完整及剖面）标本　观察上肢各关节的位置和组成，重点观察胸锁关节、肩关节、肘关节、桡腕关节的形态、结构特点和运动情况。

7.游离髋骨、骶骨及下肢带骨连结标本　观察骶骼关节的组成；骶结节韧带、骶棘韧带及其围成的坐骨大孔和坐骨小孔。

8.髋关节、膝关节、踝关节（完整及剖面）标本　观察髋关节、膝关节、踝关节的组成，关节的基本结构和辅助结构（半月板、交叉韧带、胫侧副韧带、腓侧副韧带），理解其结构特点与功能的关系。

9.足部连结标本结合游离足骨　观察足弓的组成及其功能。

10.男女骨盆标本　观察骨盆组成、正常方位、分部和男、女性骨盆的形态差别。

【实验步骤】

1.示教关节的基本结构。

2.示教椎骨的连结：椎间盘、前纵韧带、后纵韧带、黄韧带。

3.示教肩关节和膝关节的组成及形态结构特点。

4.指导学生自行观察各类标本和模型。

5.小结本次课内容。

【注意事项】

1.切忌用锐器，以免损坏标本，也不要过分牵拉，以免损坏正常结构及各部位置关系。

2.注意椎管各壁结构、椎间孔及骶管的构成。

3.观察、比较椎间盘的结构特征，纤维环前厚后薄的特点并理解其临床意义。

4.进行大体老师标本观察时，在老师的指导下，自己主动动手，仔细观察，态度要严肃。

课程思政

创新引领，仁心筑梦：人工关节置换术与医疗创新的力量

在探讨人工关节置换术这一医学领域时，我们深刻体会到“生命在于运动”这一古老智慧的现代意义。伏尔泰的论断不仅是对生命本质的颂扬，也揭示了健康关节对于维持生命活力的重要性。关节，作为连接身体各部分的桥梁，其健康状态直接关系到我们的运动能力与生活质量。当关节疾病侵袭，不仅剥夺了人们自由行走的权利，更在心灵上投下了沉重的阴影。

面对这一挑战，人工关节置换术以其卓越的疗效成为了现代医学的璀璨明珠。它不仅是科技进步的结晶，更是医者仁心的体现。通过精密的手术操作，将失去功能的关节替换为人工关节，让患者重新站立起来，享受运动的乐趣，这无疑是对生命尊严的最高致敬。

全球医疗技术领导者捷迈公司李子欣及其团队在膝关节假体产品设计与开发上的创新实践，更是为我们树立了榜样。他们不仅将专业知识转化为实际成果，更在过程中展现了勇于创新、敢于担当的精神风貌。通过不断优化手术工具、提升产品质量，他们不仅提高了手术成功率，更降低了患者的经济负担与身心痛苦，让无数骨病患者重新找回了生活的希望与信心。

作为未来的医生，我们应当从这样的故事中汲取力量，将创新精神融入医学实践的每一个环节。无论是基础研究还是临床应用，我们都应勇于探索未知领域，敢于挑战传统观念，用科技的力量为患者带来更加安全、有效、便捷的治疗方案。同时，我们还应关注患者的心理需求与人文关怀，让医学成为一门有温度的科学。只有这样，我们才能不负时代赋予我们的使命与责任，为医学事业的进步贡献自己的力量。

练习题

参考答案

1.滑膜关节的基本结构是(　　)

A.关节面、关节囊、韧带　　B.关节面、关节囊、关节腔

C.关节面、关节囊、关节软骨　　D.关节面、关节囊、关节盘

E.关节面、关节囊、关节唇

2.不直接构成桡腕关节的骨是(　　)

A.尺骨　　B.桡骨　　C.手舟骨　　D.月骨　　E.三角骨

3.肩关节脱位常见的方位(　　)

A.上方　　B.后方　　C.前下方　　D.后下方　　E.后上方

4.有囊内韧带的关节是(　　)

A.桡腕关节　　B.肘关节　　C.髋关节　　D.颞下颌关节　　E.胸锁关节

5.关节囊内有肌腱穿过的关节是(　　)

A.肩关节　　B.肘关节　　C.颞下颌关节　　D.髋关节　　E.膝关节

实验七　全身肌观察

引入与思考

案例描述：患儿，男，两岁半。生长发育正常，四肢运动自如，无已知神经系统疾病史。因发热症状，在某医疗机构接受了右臀部肌肉注射氨基比林（一种常用的退热药）1毫升的治疗。治疗后，患儿体温恢复正常，但出现行走困难，随后家长发现患儿右腿力量减弱，行走时呈现跛行状态。再次就医后，经检查发现患儿右侧大腿后群肌及小腿肌张力显著降低。进一步肌电图检查确认右下肢存在神经损伤，并伴有肌肉轻度萎缩。

临床诊断：坐骨神经损伤。

解剖学基础解析：①当支配下肢肌肉的坐骨神经受损后，其向所支配肌肉提供的神经营养作用丧失，导致肌肉得不到足够的营养支持，进而发生失营养性萎缩，即出现的下肢肌萎缩。②臀大肌区域，因其肌肉组织大而肥厚，且拥有丰富的血管网络，这为药物的快速吸收和分布提供了理想的条件。选择臀大肌进行肌内注射，不仅能确保药物的有效吸收，还能减少因注射引起的疼痛和不适感，因此成为一般肌内注射的首选部位。但是，形态近似四方形的臀大肌其深面分布着复杂的血管和神经束。臀大肌的上内侧区域有臀上神经和血管经过梨状肌上方穿出坐骨大孔，主要供应臀中肌和臀小肌等肌肉；下内侧则包含坐骨神经、臀下神经和血管、阴部神经及阴部内动脉等结构，它们均在梨状肌下方穿出坐骨大孔；而在臀大肌的下外侧，坐骨神经干沿着坐骨结节与大转子连线的中点处下降至股后部。值得注意的是，臀大肌的上外侧区域相对缺乏大神经和血管束，因此在进行臀大肌注射时，应优先选择此区域以避免损伤重要结构。

【实验目的】

1.阐述骨骼肌的构造形态、起止和作用。通过讲解骨骼肌协同肌与拮抗肌的作用，使学生领悟辩证统一的关系，促使学生主动思考，培养创新意识和科学的辩证思维。

2.说出表情肌的组成、分布和作用。

3.说出咀嚼肌、胸锁乳突肌、前斜角肌、胸大肌、胸小肌、前锯肌、肋间肌、三角肌、大圆肌、肱二头肌、肱三头肌、臀大肌、髂腰肌、股四头肌的位置、起止和作用。

4.描述膈的位置、形态结构特点及作用。

5.列出腹前外侧壁肌的名称、位置、起止、作用和纤维走向。

6.描述腹股沟管的位置、构成及临床意义。

7.指出全身重要的肌性标志。

8.简单描述头颈肌、四肢肌和躯干肌的配布概况。通过讲解全身骨骼肌，使学生明白每一部分都是不可分割的个体，每一块肌都发挥着特定的功能，从而让学生意识到科学严谨的重要性，引导学生在科学研究和实验操作中的严谨态度和一丝不苟的科学精神。

【实验用品】

1.游离肌（各种形态）标本及肌的横切面（示肌的辅助装置）。

2.全身肌标本和模型。

3.表情肌模型，咀嚼肌标本和模型。

4.颈肌标本，颈深肌群模型。

5.胸肌标本，膈标本和模型。

6.腹前外侧壁肌、腹直肌鞘标本，腹后群肌标本，腹股沟区标本和模型。

7.背肌标本和模型。

8.上肢肌标本，手肌模型及手肌标本和模型。

9.下肢肌标本，髋肌标本，小腿肌标本和模型。

10.医学虚拟仿真实验教学中心——数字人解剖学系统。

11.多媒体教学设备。

【实验方法】

1.游离肌及肌横切标本和模型　观察肌的形态构造及辅助装置（肌腹、肌腱、浅筋膜、深筋膜、肌间隔、腱鞘）。

2.表情肌模型及标本　观察表情肌的位置，熟悉其名称。

3.咀嚼肌标本和模型　观察咀嚼肌的功能，重点观察咬肌、颞肌的位置、起止，理解其功能。

4.颈肌标本及模型　观察颈阔肌、胸锁乳突肌、舌骨上下肌群及颈深肌群的名称、位置，重点观察胸锁乳突肌及前斜角肌的位置，并理解其基本作用。

5.活体上观察咬肌、颞肌、胸锁乳突肌的体表标志。

6.结合教材、图谱及全身肌标本及模型　观察躯干肌的组成、名称、位置。

7.全身肌标本及胸固有肌标本和模型　观察胸肌的组成和位置，重点观察胸大肌、胸小肌、前锯肌、肋间内肌、肋间外肌的位置、起止概况，并理解其功能。

8.膈标本和模型　观察膈的位置、外形、结构特点，理解其功能。

9.全身肌标本和模型、腹肌标本及腹后群肌标本和模型　观察腹肌的组成、名称、位置、重点观察腹外斜肌、腹内斜肌、腹横肌、腹直肌的位置、起止、形态特点，并理解其功能。

10.全身肌标本及腹股沟区标本和模型　观察腹股沟韧带、腹股沟管皮下环。

11.腹直肌鞘标本和模型　观察腹直肌鞘前、后层，弓状线、半月线、腹白线和腱划。

12.全身肌标本和模型　观察背肌的组成和位置，重点观察斜方肌、背阔肌、竖脊肌的位置、外形、起止，并理解其功能。

13.在活体上观察躯干肌重要的肌性体表标志　斜方肌、背阔肌、竖脊肌、胸大肌、腹直肌。

14.结合图谱及上肢肌标本和模型　观察上肢肌组成和分群，重点观察三角肌、肱二头肌、肱三头肌的位置、起止，并理解其功能。

15.上肢肌及前臂肌标本和模型 观察前臂肌的分群、分层和排列，重点观察肱桡肌、旋前圆肌、桡侧腕屈肌、掌长肌、尺侧腕屈肌、指浅屈肌、拇长屈肌、指深屈肌的位置、起止，并理解其功能。

16.手肌标本及模型 观察手肌的组成、分群、名称，重点观察蚓状肌、屈指肌腱及腱鞘。

17.结合图谱及下肢肌标本和模型 观察髋肌的组成及名称，重点观察臀大肌、髂腰肌的位置、起止，并理解其功能。观察大腿肌的组成、分群及名称，重点观察股四头肌、缝匠肌、长收肌、大收肌、股二头肌、半腱肌、半膜肌的位置和起止，并理解其作用。

18.小腿肌标本和模型 观察小腿肌的组成名称、分群和位置，重点观察胫骨前肌、趾长伸肌、踇长伸肌、腓骨长肌、腓骨短肌和小腿三头肌的位置、起止，并理解其功能。

19.结合活体观察上肢肌的重要肌性标志 三角肌、肱二头肌、桡侧腕屈肌、掌长肌腱、尺侧腕屈肌腱、拇长展肌腱、拇长伸肌腱和指总伸肌腱。下肢肌的重要肌性标志：臀大肌、股四头肌、股二头肌腱、半腱肌腱、半膜肌腱、小腿三头肌和跟腱，足背的趾长伸肌腱和踇长伸肌腱。

【实验步骤】

1.示教咀嚼肌、颈部肌位置和起止点。

2.示教斜方肌、背阔肌、竖脊肌、胸大肌、前锯肌的位置、外形、起止概况和功能。

3.示教三边孔、四边孔的构成。

4.示教前臂肌群。

5.示教膈的位置、外形和结构特点。

6.示教腹直肌鞘的构成。

7.示教髋肌、大腿内侧群肌、小腿后群肌。

8.指导学生观察各类标本和模型。

9.小结本次课内容。

【注意事项】

1.颈前外侧群肌的分布特点，舌骨上、下肌的位置。

2.前臂前群、后群肌数目较多，注意区分。

3.膈的位置和结构特点。

4.注意腹直肌鞘的构成及其结构。

5.髋肌的分布与臀部肌肉注射的联系。

练习题

参考答案

1.肌的辅助结构不包括（　）

A.浅筋膜　B.深筋膜　C.肌腱　D.滑膜囊　E.腱鞘

2.牵拉肩胛骨向前的是（　）

A.前锯肌　B.斜方肌　C.背阔肌　D.胸大肌　E.肩胛下肌

3.既能屈膝又能屈髋的肌肉是（　）

A.股薄肌　B.股四头肌　C.半腱肌　D.缝匠肌　E.半膜肌

4.能使臂后伸、内收并旋内的肌肉是（　）

A.胸大肌　B.斜方肌　C.背阔肌　D.肩胛下肌　E.小圆肌

5.防止椎间盘向后脱出的韧带是（　）

A.前纵韧带　B.棘上韧带　C.后纵韧带　D.黄韧带　E.棘间韧带

实验八　消化系统观察

引入与思考

案例描述：近年来，随着青少年生活方式的快速变化，一种原本多见于中老年人的疾病——直肠癌，在青少年群体中的发病率逐渐上升，引发了广泛关注。一名18岁的青少年小李，长期沉迷于电子游戏，经常一坐就是数小时，饮食也极不规律，偏爱高热量、高脂肪的快餐食品，新鲜蔬果摄入严重不足。近几个月来，他开始注意到自己的排便习惯发生了明显改变，从原本规律变得时而便秘时而腹泻，并伴有血便和里急后重感。起初他并未在意，但随着症状持续加重，还出现了体重不明原因的下降和腹部隐痛，家人意识到问题严重，急忙带他前往医院就诊。经过详细的病史询问和体格检查，医生高度怀疑小李可能患有直肠癌。为进一步明确诊断，医生首先为他进行了直肠指检，发现直肠内存在质硬、凹凸不平的肿块，且指套上带有含粪的污浊脓血。随后，安排了直肠镜检查，镜下可见肿块形态异常，占据了部分肠腔，并取样进行病理切片检查。最终，病理结果证实了直肠癌的诊断。考虑到小李的年龄及肿瘤位置，医生团队面临着如何制定最佳治疗方案的挑战，尤其是如何平衡手术彻底性与保留肛门功能之间的关系。

临床诊断：直肠癌。

解剖学基础解析：直肠癌发生在从齿状线至直肠乙状结肠交界处的直肠段，这一区域位置较低，深入盆腔，周围解剖关系复杂，与膀胱、尿道、阴道等多个重要脏器相邻。这种特殊的解剖位置使得直肠癌在诊断和治疗上具有一定的难度。特别是中下段直肠癌，由于紧邻肛管括约肌，手术时既要确保肿瘤的完整切除，又要尽可能保留肛门及其功能，成为临床上极具挑战性的难题。此外，直肠的淋巴引流系统复杂，肿瘤易通过淋巴途径转移至其他部位，增加了治疗的复杂性和术后复发的风险。因此，对于青少年直肠癌患者而言，早期诊断、综合治疗及术后随访管理显得尤为重要。

【实验目的】

1.阐述口腔的境界、分部及各壁的构成；咽峡的构成；恒牙和乳牙的牙式及恒牙的形态特征，颏舌肌的起止和功能；腮腺、舌下腺及下颌下腺等大唾液腺的位置形态、导管开口部位及功能。说出唇红、鼻唇沟及人中的形态和位置；各乳牙、恒牙的萌出时间；通过讲述口腔的组成及内部结构，了解口腔前庭和固有口腔。

2.阐述咽的位置和形态，咽的分部及各部（鼻咽、口咽、喉咽）相关结构的名称及位置；咽淋巴环的组成；说出咽的交通及功能；说明咽壁的构造。

3.阐述食管的形态、位置及分部；食管三处生理性狭窄及其距中切牙距离。说明食管壁的构造。通过讲述狭窄位置，联系临床病例食管癌介绍食管癌的发病诱因及癌变基因的研究，激励学生建立探索和积极求学的精神。

4.阐述胃的形态、分部及位置；说出胃的毗邻和功能；说明胃壁的构造及活体通过钡透对胃的分型。

5.阐述小肠的分部及系膜小肠的概念；小肠的起止及长度；十二指肠的分部；十二指肠壶腹（或称十二指肠球）的位置形态及意义；十二指肠乳头的部位及意义；十二指肠悬韧带的起止和意义。说出空、回肠在位置、形态、血供及腔内构造等方面的区别；十二指肠各部的位置毗邻及各弯曲的部位和名称。说明小肠各部的腹膜包被关系；肠壁的构造。

6.阐述大肠的起止、分部及结肠和盲肠的三种特征性结构；阑尾的形态位置及根部的体表投影点；结肠起止、分部、各部的形态位置及结肠左右曲的位置；直肠的起止、位置和形态；结肠左右曲的位置；直肠的起止位置和形态；通过讲述齿状线的结构及痔疮位置，引出“十人九痔”的说法，解释原因并提醒学生养成正确的作息及饮食习惯，关注健康生活。

7.说明盲肠、阑尾及各部结肠的被膜包裹特点；肛门内外括约肌；直肠的外膜。

8.阐述肝的形态、位置及分叶；阐述肝外胆道系统。说出肝的功能。说明肝的体表投影，讲述肝外胆道组成。并引入我国肝胆外科之父吴孟超院士的感人事迹，激发学生仁者之心、爱国热情。

9.阐述胰的形态、分部及位置；胰管的位置及末端开口部位；说出胰的毗邻及功能。

【实验用品】

1.头正中矢状切标本和模型，头冠状切（从后面观察咽三部位置）标本和模型。

2.原位食管标本，食管、胃、十二指肠游离标本和模型，空、回肠游离标本和模型。

3.原位腹腔内脏标本和模型。

4.游离盲肠、阑尾、直肠和肛管标本和模型。

5.游离肝脏标本，肝原位标本，胰原位标本，肝、胆及输胆管道标本和模型。

6.原位腹后壁胰腺标本和模型。

7.医学虚拟仿真实验教学中心——数字人解剖学系统。

8.多媒体教学设备。

【实验方法】

1.头正中矢状切标本及结合活体　观察口腔前庭及固有口腔的分界、口唇、口角、鼻唇沟、硬腭、软腭、悬雍垂、腭舌弓及腭咽弓；牙的形态及构造；舌的形态结构，舌乳头（轮廓乳头、丝状乳头、菌状乳头的位置），舌内肌、舌外肌的位置和起止。口腔腺标本上观察腮腺、下颌下腺、舌下腺之形态、位置及各腺管之开口。

2.头冠状切和矢状切标本　观察咽的分部、位置及结构，鼻咽部：咽鼓管咽口、咽鼓管圆枕、咽隐窝、咽扁桃体；口咽部：腭舌弓、腭咽弓、扁桃体窝、腭扁桃体；喉咽部：梨状隐窝。

3.原位食管标本和头颈矢状切标本　观察食管的形态和分部、位置及3个狭窄处。

4.游离胃冠状切标本及原位腹腔内脏标本　观察胃前后壁、胃大弯、胃小弯、幽门部、角切迹、贲门部、胃底、幽门部（幽门窦和幽门管），观察胃在腹腔的位置。

5.原位腹腔内脏标本及原位十二指肠标本　观察十二指肠上部、降部、下部和升部的位置及其形态特点；空肠和回肠的位置、形态特点。

6.原位肠标本、直肠和肛管标本（或模型）　观察盲肠、阑尾的位置、形态结构，阑尾根部体表投影位置；盲肠和结肠上找出结肠带、结肠袋及肠脂垂；观察结肠的分部、位置，结肠右曲（肝曲）、结肠左曲（脾曲）的位置；观察直肠壶腹部、肛管等及肛管黏膜的特点（肛柱、肛窦、肛瓣、齿状线、肛梳）。

7.游离肝标本　观察肝的分叶，肝脏面上“H”形沟及沟内结构；胆囊的位置及分部；左、右肝管、肝总管、胆囊管、胆总管；肝原位标本上观察肝的位置及胆囊底的体表投影。

8.原位腹腔内脏标本　观察胰的位置、形态及分部，胰管与胆总管合并形成肝胰壶腹共同开口于十二指肠大乳头的情况。

【实验步骤】

1.示教口腔的境界和分部、腭的分部及其结构。

2.示教咽的位置、分部及连通。

3.示教十二指肠的分部。

4.示教肛管的结构。

5.示教肝的分叶、输胆管道的组成及开口位置。

6.指导学生观察标本和模型。

7.小结本课内容。

【注意事项】

1.注意分辨口腔境界和分部、腭扁桃体的位置及临床意义。

2.注意输胆管道的组成、位置及流注关系，肝胰壶腹的位置及注入部位。

3.观察时动作要轻，以免损坏标本。

课程思政

勇攀医学高峰：探索人体消化系统中的肝胆奥秘

消化系统作为维持生命活动的重要系统之一，其复杂而精细的结构与功能无不彰显着自然界的奇妙与生命的坚韧。其中，肝胆作为消化系统中的关键部分，不仅参与着胆汁的分泌与排泄，还深刻影响脂肪、蛋白质等营养物质的消化吸收。在人体解剖学中，肝脏被誉为“生命的化工厂”，它承担着解毒、代谢、储存能量、合成蛋白质及凝血因子等多重功能。而胆囊，则作为胆汁的储存库，与肝脏紧密合作，共同维持着消化系统的正常运行。当肝胆系统出现问题时，如肝炎、肝硬化、胆结石乃至肝癌等，将严重影响患者的健康乃至生命。

而当我们谈及肝胆外科的辉煌成就时，不得不提中国肝脏外科的奠基人——吴孟超院士。吴孟超院士的一生，是科学探索与无私奉献的生动写照。他不仅在肝胆外科领域创造了众多“世界第一”，更以其卓越的智慧和不懈的努力，为我国乃至世界的肝脏外科事业开辟了新纪元。通过他的努力，我们得以更深入地理解肝胆的解剖结构、病理变化及治疗方法，为无数患者带来了生命的希望。

吴孟超院士的事迹，不仅是对医学科学的不懈追求，更是对青年一代的深刻思政教育。他用自己的行动诠释了什么是真正的“医者仁心”，激励着我们树立远大的目标和崇高的职业理想。在快速发展的时代背景下，作为新时代的青年，我们应当以吴孟超院士为榜样，刻苦钻研专业知识，勇于创新实践，不断提升自我，为推动我国医疗卫生事业的进步贡献自己的力量。同时，吴孟超院士的事迹也提醒我们，作为社会的一员，我们应当肩负起应有的社会责任。无论是从事何种职业，都应当时刻保持对生命的敬畏之心，积极投身于服务人民、奉献社会的伟大实践中，用自己的实际行动践行社会主义核心价值观，为实现中华民族伟大复兴的中国梦贡献青春和力量。

练习题

参考答案

1.属于上消化道的器官是(　)

A.十二指肠　　B.空肠　　C.回肠
D.阑尾　　E.结肠

2.关于咽峡的叙述，正确的是(　)

A.鼻腔与咽的分界　　B.舌根参与围成　　C.不包含腭垂
D.会厌上缘参与围成　　E.口咽与喉咽的分界

3.胃的分部不包括(　)

A.贲门部　　B.胃底　　C.胃体
D.幽门部　　E.幽门

4. 十二指肠大乳头位于十二指肠的（ ）

A. 上部　　B. 降部　　C. 水平部

D. 升部　　E. 十二指肠空肠曲

5. 手术时寻找阑尾的标志是（ ）

A. 阑尾较细　　B. 盲肠末端　　C. 结肠袋

D. 3条结肠带汇集处　　E. 回肠末端

实验九　呼吸系统观察

引入与思考

案例描述：患者，女，62岁，主诉近一个月来逐渐加重的呼吸困难，尤其在夜间及平躺时更为明显，伴有轻微咳嗽，无咳痰及发热。为求进一步诊治来院。查体：体温36.8℃，脉搏85次/分，呼吸频率22次/分，血压125/75mmHg。右侧胸廓饱满，右侧肺呼吸音明显减弱，几乎消失，叩诊呈实音。心电图未见异常，X线胸片显示右侧胸腔大片均匀性密度增高阴影，心影及纵隔向左侧移位。

临床诊断：初步诊断为右侧胸膜腔积液。

解剖学基础解析：胸膜腔是位于脏胸膜与壁胸膜之间的潜在性腔隙，正常情况下含有少量起润滑作用的浆液。当胸膜腔内液体形成过快或吸收过缓时，即产生胸膜腔积液。积液量增多可压迫肺组织，影响呼吸功能，导致呼吸困难等症状。在本案例中，右侧胸膜腔积液导致右侧肺组织受压，呼吸音减弱甚至消失，叩诊呈实音，X线胸片则直观显示了胸腔内液体积聚的情况。穿刺抽液时注意：①定位准确：穿刺前需通过X线或超声检查确定积液的准确位置及深度，一般选择肩胛线第7～9肋间隙作为穿刺点，临床上常在肩胛线第8、9肋间隙下位肋骨上缘进针，避免在肋骨下缘进针以防损伤肋间神经和血管，进针部位依次经过：皮肤→浅筋膜→深筋膜→背阔肌→肋间外肌→肋间内肌→胸内筋膜→壁胸膜。②操作规范：穿刺时，穿刺针应与皮肤垂直，缓慢进针，同时密切观察患者反应，边进针边回抽，一旦抽出液体应立即停止进针，以防刺伤肺组织导致气胸。③控制放液量及速度：放液量首次一般不超过600～800ml，以后每次不超过1000ml，速度不宜过快，以防纵隔移位引发循环障碍。④观察病情变化：穿刺过程中及放液后，应密切观察患者的生命体征变化，如出现胸闷、气短、心悸等症状，应立即停止操作并采取相应的急救措施。⑤注意无菌操作：穿刺过程需严格遵守无菌原则，防止感染发生。⑥后续处理：穿刺结束后，应对穿刺点进行压迫止血并包扎固定，嘱患者卧床休息，监测病情变化，必要时送检积液进一步分析以明确病因。

【实验目的】

1.阐述呼吸系统的组成，上、下呼吸道的区分。

2.阐述鼻腔的分部及各部的形态结构，鼻旁窦的位置及开口部位。

3.阐述喉的位置和主要体表标志，喉腔的形态结构。

4.阐述气管的位置和构造特点，左、右主支气管的形态差异。

5.说出肺的形态、位置和分叶。

6.说出喉软骨及其连结，喉肌的名称、位置及作用。

7.说出肺内支气管和肺段的概念。

8.说出胸膜和胸膜腔的概念，胸膜的分部，肋膈隐窝的位置及临床意义。

9.说出胸膜和肺的体表投影。

10.说明纵隔的概念、分区及组成。

【实验用品】

1.头正中矢状切标本（示鼻外侧壁，另一侧有鼻中隔）和模型。

2.游离喉软骨、喉的连接、喉肌及喉腔结构标本和模型。

3.颅骨正中矢状切标本（示鼻旁窦）和模型。

4.游离气管、支气管和肺的标本和模型。

5.原位胸腔内脏标本（示胸膜分部和胸膜脏）和模型。

6.原位喉、气管、支气管和肺标本和模型。

7.医学虚拟仿真实验教学中心——数字人解剖学系统。

8.多媒体教学设备。

【实验方法】

1.头正中矢状切标本 观察鼻（分为外鼻、鼻腔和鼻旁窦），找出鼻翼、鼻根、鼻孔、鼻后孔、鼻前庭及固有鼻腔（鼻中隔，鼻腔外侧壁，上、中、下鼻甲及上、中、下鼻道），鼻黏膜的嗅区和呼吸区的位置，探查鼻旁窦的开口位置。

2.游离喉标本及模型 ①观察喉的软骨：甲状软骨、环状软骨、会厌软骨、杓状软骨形态及位置关系。②观察喉的连接：环杓关节、环甲关节、甲状舌骨膜、弹性圆锥、环甲正中韧带的位置。③观察喉肌：环甲肌、甲杓肌、环杓后肌、环杓侧肌的位置。④观察喉腔：喉口、前庭襞、声襞、前庭裂、声门裂、喉前庭、喉中间腔、喉室、声门下腔。

3.游离气管、支气管标本 观察气管及支气管位置、形态及左右支气管的特点。

4.游离肺标本及原位肺标本 观察肺正常位置，左、右肺的形态。

5.原位胸腔内脏标本 观察胸膜脏层、壁层（分为胸膜尖、肋胸膜、膈胸膜、纵隔胸膜4部分）、肋膈隐窝的位置及临床意义。

6.原位胸腔标本 观察纵隔的位置及分部。

【实验步骤】

1.示教鼻旁窦的开口。

2.示教喉软骨、喉的连接、喉腔的结构。

3.示教胸膜、胸膜腔、纵隔的位置和分部。

4.指导学生观察标本和模型。

5.小结本课内容。

【注意事项】

1.喉的构造和喉腔分部是难点。

2.胸膜和肺的体表投影具有重要的临床意义。

课程思政

青春不“烟”散，健康共守护

在当今社会，青少年吸烟问题已成为一个不容忽视的公共卫生议题。随着信息时代的到来，青少年接触到的烟草广告、影视作品中对于吸烟形象的渲染，以及同伴间的影响，使得吸烟行为在青少年群体中逐渐蔓延。然而，青春期的身体正处于快速发育阶段，吸烟对青少年的健康危害尤为严重，不容忽视。青少年吸烟会直接导致肺部功能下降，增加患慢性支气管炎、肺气肿等呼吸系统疾病的风险，长期吸烟还会使肺部变黑，影响呼吸效率，降低生活质量；吸烟会加速动脉硬化过程，增加患高血压、冠心病、心肌梗死等心血管疾病的风险；吸烟与多种癌症的发生密切相关，包括肺癌、口腔癌、喉癌、食道癌等，青少年吸烟会使其在未来面临更高的癌症风险；吸烟不仅损害身体健康，还对青少年的心理健康造成负面影响，吸烟成瘾会导致注意力不集中、记忆力减退、情绪波动等问题，影响学习和生活。因此，烟草中的有害物质不仅损害肺、心血管等器官，还影响青少年的学习、生活乃至未来的发展。

我们鼓励学生树立健康意识，培养积极向上的生活习惯，远离烟草诱惑。我们还倡导学生成为健康生活的传播者，不仅自己拒绝吸烟，还要主动关心身边人的健康，鼓励家人、朋友一同参与戒烟行动，共同营造无烟环境。

让我们携手并进，共同为青少年的健康成长保驾护航。让青春的舞台上不再有“烟雾”的干扰，让每一个青少年都能在阳光下自由奔跑、追逐梦想。青春不‘烟’散，健康共守护——这不仅是我们的承诺，更是我们行动的指南。

练习题

参考答案

1.属于下呼吸道的是（　）

A.口腔　B.鼻　C.咽　D.喉　E.气管

2.上颌窦开口于（　）

A.上鼻道　B.中鼻道　C.下鼻道

D.蝶筛隐窝　E.上、中鼻道均有开口

3.吞咽食物时，食物容易滞留的部位在何处，从而导致呼吸困难（　）

A.咽峡　B.梨状隐窝　C.软腭黏膜的深部

D.腭扁桃体窝　　　　　　E.咽隐窝

4.关于右主支气管的描述，正确的是（　）

A.较左主支气管粗、短且直　　　　B.气管异物易落入左主支气管内

C.角度小，近水平　　　　D.在肺门处分两支入肺

E.其走行与左主支气管相同

5.下列关于肺的表述，正确的是（　）

A.位于胸膜腔内　　　　B.左肺分3叶、右肺分2叶

C.右肺较左肺宽而短　　　　D.右肺有肺小舌

E.位于中纵隔内

实验十　泌尿系统观察

引入与思考

案例描述：患者，女，30岁，已婚，主诉晨起后自觉全身乏力伴头痛，午后症状加剧，出现畏寒、高热，体温最高达39.8℃，伴有腰部持续性酸痛及明显的尿路刺激症状（尿频、尿急、尿痛）。患者既往体健，但近期（约两周前）曾出现会阴部皮肤感染，未予充分重视。体格检查示：患者呈急性病容，体温39.6℃，脉搏108次/分，呼吸平稳，血压132/78mmHg，右肾区叩击痛显著阳性。辅助检查：血常规中白细胞5×10^9/L；尿常规镜检可见大量白细胞，红细胞少许。。

临床诊断：尿路感染，考虑为上行性（逆行性）肾盂肾炎。

解剖学基础解析：尿路感染，特别是上行性（逆行性）感染，其解剖学基础主要体现在女性泌尿生殖系统的特殊结构上。与男性相比，女性尿道具有以下特点：①长度短：女性尿道平均长度约为4～6厘米，远短于男性的尿道长度，这缩短了细菌从外界进入膀胱的距离。②内径宽：女性尿道内径相对较宽，减少了尿液流动时的冲刷作用，使得细菌更易于停留和繁殖。③直且易于扩张：女性尿道几乎呈直线走行，且周围支持组织较少，易于在性生活或会阴部感染时发生扩张，为细菌逆行进入膀胱乃至肾脏提供了便利条件。此外，女性尿道口紧邻阴道口和肛门，这两个部位均为细菌密集区域，一旦局部卫生不佳或发生感染，细菌极易通过尿道逆行侵入泌尿系统，引发尿路感染。因此，在解剖结构上，女性较男性更容易发生尿路感染，尤其是上行性感染。

根据病史询问和体格检查分析，该患者属于尿路感染尤其是复杂性尿路感染的高发人群。近期有会阴部皮肤感染史，为细菌侵入尿道的潜在途径。高热、畏寒、腰部酸痛（肾区叩击痛阳性），以及典型的尿路刺激症状，均指向尿路感染，尤其是上尿路感染（肾盂肾炎）。血常规显示白细胞计数升高（5×10^9/L），提示体内存在感染；尿常规镜检发现大量白细胞及少量红细胞，进一步支持尿路感染的诊断。

【实验目的】

1.阐述肾的形态、位置及构造，说出肾的血管、肾段及肾的异常和畸形。

2.说出输尿管的形态、分部与狭窄。

3.熟记膀胱的位置、形态和分部，膀胱三角的部位、形态特征和意义。通过介绍慢性肾衰竭的透析治疗及肾衰竭晚期临床关怀，培养临床医学生的责任感和使命感，不仅要对患者亲切友善，而且要注重爱惜自己健康，少熬夜、多锻炼等，能够在临床治疗中履行“有时去治愈、常常去帮助、总是去安慰”的行医道德准则。

4.阐明女性尿道的起止及形态特点。

【实验用品】

1.原位泌尿系统标本。

2.游离肾、输尿管和膀胱标本及模型。

3.肾冠状切标本或模型。

4.游离膀胱剖示标本及模型。

5.男、女性盆腔矢状切标本及模型。

6.医学虚拟仿真实验教学中心——数字人解剖学系统。

7.多媒体教学设备。

【实验方法】

1.游离及原位肾标本 观察肾的形态、位置及毗邻，肾的被膜。

2.原位泌尿系统标本 观察输尿管的形态、分部及位置。

3.游离及原位膀胱标本及男、女盆腔矢状切模型 观察膀胱的形态、位置及毗邻。找到膀胱尖、膀胱体、膀胱底、膀胱颈及膀胱三角等结构。

4.女性膀胱矢状切标本 观察女性尿道的形态特点及其尿道开口位置。

【实验步骤】

1.示教肾实质、被膜，膀胱三角，输尿管间襞的位置。

2.示教输精管位置、行径和分部。

3.示教男性尿道的分部、3个狭窄、3个扩张、2个弯曲的位置。

4.指导学生观察标本和模型。

5.小结本次课内容。

【注意事项】

1.注意肾的位置及体表投影的临床应用。

2.肾及膀胱主要毗邻关系，在观察输尿管行程时，必须把附近结构放回原位。

3.膀胱三角，输尿管间襞与临床上膀胱镜检的关系。

课程思政

生命接力，大爱无垠——肾移植的希望之光

进入21世纪，器官移植作为医学领域璀璨的明珠，以其非凡的成就挽救了无数生命于危难之际，其中，肾脏移植更是为终末期肾病患者点亮了重生的灯塔。面对全球范围内终末期肾脏疾病发病率持续攀升的严峻挑战，肾脏移植手术已无可争议地成为拯救这些患者生命的终极解决方案。

在中国这片广袤的土地上，每年约有30万名终末期肾病患者焦急地等待着生命的奇迹，而能够幸运地通过器官移植重获新生的，仅有2万余人。这一数字背后，是无数家庭的期盼与挣扎，也是我国器官移植领域亟待破解的难题。器官捐献的匮乏是制约我国器官移植事业发展的关键因素之一。

器官捐献，这一行为不仅是对生命尊严的最高致敬，更是人性光辉与无私大爱的集中展现。它超越了生死的界限，以科学的态度和正确的价值观为绝望中的患者铺就了一条通往新生的道路，让无数个家庭得以保留完整与希望。这是一场关于生命与爱的接力赛，每一份捐献都是对人间大爱的深刻诠释。

近年来，随着社会对器官移植认知的不断提升，器官捐献与移植的社会价值日益凸显，越来越多的人开始理解并接受这一崇高的事业。从最初的陌生与抗拒，到如今的理解与支持，这一转变背后，是无数爱心人士的不懈努力与无私奉献，他们用自己的行动证明了在生命的尽头仍有一份温暖与光明可以传递给他人。

展望未来，我们满怀信心地相信，随着器官移植知识的进一步普及和社会各界的广泛参与，将有越来越多的爱心人士加入到器官捐献的行列中来。他们将以自己的善举，为那些在黑暗中苦苦挣扎的患者带去生命的曙光，让大爱无垠的光芒照亮每一个角落。在这场生命与爱的接力赛中，我们每个人都是参与者与见证者，共同书写着关于生命、希望与大爱的传奇篇章。

练习题

参考答案

1.肾实质可分为(　　)

A.肾髓质和肾锥体　　B.肾髓质和肾盂　　C.肾皮质和肾髓质

D.肾乳头和肾盂　　E.肾皮质和肾柱

2.肾的被膜自外向内依次为(　　)

A.脂肪囊、纤维囊、肾筋膜　　B.纤维囊、脂肪囊、肾筋膜

C.肾筋膜、脂肪囊、纤维囊　　D.肾筋膜、脂肪囊、纤维囊

E.肾筋膜、肾血管鞘、纤维囊

3.成人肾门平对（　）

A.第11胸椎　B.第12胸椎　C.第1腰椎

D.第2腰椎　E.第3腰椎

4.膀胱肿瘤好发部位（　）

A.膀胱尖　B.膀胱颈　C.膀胱体

D.膀胱三角　E.膀胱底

5.不属于肾门的结构是（　）

A.输尿管　B.肾动脉　C.肾静脉

D.神经　E.淋巴管

实验十一　生殖系统观察

引入与思考

案例描述：患者，男，69岁，自述5年前开始出现夜尿次数增多的症状，并逐渐伴有排尿时间延长，但无尿急、尿痛等不适。近半年来，尿频、尿急症状明显加剧，排尿时费力，尿线不连贯，常出现尿末滴沥现象。昨晚因饮酒后突发排尿困难，下腹部胀痛难忍，遂来院就诊。体格检查显示，患者体温36.8℃，脉搏92次/分，血压120/80mmHg，生命体征平稳。腹部触诊柔软，无压痛，但下腹部明显膨隆。叩诊膀胱浊音界扩大至脐下3指半。外生殖器检查未见明显异常。直肠指检示前列腺体积增大如鸡蛋大小，前列腺沟消失，表面光滑，边缘清晰，质地中等硬度有弹性，无触痛。

临床诊断：前列腺肥大（良性前列腺增生）。

解剖学基础解析：前列腺是位于男性膀胱下方、包绕尿道起始部的一个实质性腺体，呈前、后稍扁的栗形。其内部结构复杂，由前叶、中叶、后叶和两侧叶共五部分组成，其中前叶和中叶之间为尿道通过的区域。随着年龄的增长，特别是中老年男性，由于体内激素平衡的变化（主要是雄激素与雌激素的比例失调），前列腺内的结缔组织开始增生，导致前列腺体积逐渐增大，即前列腺肥大。增大的前列腺会压迫并部分阻塞尿道，使得尿液排出受阻，从而引发一系列排尿障碍症状，如尿频、尿急、排尿困难、尿不尽等，严重影响患者的生活质量。

根据病史询问和体格检查分析，患者，男性，高龄，为处于前列腺肥大的高发年龄段。长期夜尿增多，近期尿频、尿急加剧，伴有排尿费力、尿线断续及尿末滴沥等是典型前列腺肥大的症状。下腹部膨隆，膀胱充盈明显，直肠指检发现前列腺体积增大，前列腺沟消失，边界清楚，无触痛，符合前列腺肥大的体征。

【实验目的】

1.阐述睾丸的形态和位置；附睾的形态分部，输精管的形态分部；附属腺体组成及前列腺的位置和形态特点；精索的构成、形态特点和位置；精囊和尿道球腺的位置。

2.说出男性尿道的起止、形态分部、狭窄部位、膨大部位及弯曲部位。

3.熟记卵巢的位置、形态和相关韧带；输卵管的起止和形态分部；子宫的形态、位置和固定装置。阴道穹后部的位置与毗邻。通过对女性内生殖器的介绍，使学生深切体会到母亲的伟大及不易，让学生不仅能在医学上富有责任感和使命感，同时更关爱女性。

4.说出成人女性（未产妇）乳房的位置和形态，乳房的构造。

【实验用品】

1.原位男性生殖器标本，睾丸正中矢状切标本和模型。

2.男外生殖器标本（附阴茎横切）和模型。

3.原位女性生殖器标本和模型。

4.游离女性生殖器标本，子宫冠状切标本和模型。

5.女阴标本和模型。

6.乳房标本和模型。

7.男、女会阴标本及模型，男、女盆腔正中矢状切标本和模型。

8.医学虚拟仿真实验教学中心——数字人解剖学系统。

9.多媒体教学设备。

【实验方法】

1.游离及原位睾丸标本　观察睾丸的形态；游离睾丸正中矢状切标本；观察睾丸的结构（睾丸白膜、睾丸纵隔，睾丸小叶，精曲小管、睾丸输出小管）。

2.原位男性生殖器标本　观察附睾、输精管（分部睾丸部、精索部、腹股沟部、盆部）、射精管的形态和位置。

3.男性盆腔矢状切标本　观察精囊腺、前列腺形态和位置。

4.男性外生殖器标本　观察阴囊、阴茎的形态构造。

5.男性盆腔矢状切标本　观察男性尿道的分部（前列腺部、膜部及海绵体部），尿道3个狭窄、3个扩张、2个弯曲的位置。

6.原位女性生殖器标本　观察内生殖器的位置，卵巢的固定结构（卵巢悬韧带和卵巢固有韧带）。

7.游离及原位女性生殖器标本　观察输卵管分部（输卵管漏斗部、输卵管壶腹、输卵管峡、输卵管子宫部）及各部形态及位置。

8.女性生殖器原位标本、女性盆腔矢状切及子宫冠状切标本　观察子宫形态、位置及分部（子宫底、子宫体、子宫颈），子宫峡的位置，子宫口的形态特点；找出固定子宫的4对韧带：子宫阔韧带、子宫圆韧带、骶子宫韧带和子宫主韧带；观察阴道前庭、阴道口、尿道外口、阴道穹隆（前、后、侧穹隆）的位置及毗邻。

9.女阴标本　观察阴阜、大阴唇、小阴唇、阴蒂、阴道前庭、处女膜和前庭大腺。

10.乳房标本或模型　观察乳头、输乳管、乳晕、乳晕腺、乳腺、乳房小叶、输乳管的形态和位置。

11.会阴标本或模型　观察广义的会阴境界、尿生殖三角及肛三角的位置，认识盆膈、盆膈裂孔。

【实验步骤】

1.示教子宫的位置、结构及分部。

2.示教广义和狭窄会阴的境界及分区。

3.指导学生观察标本和模型。

4.小结本课内容。

【注意事项】

1.注意理解男性泌尿系统和生殖系统的区别和联系。

2.注意观察固定子宫的韧带及其作用。

☞课程思政

尊重生命，强化道德教育

2021年初，某演员被揭露涉嫌在美国进行代孕活动，并传出有意图放弃对代孕所生孩子的抚养责任，这一消息立即在网络上激起了广大网友的强烈愤慨。事件曝光后，众多曾与该演员有合作关系的品牌、影视制作方及杂志迅速行动，第一时间宣布与她断绝合作关系，以示对此类行为的明确反对。

此外，多家官方媒体也纷纷发声，对该演员的行为进行了严厉的批评和点名。代孕行为在我国是严格禁止的，这种行为不仅违背了社会普遍认同的道德标准，还可能成为诱拐、剥削妇女等违法犯罪的温床。代孕的实质，是对生命尊严的践踏，是将人类生命视为可以交易的商品，这种对生命的轻视与物化，是绝对不能容忍的。

我们要树立正确的生育观念，认识到生命的神圣与宝贵，尊重每一个生命的到来与成长。同时，我们也要促进科学与道德的协调发展，确保科技进步的同时，不违背人类的道德底线和伦理原则。通过这样的教育，我们期望能够培养出具有高尚道德情操、强烈社会责任感的新一代青年，他们将在未来的社会中，以更加积极、正面的态度面对生育问题，尊重生命、珍惜生命，为构建和谐社会贡献自己的力量。

练习题

参考答案

1.男性生殖腺是(　　)

A.前列腺　　B.精囊　　C.睾丸　　D.阴囊　　E.附睾

2.产生精子的结构是(　　)

A.阴囊　　B.精曲小管　　C.精直小管　　D.附属腺　　E.睾丸网

3. 男性尿道第2狭窄位于(　)

A. 尿道前列腺部　　B. 尿道膜部　　C. 尿道球部

D. 尿道外口　　E. 舟状窝

4. 受精的部位通常在(　)

A. 子宫　　B. 阴道　　C. 输卵管子宫部

D. 输卵管壶腹部　　E. 输卵管漏斗部

5. 防止子宫下垂的主要韧带是(　)

A. 卵巢悬韧带　　B. 子宫阔韧带　　C. 骶子宫韧带

D. 子宫圆韧带　　E. 子宫主韧带

实验十二　腹膜观察

引入与思考

案例描述：患者，女，27岁，孕35周，因突发剧烈腹痛伴恶心、呕吐1小时急诊入院。患者自诉孕期平稳，停经40天左右出现早孕反应，停经4个月时开始感觉到胎动。入院当天，患者无明显诱因下突感腹部疼痛，初为隐痛，后逐渐加剧并呈持续性。约1小时前，腹痛达到高峰，同时出现恶心、呕吐症状，但无阴道流血、流液及发热表现。患者面色苍白，呈痛苦面容。查体：体温36.8℃，心率125次/分，血压85/50mmHg，呈被动体位，呼吸稍促。心肺听诊未见明显异常。腹部膨隆，可见妊娠纹，剑突下及左上腹压痛明显，无反跳痛及肌紧张，肝脾未触及，移动性浊音阴性。因患者处于妊娠晚期，腹部触诊受限，但可感知到子宫张力正常，胎心音存在。

临床诊断：初步诊断为“妊娠晚期合并肠系膜扭转肠坏死”。鉴于病情危急，需立即进行影像学检查以进一步确认诊断，并准备紧急手术治疗。

解剖学基础分析：肠系膜作为连接空肠、回肠至腹后壁的腹膜折叠，其肠缘部分长度可达5～7米，而肠系膜根（即系膜附着于腹后壁的部分）相对较短。这种长度差异使得小肠段具有较高的活动度，有助于肠道的蠕动和食物的消化吸收。然而，当肠道活动异常或受到外力影响时，如妊娠子宫的压迫或剧烈运动，肠系膜容易发生扭转。随着妊娠的进展，子宫逐渐增大并占据腹腔内大部分空间，对周围器官产生压迫。在妊娠晚期，子宫上移可能压迫到肠系膜及其血管，导致肠系膜血液循环受阻，引起肠淤血。这种状态下，如果肠道活动异常，如饭后剧烈运动或体位改变，可能诱发肠系膜扭转。肠系膜扭转后，受压迫的肠系膜血管进一步狭窄，导致肠道血液供应急剧减少。肠壁因缺血而逐渐失去活力，发生水肿、出血和坏死。坏死的肠道组织可能破裂，导致肠内容物泄漏入腹腔，引发腹膜炎等严重并发症。

本例患者因妊娠晚期子宫增大压迫肠系膜及其血管，加之可能的肠道活动异常，诱发了肠系膜扭转。扭转导致肠道血液供应中断，进而发展为肠坏死。及时的手术干预是挽救患者生命、保护胎儿安全的关键。

【实验目的】

1.阐述腹膜的位置、分部和结构特点。

2.阐述腹膜形成的结构，如网膜、系膜、陷凹和韧带。

3.说出腹膜腔的分区和间隙。

4.说明腹膜的功能和其与器官的关系。

5.辨别腹膜的皱襞和隐窝。

【实验用品】

1.原位腹腔内脏标本，腹膜模型。

2.男、女正中矢状切标本和模型。

3.医学虚拟仿真实验教学中心——数字人解剖学系统。

4.多媒体教学设备。

【实验方法】

1.原位腹腔脏器标本及腹膜模型　观察腹膜（壁层、脏层）及腹膜腔、网膜囊、大网膜和小网膜的位置，寻找小肠系膜、横结肠系膜、乙状结肠系膜、网膜孔及十二指肠悬韧带。

2.男、女正中矢状切标本　观察膀胱直肠陷凹、膀胱子宫陷凹及直肠子宫陷凹的位置。

【实验步骤】

1.示教大网膜、小网膜的位置。

2.示教各种陷凹的位置。

3.指导学生观察标本和模型。

4.小结本课内容。

【注意事项】

1.注意观察腹膜形成的陷凹及临床意义。

2.切忌用锐利器械翻动腹膜及腹膜形成的结构，如小网膜、小肠系膜根等，否则腹膜极易损坏。

3.根据位置寻找和辨认腹膜形成的结构，例如，在整体标本上轻轻地将肝向上推移，便可清楚地观察到其下方的胃，再向下牵拉胃便可见到两者之间的小网膜。同样，根据它们的位置可以寻找和辨认腹膜形成的韧带、肠系膜、网膜囊和网膜孔。

☞ 课程思政

腹膜透析：科技之光守护生命，医者之心传递温暖

腹膜透析，作为治疗终末期肾病的重要手段，利用腹膜的半透膜特性，通过透析液与腹腔内血液之间的物质交换，清除体内多余的水分和代谢废物，维持机体内环境的稳定。这一技术的诞生与发展，是医学科技对人类生命关怀的深刻体现。它不仅延长了肾病患者的生命，更提高了他们的生活质量，让患者在科技的温暖中感受到生命的尊严与价值。

深入理解和掌握腹膜的解剖结构，是开展腹膜透析等医学实践的前提和基础。我们不仅要学会识别腹膜的形态、位置及其与周围器官的关系，更要认识到这些基础知识的重要性。正是这些看似枯燥的知识点，构成了医学实践的基石，支撑着我们在治疗疾病、拯救生命的道路上不断前行。

在腹膜透析的过程中，我们面对的不仅仅是一个个复杂的医学问题，更是一个个鲜活的生命和一个个需要关怀的家庭。因此，我们要学会倾听患者的声音，理解他们的痛苦与需求；学会尊重患者的选择，保护他们的隐私与尊严；学会在医疗过程中给予患者更多的关爱与支持，让他们在病痛中感受到温暖与希望。

作为未来的医者，我们肩负着救死扶伤、维护人类健康的重任。在腹膜透析等医疗实践中，我们要始终牢记自己的社会责任与使命，以高度的责任心和使命感投入到工作中去。我们要不断学习新知识、新技术，提高自己的医疗水平和服务质量；我们要积极参与公共卫生事业和医疗援助活动，为社会的健康与福祉贡献自己的力量；我们要时刻保持对生命的敬畏之心和对患者的同情之心，用我们的双手和智慧去创造更多的生命奇迹。

练习题

参考答案

1. 直立时女性腹膜腔最低部位是（　　）

A. 直肠膀胱陷凹　　B. 坐骨直肠窝　　C. 膀胱子宫陷凹
D. 直肠子宫陷凹　　E. 肝肾隐窝

2. 不属于腹膜内位器官的是（　　）

A. 胃　　B. 脾　　C. 子宫
D. 输卵管　　E. 阑尾

3. 必须经腹膜腔才能手术的脏器为（　　）

A. 膀胱　　B. 输尿管　　C. 胃
D. 肾　　E. 直肠中下部

4. 关于腹膜的错误叙述是（　　）

A. 为浆膜结构　　B. 分壁腹膜和脏腹膜　　C. 男女均为一密闭的腔隙
D. 产生少量浆液　　E. 有防御功能

5. 网膜囊借助以下哪个结构与肝肾隐窝相通（　　）

A. 左肝下间隙　　B. 小网膜　　C. 网膜孔
D. 右结肠旁沟　　E. 横结肠

实验十三　脉管系统观察

引入与思考

案例描述：患者，女，17岁，因“面部反复出现青春痘半年，近期三角区痘痘红肿疼痛3天”就诊。患者自述半年来面部不断出现青春痘，尤其以额头、鼻部及两侧口角周围为甚。近三天来，鼻部旁侧的一颗痘痘突然红肿，伴有明显触痛，自行挤压后疼痛加剧，且周围皮肤出现轻微红肿。患者平时饮食习惯偏油腻，常熬夜，月经不规律。

临床诊断：初步诊断为面部痤疮(青春痘)，伴面部危险三角区感染风险。需警惕因不当挤压导致的颅内感染并发症。

解剖学基础解析：面部危险三角区是一个具有特殊解剖学特征的区域，通常指两侧口角至鼻根部连线所形成的三角形区域。这个区域之所以被称为“危险三角”，主要是因为其独特的血液循环和神经分布特点。面部危险三角区的静脉系统缺乏静脉瓣，这使得血液可以自由地双向流动。更重要的是，这些静脉与颅内的静脉系统(如海绵窦)直接相连，没有中间的保护屏障。因此，一旦该区域发生感染，细菌及其毒素可能通过血液迅速传播至颅内，引发严重的颅内感染，如海绵窦血栓性静脉炎、脑膜炎、脑脓肿等。而且，该区域的神经末梢不仅与面部的感觉功能密切相关，还通过复杂的神经通路与大脑相连。这意味着，面部的感染或炎症可能通过神经途径影响大脑的功能和健康。

本例患者鼻部旁的痘痘位于面部危险三角区内，且已出现红肿、疼痛等感染症状。自行挤压后，可能将细菌及脓液挤入血液循环，增加了颅内感染的风险。了解这一区域的解剖学知识并采取相应的预防措施对于保障面部和大脑的健康至关重要。因此，对于面部危险三角区的痘痘，严禁挤压或挑刺，以免引发严重后果。

【实验目的】

1.描述体、肺循环的组成和区别。

2.确认心的位置、外形，各心腔的形态结构。

3.阐述心内血流途径及各瓣膜的作用。

4.说明心传导系统的组成及各结构的位置。

5.比较左、右冠状动脉的发起、行程、分支和分布。

6.阐述心的静脉。

7.分析心包的组成，心包腔的概念。

8.心位于人体的中央，是心血管系统的“交通枢纽”和“动力泵”。当心脏结构受损或功能异常则引起心脏病，对人体健康影响非常大。医学生应本着严谨认真的学习态度，扎实掌握基础理论知识，培养医学担当，从而更好地履行救死扶伤、减轻患者痛苦的责任和义务。

9.分析肺循环的动脉及动脉韧带（动脉导管）的临床意义。

10.说出主动脉、胸主动脉和腹主动脉的起止、行程、分支及分布。

11.辨认颈总动脉、颈外动脉、颈内动脉、锁骨下动脉及其主要分支、分布。

12.分析腋动脉、肱动脉、尺动脉、桡动脉的行程及其主要分支、分布。

13.指出掌浅弓、掌深弓的合成及其分支、分布。

14.观察肋间后动脉和肋下动脉的起止和走行。

15.识别腹腔干、肠系膜上动脉、肠系膜下动脉的分支、分布。

16.判断髂总动脉、髂内动脉、髂外动脉的起止。

17.描述子宫动脉的来源及分支、分布。

18.查找股动脉、腘动脉、胫前动脉、胫后动脉、腓动脉、足背动脉的行程及分布。

19.身体不同部位出血时，应压迫止血的动脉及部位：颈总动脉、面动脉、颞浅动脉、锁骨下动脉、肱动脉、股动脉、足背动脉等。

20.动脉从心脏发出后不断分支，以最短的距离到达它所分布的器官或组织，将心脏内的血液运输至全身各处以提供营养。动脉管壁较厚，弹力纤维较多，内部压力较大，血流速度较快。若管道发生堵塞，则导致血液运输不畅，从而引起一系列疾病，如动脉粥样硬化。动脉粥样硬化是多因素共同作用引起的，发病机制复杂，目前尚未完全阐明。主要危险因素有高血压、高血脂、大量吸烟，还有糖尿病、肥胖和遗传因素等。因此，呼吁学生要保持良好的生活习惯，健康饮食，作息规律，珍爱生命，为提高生命质量保驾护航。

21.理解静脉的特点，浅、深静脉出现的层次；静脉瓣的分布及静脉曲张常出现的部位。

22.阐明上、下腔静脉的组成及其重要属支。

23.理解静脉的特点，知道静脉瓣的分布规律。

24.理解临床常用体表浅静脉的名称、起始、行程及应用。

25.描述头面静脉的行程。

26.阐明门静脉的构成、特点、主干行程，属支，收集区，知道门静脉与上、下腔静脉的吻合途径。

27.记住淋巴系统的组成、局部淋巴结的概念。

28.记住胸导管和右淋巴导管的行程和收集的范围。

29.记住全身各部主要淋巴结群的位置，阐明其收集范围。

30.记住脾、胸腺的位置、形态和功能。

【实验用品】

1.心脏模型、心脏标本（完整及剖面）。

2.原位心脏标本和模型。

3.心脏剖面标本及纤维环标本和模型。

4.心传导系标本和模型。

5.心包标本（或原位心包剖面标本）。

6.全身动脉干标本。

7.颈总动脉及分支标本（有颈动脉窦及颈动脉小球）。

8.游离心肺标本（显示肺动脉、左右肺静脉、动脉导管）。

9.锁骨下动脉分支标本，上肢的动脉标本，手动脉标本和模型。

10.胸主动脉标本（有肋间动脉及食管动脉）和模型。

11.腹主动脉标本（有壁支及成对脏支），腹主动脉不成对分支标本和模型。

12.髂内动脉标本、髂外动脉标本（腹壁下动脉的起点至腹直肌鞘行程），女性髂内动脉标本（示子宫动脉与输尿管关系）和模型。

13.下肢动脉标本和模型（显示股动脉、腘动脉、胫前动脉、胫后动脉、腓动脉）。

14.上、下腔静脉及其主要属支标本和模型。

15.肝门静脉标本和模型。

16.全身浅静脉标本（示颈外浅静脉、头静脉、贵要静脉、肘正中静脉、大隐静脉及小隐静脉）和模型。

17.右淋巴导管和胸导管标本和模型。

18.全身淋巴结群标本和模型。

19.原位脾标本，游离脾标本。

20.医学虚拟仿真实验教学中心——数字人解剖学系统。

21.多媒体教学设备。

【实验方法】

1.原位心脏标本　观察心脏的位置及体表投影。

2.心脏标本　观察心脏外形（心尖、心底、二面、三缘、四沟——冠状沟、房间沟、前室间沟、后室间沟）。

3.心脏剖面标本　观察心脏各腔的结构。

①右心房：辨认右心耳、界沟、梳状肌、界嵴、上腔静脉口、下腔静脉口、冠状窦口、右房室口、房间隔、卵圆窝。

②右心室：辨认三尖瓣（前、后、隔瓣）、肉柱、乳头肌、腱索、室上嵴、动脉圆锥（又称漏斗）、肺动脉口、肺动脉瓣，观察室间隔的位置。

③左心房：辨认左心耳（内有梳状肌）、肺静脉口（两对）、左房室口。

④左心室：辨认二尖瓣（前、后尖瓣）、乳头肌、肉柱、主动脉口及主动脉瓣。

4.心脏剖面标本及纤维环标本　观察纤维环、心外膜、心肌层、心内膜。

5.冠状动脉标本、心的血管标本　观察左、右冠状动脉的主要分支及其分布范围，心大、中、小静脉的位置及注入冠状窦的位置。

6.心传导系统标本或模型　观察窦房结、结间束、房室结、房室束及左、右束支的位置。

7.心包标本 观察纤维性心包、浆膜性心包、心包腔、心包横窦、心包斜窦。

8.心肺原位标本 辨认肺动脉干，左、右肺动脉，动脉韧带。

9.全身动脉干标本 找出升主动脉、主动脉弓及其分支、头臂干、左颈总动脉、左锁骨下动脉。

10.头颈部动脉标本 观察颈总动脉、颈内动脉、颈外动脉、颈动脉窦、颈动脉小球的位置，寻找颈外动脉主要分支（甲状腺上动脉、舌动脉、面动脉、颞浅动脉、上颌动脉及其发出的脑膜中动脉）。

11.全身动脉干标本、上肢动脉标本 观察锁骨下动脉行程及分支（椎动脉、胸廓内动脉和甲状颈干）；腋动脉起止、行程及其主要分支；肱动脉、桡动脉、尺动脉起止、行径及分布；掌浅弓、掌深弓的位置及其组成。

12.全身动脉干及胸主动脉标本 观察胸主动脉的起止、行径及其主要分支。

13.全身动脉干及腹主动脉标本 观察腹主动脉的起止、行径及其分布，找到腰动脉、肾动脉、睾丸动脉（或卵巢动脉）；观察腹腔干、肠系膜上动脉、肠系膜下动脉的行径和分支及其分布。

14.结合全身动脉干标本及盆腔动脉标本 观察髂总动脉的起止及其行径；观察髂内动脉的壁支及脏支。

15.在下肢动脉标本中观察 股动脉的起止、行径及其分布；腘动脉的起止及其分布；胫前动脉和胫后动脉的起止、行径及其分布；足背动脉的起止、行径及其分布范围，并在活体上以指探测其搏动点。

16.上腔静脉标本 观察上腔静脉起止、行径，头臂静脉、颈内静脉、锁骨下静脉、腋静脉和奇静脉的位置和行程。

17.全身浅静脉标本 观察头静脉、贵要静脉与肘正中静脉、颈外浅静脉、大隐静脉及小隐静脉位置、走行和注入部位。

18.下腔静脉标本 观察下腔静脉、髂总静脉、髂内静脉、髂外静脉、股静脉及腘静脉起止行径观察肾静脉和左、右睾丸静脉（或卵巢静脉）的注入点。

19.肝门静脉的标本 观察肝门静脉的组成、行径、属支（主要观察脾静脉、肠系膜上静脉和肠系膜下静脉）和模型。

20.淋巴导管标本 观察右淋巴导管和胸导管的位置、收集范围和注入部位。

21.脾游离和原位标本 观察脾的位置和形态。

【实验步骤】

1.示教心的位置、外形。

2.示教右心室的结构：三尖瓣、肉柱、乳头肌腱索、室上嵴、动脉圆锥、肺动脉口、肺动脉瓣。

3.示教左、右冠状动脉行程及其分支。

4.示教颈总动脉、颈外动脉的行程及分支。

5.示教锁骨下动脉的分支，上肢动脉的压迫止血点。
6.示教腹腔干的位置及其分支。
7.示教肠系膜上、下动脉的分支。
8.示教上、下肢浅静脉位置。
9.示教肝门静脉的组成、属支及其与上、下腔静脉的吻合情况。
10.示教胸导管的起始、行程和注入部位。
11.指导学生观察标本和模型。
12.讨论、总结全身动脉压迫止血点的位置及方法。
13.小结本次课内容。

【注意事项】

1.注意在原位心脏标本上观察心的位置。
2.心腔结构及血液的流通关系是难点。
3.注意区分动脉、静脉和神经。
4.观察动脉相关内容标本时，需要对标本按照解剖学姿势进行描述。
5.结合活体观察某些动脉的体表投影、压迫止血点的位置。
6.注意结合活体观察上、下肢浅静脉的位置。

练习题

参考答案

1.体循环起于（　）
A.左心房　B.左心室　C.右心房
D.右心室　E.左心耳

2.右房室口有（　）
A.主动脉瓣　B.肺动脉瓣　C.二尖瓣
D.三尖瓣　E.下腔静脉瓣

3.咬肌前缘能触摸到的动脉是（　）
A.面动脉　B.舌动脉　C.上颌动脉
D.颞浅动脉　E.硬脑膜中动脉

4.上肢的浅静脉不包括（　）
A.头静脉　B.贵要静脉　C.肱静脉
D.肘正中静脉　E.手背静脉网

5.不成对的淋巴干是（　）
A.颈干　B.腰干　C.锁骨下干
D.肠干　E.支气管纵隔干

实验十四　感觉器观察

引入与思考

案例描述：患者，男，20岁，大学生，因左侧耳痛、耳闷伴听力下降3天就诊。患者自述近期学业压力大，经常熬夜复习，且喜欢长时间佩戴耳机听音乐。3天前开始出现左侧耳朵疼痛，逐渐加重，伴有耳闷感，自觉听力有所下降，尤其是在接听电话或上课时更为明显。无发热、流脓、眩晕等症状。体格检查显示，患者左侧外耳道干净，无分泌物，鼓膜充血明显，且向外膨出，透过鼓膜隐约可见液平面。右侧耳部检查未见异常。纯音测听结果显示左侧传导性听力下降，约30dB，低频损失较重。

临床诊断：初步诊断为左侧急性分泌性中耳炎。

解剖学基础解析：①咽鼓管功能受损：青年人由于生活节奏快、学习压力大，加上不良的生活习惯（如长时间佩戴耳机、熬夜等），容易导致咽鼓管周围肌肉张力下降，咽鼓管开放不良，进而影响中耳与外界的气压平衡。当咽鼓管功能受损时，中耳内的气体无法及时得到补充，形成负压，促使中耳黏膜血管扩张、通透性增加，导致血清渗出并积聚于中耳腔内，形成积液。②中耳结构易受影响：中耳是一个相对封闭的结构，其内部包含鼓室、乳突窦、乳突小房等，这些结构内衬有黏膜，并含有丰富的血管和淋巴组织。当中耳发生炎症时，这些结构容易受到累及，出现充血、水肿等病理改变，进一步加重中耳积液的形成。③听力传导机制受阻：声音通过外耳传入中耳，引起鼓膜振动，进而带动听骨链运动，将声音传递至内耳。在分泌性中耳炎中，由于中耳积液的存在，鼓膜的振动受到限制，听骨链的运动也受到影响，导致声音传导受阻，从而引起传导性听力下降。

综上所述，患者的左侧急性分泌性中耳炎可能与其不良的生活习惯和咽鼓管功能受损有关。治疗时应注重改善咽鼓管通气功能，促进中耳积液的排出和吸收，同时建议患者调整生活习惯，减少耳机的使用时间，保证充足的休息和睡眠。

【实验目的】

1.知道感受器的分类及其与感觉器官的关系。

2.阐明眼球壁层次，各层形态结构及功能，能在活体上辨认有关结构。

3.阐明眼球内折光装置的形态、位置及功能；理解房水循环。

4.阐明眼球外肌、睑肌名称、位置及作用，各肌的神经支配。

5.说出眼动脉来源及分支，阐明视网膜中央动脉的行程、分支、分布及特点；了解眼静脉回流概况。

6.明白眼睑的层次；阐明结膜分部、形态、结构。

7.阐明泪器组成、形态、位置、开口，并在活体上指认有关结构。

8.阐明耳的分部，中耳的组成；鼓室的壁及其主要结构和毗邻。

9.能够描述外耳的组成及外耳道的形态、鼓膜的位置和形态。

10.理解乳突窦、乳突小房和咽鼓管的位置以及它们的连接关系。

11.描述迷路各部的形态、位置。

12.知道光波及声波传导途径。

13.呼吁学生学好专业知识，为盲、聋、哑人群献出力所能及的爱心，为盲、聋、哑人群创造一个良好环境的同时，构建一个更加和谐的世界。

【实验用品】

1.游离眼球标本、眼球模型。

2.原位眼球标本和模型。

3.耳标本（示鼓膜和鼓室），耳模型。

4.颞骨矢状切标本，听小骨标本和模型。

5.内耳迷路标本及模型。

6.医学虚拟仿真实验教学中心——数字人解剖学系统。

7.多媒体教学设备。

【实验方法】

1.眼标本及眼球模型　观察眼球壁的构造（角膜、虹膜、瞳孔、睫状体、脉络膜、视网膜视部、视神经盘、黄斑及中央凹）及眼球的折光装置（角膜、房水、晶状体及玻璃体）的形态和位置。

2.原位眼球标本并结合活体眼观察睑结膜、球结膜、穹窿结膜、泪腺、泪点的位置。

3.眼肌标本及眼球模型　观察上直肌、下直肌、内直肌、外直肌、上斜肌、下斜肌及上睑提肌的位置并理解其作用。

4.耳标本及耳放大模型　观察耳郭、外耳道及鼓膜的形态、位置及分部。

5.上述标本及模型结合颅骨矢状切标本　观察鼓室六个壁的主要结构（鼓室盖、前庭窗、蜗窗）及位置和毗邻；听小骨标本：观察锤骨、砧骨、镫骨形态、位置及其连接。

6.颅骨矢状切标本及耳标本　观察咽鼓管、乳突窦及乳突小房的位置。

7.骨迷路标本结合内耳模型观察骨迷路（前庭、骨半规管、耳蜗的形态、位置）；膜迷路（椭圆囊、球囊、膜半规管及蜗管）各结构的位置及其与骨迷路的关系。

【实验步骤】

1.示教眼球壁组成，眼外肌的组成及其应用。

2.示教内耳模型。

3.指导学生观察标本和模型。

4.小结本次课内容

【注意事项】

1.充分理解角膜、房水、晶状体、玻璃体透明性和折光性。

2.认识声波的空气传导途径。

课程思政

角膜移植：点亮生命之光

角膜作为眼球最前端的透明组织，不仅是外界光线进入眼内的第一道门户，更是视觉形成的关键所在，其独特的透明性、无血管分布以及高度的敏感性，共同构成了我们感知世界色彩与光影的基石。然而，当这层珍贵的“光学窗口”因疾病、外伤等原因受损，患者的世界将瞬间暗淡无光，生活质量遭受严重打击。角膜移植，这一医学奇迹，正是基于对人体解剖学的深刻理解和精准操作，为无数角膜疾病患者重新点亮了希望之光。它不仅仅是一项外科技术的展现，更是医学伦理、人文关怀与社会责任的集中体现。

中国器官移植事业的开创者之一夏穗生医生，于2019年4月16日14时以一种再自然不过的方式为自己安排了身后之事，95岁的夏穗生医生在他从医的华中科技大学同济医学院附属同济医院停止了呼吸。半个小时后，他的眼角膜被悲伤的同事小心翼翼地摘除。眼科医生判断，这双眼睛非常健康，至少可以帮助两位眼疾患者复明。这双眼睛的主人已经无法目睹下一场移植手术，但国内此类手术的开展，无不受惠于他40多年前开创的器官移植实验。他通过大量的动物实验和临床实践，摸索出了一套可供临床应用的器官移植技术，为我国器官移植事业的发展奠定了坚实的基础。

夏穗生医生离世后捐献自己的眼角膜不仅体现了他对医学事业的热爱和执着追求，也彰显了他无私奉献、大爱无疆的精神品质。从解剖学角度来看，角膜移植的成功得益于角膜独特的解剖结构和再生能力。角膜虽为透明组织，但其内部含有丰富的胶原蛋白纤维和细胞，这些成分使得角膜既坚韧又富有弹性，能够承受外界的压力与冲击。同时，角膜的免疫赦免特性，即其相对不易引起排斥反应的特点，为移植手术的成功提供了可能。医生们通过精细的手术操作，将受损的角膜替换为健康的角膜组织，实现了视觉功能的重建。

角膜移植不仅是对患者个体生命的拯救，更是对生命尊严的尊重与维护。它让我们深刻认识到，每个人的生命都是宝贵的，都值得我们全力以赴去呵护与拯救。在角膜移植的过程中，我们见证了医学技术的力量与温度，也感受到了人与人之间的关爱与互助。角膜移植是一项充满人文关怀与社会价值的医学技术。它让我们从解剖学的视角深刻理解了生命的奥秘与伟大，也让我们更加坚定了守护生命、传递爱心的信念与决心。

练习题

参考答案

1.没有屈光作用的装置是(　　)

A.虹膜　　B.晶状体　　C.角膜

D.房水　　E.玻璃体

2.视网膜感光最敏锐的地方是(　　)

A.视神经盘　　B.黄斑　　C.中央凹

D.视网膜视部　　E.视网膜盲部

3.听觉感受器是(　　)

A.椭圆囊斑　　B.鼓膜　　C.螺旋器

D.壶腹嵴　　E.球囊斑

4.产生房水的结构是(　　)

A.睫状体　　B.晶状体　　C.泪腺

D.眼房　　E.玻璃体

5.不属于内耳的结构是(　　)

A.蜗管　　B.咽鼓管　　C.半规管

D.耳蜗　　E.椭圆囊

实验十五　内分泌系统观察

引入与思考

病例描述： 患者，女，45岁，主诉近半年内发现颈部逐渐增大的肿块，伴有轻微的声音嘶哑，无其他明显不适。体格检查示颈部正中偏下方可见一明显隆起，质地中等偏软，表面光滑，边界清晰，可随吞咽动作上下移动。初步触诊未触及明显压痛及淋巴结肿大。B超检查显示甲状腺内有一结节，形态规则，边界清楚，内部回声均匀，考虑良性甲状腺肿可能性大。为进一步治疗，决定行甲状腺次全切手术。

临床诊断： 良性甲状腺肿(结节性甲状腺肿)。

解剖学基础解析： ①甲状腺上动脉起自颈外动脉，与喉上神经喉外支伴行，并在距甲状腺上极约1cm处分离，向内下进入环甲肌。结扎甲状腺上动脉时应紧靠甲状腺上极进行，以避免损伤喉上神经喉外支，该神经负责声带张力的调节，损伤后可引起声调降低。②甲状腺下动脉起自锁骨下动脉的甲状颈干，横行穿过甲状腺下极，与喉返神经在此交叉。喉返神经负责声带运动，损伤后可导致声音嘶哑或失声。因此，结扎甲状腺下动脉时应远离甲状腺下极，尽量靠颈动脉鞘进行，以减少对喉返神经的潜在威胁。③甲状旁腺通常位于甲状腺侧叶的后面，有时也可埋入甲状腺实质内，其数量可变异（2～4个），主要功能是分泌甲状旁腺激素，调节体内钙磷代谢。若手术中不慎切除了甲状旁腺，将导致甲状旁腺功能减退，引发低钙血症，表现为手足搐搦、肌肉痉挛等症状，严重时可危及生命。

【实验目的】

1.能说出内分泌器官和内分泌组织的基本概念和甲状腺、肾上腺及垂体的形态与位置。

2.能叙述甲状旁腺、胸腺和松果体的形态及位置。

3.通过引入甲状腺功能亢进和甲状腺功能减退的不同表现及不同的治疗方式，学生能够养成认真行医的习惯，主动思考，科学解决临床问题。

【实验用品】

1.头正中矢状切标本和模型，示垂体和松果体。

2.腹后壁标本和模型示肾上腺。

3.游离甲状腺、肾上腺、垂体和胸腺标本和模型。

4.甲状腺、肾上腺、垂体模型。

5.多媒体教学设备。

6.医学虚拟仿真实验教学中心——数字人解剖系统。

【实验方法】

1.甲状腺标本和模型 在头颈部标本上观察，可见在颈前部及两侧，有一呈“H”形的甲状腺。包括左侧叶、右侧叶及两侧叶之间的甲状腺峡，有些个体在峡部上方有锥状叶。甲状腺表面被两层结缔组织被膜所包裹，并将甲状腺固定于喉软骨，因此，在吞咽时甲状腺可随喉上下移动。

2.甲状旁腺标本和模型 在实物标本和模型上观察，贴附在甲状腺左、右侧叶的后面（也有的埋于甲状腺的实质内）的棕黄色的卵圆形小体，其形态和大小略似黄豆，一般有上、下两对。

3.原位肾上腺标本和模型 观察位于左右肾上端的呈半月形（左肾上腺）或三角形（右肾上腺）的结构即为肾上腺，新鲜标本呈深黄色。

4.颅底脑垂体模型 借助颅骨模型颅底内面观找寻到垂体窝，即为垂体所在位置，借助模型观察其形态，垂体呈椭圆形。

5.胸腺标本和模型 胸腺在新生儿和幼儿较发达，在性成熟时发育至顶峰，以后逐渐萎缩和退化，在成年已被结缔组织所取代。

【实验步骤】

1.示教甲状腺、甲状旁腺模型中甲状腺的结构、甲状旁腺的位置和形态。

2.示教肾上腺模型中肾上腺的位置和形态。

3.示教颅骨颅底模型中脑垂体的位置。

4.指导学生观察标本和模型。

5.小结本次课内容。

【注意事项】

1.内分泌器官有的很小，比较分散，标本中内分泌器官易损坏。

2.脑垂体通常在实物标本上很难见到，由于在取脑过程中可能已被撕脱。因此，需要借助颅底标本上的垂体窝显示其位置，借助模型观察其形态。

3.甲状腺着重观察甲状腺的形态及其与喉的关系。

4.左、右肾上腺分别位于左、右肾的上端，因此，肾脏为寻找肾上腺的标志。另外，请仔细观察左、右肾上腺的形态学特征。

课程思政

医者仁心、伦理责任与新生儿健康守护

2021年年初，宁波市妇儿医院儿科门诊接诊了一名因反复感冒就医的患儿。

孩子的发育明显落后，个子比同龄人矮小很多，而且舌大、面部浮肿、面容呆板，已满1周岁了还不会翻身，反应也比较迟钝……这些都是甲低的典型症状。经多方查询，这名患儿正是该院儿保科苦苦寻找了近一年、打了数十个电话也没联系上的先天性甲低患儿小豆。

小豆是一名出生就有缺陷的患儿，患有先天性甲状腺功能减低症（简称“甲低”）。同很多出生缺陷患儿一样，小豆出生后23天，市妇儿医院就通过新生儿疾病筛查，抽血确诊了小豆患有先天性甲状腺功能减低症，并制定了治疗方案，及时给他用了药。当时医生对家长再三进行病情告知，并告知随访的重要性，叮嘱一定要按时给宝宝服药，一个月后来医院复诊，否则会影响宝宝体格和大脑的发育，导致患儿智力低下。可遗憾的是，悲剧最终未能幸免。

通过小豆的案例，我们深知医生在诊疗过程中不仅要具备精湛的医疗技术，更需具备高度的责任心和同情心。医生应像宁波市妇儿医院的医护人员一样，坚持追踪随访，不放弃任何一个可能挽救患儿的机会。小豆的案例也提醒我们，家长应积极配合医生的治疗建议，按时服药和复诊，以免延误病情，影响孩子的终身发展。同时，我们需要理解新生儿疾病筛查的意义，明白早期发现、早期诊断和早期治疗对于预防和治疗小儿先天性疾病的重要性。

我们在学习中应培养医者仁心、伦理素养和责任意识，在未来的医疗实践中，将能够以更加严谨、负责的态度对待每一位患者，为他们提供高质量的医疗服务。

练习题

参考答案

1. 关于内分泌腺的描述错误的是（　）

A.不受神经调节　　B.含丰富毛细血管　　C.分泌物称激素

D.分泌物无导管排出　　E.是肉眼可见的内分泌器官

2. 关于甲状腺描述正确的是（　）

A. 分泌甲状腺素　　B. 位于胸部

C. 峡部位于3～6气管软骨的前方　　D. 侧叶贴于喉下部

E. 吞咽时不随喉移动

3. 关于垂体错误的描述是（　）

A. 位于垂体窝内　　B. 分腺垂体和神经垂体两部分

C. 仅由腺细胞构成　　D. 为不成对的椭圆形器官

E. 上借漏斗连于下丘脑

4. 可调节钙磷代谢的内分泌腺是（　）

A. 肾上腺　　B. 胸腺　　C. 甲状旁腺　　D. 垂体　　E. 松果体

5. 神经垂体内贮存的激素有（　）

A. 加压素和催产素　　B. 生长素和加压素

C. 促甲状腺素和生长素　　D. 生长素和促肾上腺皮质素

E. 促甲状旁腺素

实验十六　中枢神经系统观察

引入与思考

案例描述：患儿，男，4岁，因“发热、咳嗽一周后突发右下肢无力”就诊。患儿一周前无明显诱因出现发热，体温最高达39℃，伴有咳嗽、流涕等上呼吸道感染症状，家长自行给予退热药物后体温有所下降，但随后出现右下肢无力，行走困难，遂来医院就诊。

临床诊断：初步诊断为脊髓灰质炎（小儿麻痹症）疑似病例。

解剖学基础分析：脊髓是中枢神经系统的重要组成部分，呈前后略扁的圆柱状，全长粗细不等。其内部结构主要由灰质和白质构成，灰质位于脊髓的中央，由神经元的胞体及其树突聚集而成，是神经元胞体集中的地方；白质位于灰质的周围，由神经元的突起（即轴突）集合而成，有传导神经冲动的作用。脊髓前角是脊髓灰质的一部分，含有大量的运动神经元，这些神经元的轴突组成前根，通过脊神经前根出脊髓，到达所支配的肌肉，引起肌肉收缩。脊髓灰质炎是由脊髓灰质炎病毒引起的急性传染病，主要侵犯脊髓前角的运动神经元。这些神经元位于脊髓的灰质部分，负责控制肌肉的运动。当病毒侵入并破坏这些神经元时，会导致其所支配的肌肉失去神经支配，从而出现弛缓性瘫痪。病毒通过粪－口途径进入人体后，在肠道内增殖并侵入血液，形成病毒血症。当病毒到达脊髓前角时，会破坏运动神经元，导致神经元死亡或功能丧失。由于神经元的不可再生性，一旦受损将难以恢复，因此患者会出现永久性的肌肉瘫痪。

患儿有发热、咳嗽等前驱期症状，随后出现右下肢无力，符合脊髓灰质炎的临床特征。经体格检查，患儿神志清楚，体温正常，右下肢肌力明显下降，肌张力减低，腱反射减弱或消失，无感觉障碍。实验室血常规检查结果显示，白细胞总数及中性粒细胞百分比正常，脑脊液检查在瘫痪前期可能见细胞数增多，以淋巴细胞为主，蛋白增加不明显。

综上所述，脊髓灰质炎是一种严重的传染病，其发病机制与脊髓前角灰质内运动神经元的损伤密切相关。通过及时诊断和治疗，可以有效控制病情的发展，但预防工作仍需加强，以减少疾病的发生和传播。

【实验目的】

1.辨认脊髓的位置、形态特征，能说出脊神经的数量与分部。

2.概述脊髓节段的概念及脊髓节段与椎骨的对应关系。

3.辨认脊髓灰质的分部，能牢记灰质前角的功能、灰质后角固有核的位置与功能。

4.能识别并牢记白质后索的薄束和楔束、外侧索的皮质脊髓侧束和脊髓丘脑侧束、前索的皮质脊髓前束和脊髓丘脑前束的起止与功能。

5.能说出脊髓灰质中间外侧核，骶副交感核的位置与性质，观察白质前联合的位置。

6.辨认并牢记大脑纵裂、横裂的位置、大脑半球上外侧的各脑回和沟的位置。

7.牢记大脑半球的分叶。

8.辨认并牢记半球内侧面的中央旁小叶的位置和分部以及距状沟的位置。

9.辨认并牢记躯体运动中枢、感觉中枢、视觉中枢、听觉中枢及各语言中枢的位置及功能。

10.学习脊髓灰质结构及分部，并结合临床了解脊髓灰质炎及其发病人群、发病机制、传播途径，养成良好生活习惯，关爱儿童。

11.阅读科普资料，对比两侧大脑半球功能及其之间的协调配合，养成善于团结协作的良好品质。

12.能描述出脑干内18对脑神经核的位置与功能。

13.能概述薄束核与楔束核的位置与功能。

14.能概述出脑干白质的4个丘系及锥体束的走行特点与交叉部位。

15.能辨认并概述脑干的位置与组成。

16.观察并概述脑干的组成。

17.观察并能概述小脑的形态、分部及分叶、牢记基本功能。

18.观察并能概述出小脑核的组成。

19.能辨认并概述间脑的分部及背侧丘脑的位置。

20.能阐述背侧丘脑中的腹后内侧核、腹后外侧核及后丘脑的功能。

21.简述第三脑室的位置、交通和脉络组织。

【实验用品】

1.原位脊髓标本，离体脊髓标本及模型。

2.脊髓横切面切片，脊髓横断面模型。

3.脑标本及模型，脑干标本及模型，透明脑干模型。

4.小脑整体及其横切面标本和模型。

5.丘脑标本及模型，脑正中矢状切标本和模型。

6.大脑水平切和冠状切标本及模型。

7.脑室模型。

8.透明脑干模型。

9.多媒体教学设备。

10.医学虚拟仿真实验教学中心——数字人解剖系统。

【实验方法】

1.脊髓离体标本及模型 观察脊髓的位置、形态（颈膨大、腰膨大、脊髓圆锥、终丝、马尾、前正中裂、后正中沟、前外侧沟、后外侧沟等），脊髓节段与椎骨的对应关系。

2.脊髓模型和脊髓横切面玻片 观察脊髓灰质和白质的配布形式、各部的名称（前角、后角、侧角、中间带、中央管、后索、外侧索、前索）及脊髓前角、后角、侧角的主要神经核团的位置；脊髓白质内主要的上、下行纤维束（薄束、楔束、脊髓丘脑束、皮质脊髓前束、皮质脊髓侧束）的位置。

3.脑模型、脑标本及头部正中矢状切标本 观察脑的位置，中脑、脑桥、延脑、间脑、小脑和端脑的位置及境界。

4.脑干模型及标本 观察脑干各部背侧面和腹侧面主要结构。

（1）延髓 腹侧面包括前正中裂、前外侧沟、锥体及锥体交叉、橄榄体及橄榄后沟；第Ⅸ、Ⅹ、Ⅺ、Ⅻ对脑神经的神经根连接部位。背侧面包括菱形窝、舌下神经三角、迷走神经三角，薄束结节和楔束结节。

（2）脑桥 腹侧面包括脑桥基底部、基底沟、脑桥臂、桥延沟、脑桥小脑角；第Ⅴ、Ⅵ、Ⅶ、Ⅷ对脑神经的神经根连接部位。背侧面包括第四脑室形状、髓纹、界沟、内侧隆起、面神经丘、前庭区、听结节、蓝斑。

（3）中脑 腹侧面包括大脑脚、脚间窝及第Ⅲ对脑神经的根丝出脑部位。背侧面包括上丘、下丘、上丘臂、下丘臂及第Ⅳ对脑神经根穿出部位。

5.透明脑干模型 观察脑干内部结构主要神经核团（脑神经核和部分非脑神经核）的位置及纤维联系，主要的上、下行纤维束的位置及走行。

6.小脑标本和脑模型 观察小脑的位置、外形和分叶；小脑横切标本上观察小脑皮质（白质）和小脑核。

7.脑正中矢状切标本和脑模型 观察间脑的位置、外形、分部，第三脑室的位置及连通情况；丘脑模型上观察丘脑内部主要核团的位置。

8.端脑标本和模型 观察大脑的3个面（背外侧面、内侧面和底面）及主要的沟和裂

（中央沟、外侧沟、顶枕沟），大脑半球的分叶（额叶、顶叶、枕叶、颞叶和脑岛）及各叶的位置。

9.端脑标本及模型上观察大脑半球各面重要的沟和回，并联系大脑皮质重要中枢的所在位置。

（1）背外侧面　寻找中央前沟及中央前回、额上沟、额下沟、额上回、额中回、额下回；中央后沟及中央后回、顶内沟、顶上叶；缘上回、角回、颞上沟、颞下沟、颞上回、颞中回、颞下回、颞横回。

（2）内侧面　寻认胼胝体沟、扣带沟、旁中央沟、距状沟、中央旁小叶、扣带回、海马旁回、边缘叶。

（3）底面　寻认嗅球、嗅束及嗅三角。

10.透明脑干模型　观察尾状核、豆状核、屏状核及丘脑的位置、形态及相互关系。

11.大脑水平切、冠状切标本和透明脑干模型　观察内囊的组成、位置、分部及通过内囊的主要投射纤维的位置排列；侧脑室的位置和形态，总结各脑室的联通情况。

【实验步骤】

1.示教脊髓的形态、位置。

2.示教脊髓灰质、白质位置。

3.示教脑干外形结构。

4.示教第四脑室的位置及交通。

5.示教间脑的分部。

6.示教第四脑室、第三脑室的位置。

7.示教大脑半球的外形、分叶及重要的沟和脑回，内囊的位置及通过内囊的主要纤维束。

8.指导学生自己观察标本和模型。

9.小结本次课内容。

【注意事项】

1.注意理解脊髓内部结构：灰质、白质及纤维束排列位置。

2.脊髓标本容易损坏注意保护。

3.结合模型和图片观察脊髓白质上、下行纤维束。

4.结合模型和图片观察脑干白质的4个丘系及锥体束。

5.脑组织较脆弱，观察时需爱护标本，轻拿轻放。

6.脑干内部结构是难点。

7.在正确辨认大脑皮质功能定位之前，需掌握端脑的沟和回的正确位置。

8.人体端脑的沟和回有明显个体差异，观察时需注意。

9.注意正确辨认小脑外形原裂、水平裂、后斜裂和后外侧裂的正确位置。

10.内囊的位置及各纤维束排列位置是重点。

课程思政

探索脑科学，筑梦健康中国

在21世纪的科技与健康浪潮中，脑科学与脑研究无疑是最引人注目的热点领域之一。2016年8月，全国卫生与健康大会上的庄重宣告："把人民健康放在优先发展战略地位，致力于全方位、全周期地保障人民健康，因为没有全民健康，就没有全面小康"，不仅是对国家未来健康事业的深切期许，也为脑科学的研究与发展指明了方向。

《"健康中国2030"规划纲要》作为国家层面的战略规划，强调了从更高层次、更宽视野统筹解决影响人民健康的重大问题。在这一宏伟蓝图中，脑健康被赋予了前所未有的重要性，它不仅是全面健康的基石，更是健康概念在新时代下的全新诠释。没有脑健康，就难以谈及真正的健康，这一认识深刻改变了我们对健康的理解与追求。然而，脑科学的探索之路并非坦途。由于脑结构和功能的极端复杂性，以及当前技术手段的局限性，我们对神经系统疾病的认知与治疗仍面临诸多挑战。我国脑研究的进展虽取得了一定成果，但距离实现更深远的目标和效果仍有差距。

面对这样的挑战，作为未来医务工作者的我们，必须肩负起时代赋予的使命。我们要逐步培养起科研意识，将科研精神融入日常学习与工作中，面对科研难题不退缩、不畏惧，勇于向优秀的科研工作者学习，刻苦钻研、不懈探索。只有这样，我们才能不断突破技术瓶颈，为神经系统疾病的治疗提供更多有效的手段，为健康中国战略的实施贡献自己的力量。同时，我们还要深刻认识到，科技强国不仅仅是一个口号，更是我们每一个医务工作者、每一个科研人员的责任与担当。我们要将个人的梦想融入到国家的发展大局之中，以科技为翼，以健康为梦，共同书写健康中国的新篇章。

练习题

参考答案

1. 神经系统结构和功能的基本单位是（　）

A. 神经胶质细胞　　B. 神经纤维　　C. 神经

D. 神经元　　E. 神经组织

2. 第四脑室（　）

A. 经正中孔和外侧孔与蛛网膜下隙相通

B. 位于脑桥、小脑和中脑之间

C. 第四脑室下缘续中脑水管

D. 经室间孔与侧脑室相通

E. 第四脑室为端脑内的结构

3. 与中脑相连的神经是(　　)

A.动眼神经和滑车神经　　B.动眼神经和展神经　　C.滑车神经与展神经

D.视神经与动眼神经　　E.三叉神经

4. 不属于间脑的结构是(　　)

A.内侧膝状体　　B.外侧膝状体　　C.视交叉

D.背侧丘脑　　E.尾状核

5. 内囊位于(　　)

A.豆状核与屏状核之间　　B.豆状核、杏仁体和背侧丘脑之间

C.豆状核与丘脑之间　　D.豆状核与尾状核之间

E.尾状核、背侧丘脑与豆状核之间

实验十七　周围神经系统观察

引入与思考

病例描述：患者为一名年轻学生，在参加学校体育活动时，尝试进行单杠练习。在练习过程中因失去平衡不慎从单杠上摔下，落地时手部率先着地，且上肢处于完全伸直状态。摔伤后，患者立即感到右肩关节剧烈疼痛，并发现右侧肩关节运动明显受限，无法像往常那样自如地活动。紧急送医后，经过详细的体格检查和影像学检查，医生确诊患者为右侧肱骨外科颈骨折，并高度怀疑伴随有腋神经损伤。

临床诊断：右侧肱骨外科颈骨折、右侧腋神经损伤(高度怀疑)。

解剖学基础解析：肱骨外科颈是肱骨大结节、小结节移行为肱骨干的交界部位，也是松质骨和密质骨的交接处，位于解剖颈下2～3cm，有臂丛神经、腋血管内侧束通过，此处为骨松质与骨密质的交界处，是骨折的好发部位。当上肢处于伸直状态并受到垂直向下的冲击力时，如本病例中患者从单杠摔下手部着地，这种力量极易导致肱骨外科颈发生骨折。

腋神经起源于臂丛后束，与旋肱后血管紧密伴行，向后外侧穿过肩胛下肌、小圆肌、大圆肌和肱三头肌长头腱形成的四边孔，然后绕行肱骨外科颈至三角肌深面。腋神经的主要功能是支配三角肌和小圆肌，使肩关节能够进行外展和外旋动作。此外，腋神经还发出分支至臂外侧上皮神经，负责上臂外侧皮肤的感觉。

在本病例中，由于患者上肢伸直位摔伤，且肱骨外科颈受到直接冲击，这种暴力可能导致骨折的同时，也牵拉或压迫了邻近的腋神经，从而造成其损伤。腋神经损伤后，患者将出现肩关节外展和外旋功能障碍，三角肌区域感觉减退或消失，以及长期因三角肌萎缩而呈现出的“方肩”畸形。

【实验目的】

1.记住脊神经的数目、组成及纤维成分，臂丛、腰丛、骶丛的组成和位置，膈神经、尺神经、正中神经、桡神经、腋神经、肌皮神经、股神经、坐骨神经、腓总神经、腓浅神经、腓深神经和胫神经的走行位置和主要分布。

2.确定颈丛的组成和位置，胸背神经、肋间神经、阴部神经和隐神经等的走行位置和主要分布。

3.阐明颈丛皮支、脊神经后支、闭孔神经、髂腹下神经、髂腹股沟神经、臀上神经、臀下神经等的分布。

4.通过学习坐骨神经损伤修复方式及坐骨神经痛中西医方面的先进诊治技术，及时了解学科发展动态，促使主动思考，培养创新意识和创新思维。

5.通过介绍坐骨神经痛患者主观的疼痛症状，培养医学生的责任感和使命感，真正去体贴和关心患者，履行挽救生命、减轻痛苦之责，学生可在实践中能够体验国情民情，树立起“以患者为中心”的行医原则。

6.记住脑神经的数目、名称、总的纤维成分，三叉神经、面神经、迷走神经、舌下神经的主要分布及其一般功能。

7.确定脑神经出入颅的部位，视神经、动眼神经和副神经的主要分布和一般功能。

8.理清嗅神经、滑车神经、展神经、前庭蜗神经、舌咽神经的主要分布及一般功能，角膜反射和咽反射的途径。

9.说出自主神经系统的区分及分布，交感和副交感神经低级中枢的位置。

10.识别自主运动神经与躯体运动神经的差别，灰、白交通支，交感干的位置和组成。

11.弄清交感神经节前纤维和节后纤维的去向、内脏感觉的特点等。

12.了解面瘫导致患者对面部不对称的自卑，面肌痉挛严重影响生活质量；胃溃疡迁延不愈最后行迷走神经切断术；甲状腺手术损伤喉神经，术后导致的声音嘶哑甚至终生不能饮水等的病例。认识到罹患任何疾病，无论哪个部位，无论轻重，都会不同程度影响患者的生活，学生能够唤起对患者的深切同情和发自内心的关爱，致力于成为具有深厚人文思想和高尚的道德情操的医学工作者。

【实验用品】

1.脑神经标本和模型。

2.颅底标本和模型。

3.三叉神经标本和模型。

4.面神经标本及模型。

5.内耳模型。

6.舌咽神经标本，迷走神经标本和模型。

7.副神经及舌下神经标本和模型。

8.脊神经的组成及分支标本和模型。

9.颈丛标本（示皮支），膈神经标本和模型。

10.臂丛标本，手部神经分布标本和模型。

11.胸神经标本和模型。

12.腰丛标本和模型。

13.骶丛标本和模型。

14.多媒体教学设备。

15.医学虚拟仿真实验教学中心——数字人解剖系统。

【实验方法】

1.颅底及脑标本和模型　观察连接脑的部位、进出颅的位置。

2.视神经标本和模型　观察视神经的行程，入颅部位。

3.脑神经及颅底标本和模型　观察动眼神经、滑车神经、展神经的行程及支配眼外肌的情况。

4.三叉神经标本及颅底标本和模型　观察三叉神经的3大分支的行程及支配范围，眼神经的主要分支（额神经、鼻睫神经、泪腺神经）的分布概况；上颌神经主干的行程及分布概况；下颌神经主干及其分支（耳颞神经、舌神经、下牙槽神经）的行径及其分布概况。

5.面神经标本及模型　观察面神经及其主要分支的行径及分布概况。

6.颅底标本及内耳模型　观察前庭蜗神经的行径。

7.舌咽神经标本和模型　观察舌咽神经及其主要分支的行径及分布概况。

8.迷走神经标本和模型　观察迷走神经及其主要分支（喉上神经、喉返神经）的行径和分布概况。

9.副神经和舌下神经标本和模型　观察副神经和舌下神经的行径和分布概况。

10.脊神经的组成及分支标本和模型　观察脊神经的前根、后根，脊神经节，脊神经的分支（前支、后支、交通支、脊膜返支）。

11.颈丛标本和模型　观察颈丛皮支（耳大神经、枕神经、颈皮神经和锁骨上神经）浅出部位和分布情况，膈神经的走行及分布情况。

12.臂丛标本和模型　观察臂丛的组成和位置，臂丛的内侧束、外侧束及后束与腋动脉的位置关系；正中神经、尺神经、桡神经、肌皮神经、腋神经、胸长神经、胸背神经的位置和分布。

13.胸神经标本和模型　观察胸神经前支在胸腹壁的走行及分布情况。

14.腰丛标本和模型　观察腰丛分支（髂腹下神经、髂腹股沟神经、闭孔神经、生殖股神经、股外侧皮神经及股神经）的行程及其分布概况。

15.骶丛标本和模型　观察骶丛分支（臀上神经、臀下神经、阴部神经、股后皮神经、坐骨神经）的行程及其分布概况，腓浅神经、腓深神经和胫神经的起始、行径和分布概况。

【实验步骤】

1.示教动眼神经、三叉神经、面神经、舌咽神经、迷走神经、膈神经、肌皮神经、腋神经、桡神经、正中神经和尺神经的行程和分布。

2.示教骶丛神经的分布概况。

3.指导学生自己观察标本和模型。

4.小结本次课的主要内容。

【注意事项】

1.辨别脊神经损伤后表现出的临床症状。

2.注意胸神经的分布与临床上胸腔穿刺的应用。

3.脑神经比较复杂，为了学好脑神经，首先应预习颅骨部分的解剖结构（颅前窝、颅中窝、颅后窝的各孔、裂）。

4.脑神经纤维复杂，混合性的脑神经纤维成分较多是难点，不同神经到同一个器官执行不同的功能，注意区分脑神经的四种纤维成分，才能掌握该神经的性质与功能。

5.学习脑神经必须在头脑中保持三方面相一致，即脑神经核—脑神经—外周分布区域。

6.每一对脑神经内容有时不能在同一标本上看到，须在不同标本或模型上配合观察。

7.为了帮助同学建立内脏神经系统的概念，需复习以前学习过的有关内容：如脊髓的侧角、脑干内的副交感神经核以及第Ⅲ、Ⅵ、Ⅸ、Ⅹ对脑神经。

8.交感神经的灰、白交通支用肉眼可以观察到，但难以区别。

课程思政

“小洞不补，大痛难熬”：强化口腔健康预防，远离三叉神经痛

在人们的日常生活中，常有一句俗语：“牙病不是病，痛起来真要命。”这句话虽简短，却深刻揭示了口腔健康问题的普遍性与严重性。当我们将这一话题与三叉神经痛这一复杂的神经性疾病相联系时，更能体会到预防口腔问题的重要性。

口腔是人体的重要组成部分，不仅关乎饮食、发音等基本生理功能，还与全身健康紧密相连。三叉神经痛，作为一种以面部三叉神经分布区出现剧烈疼痛为主要表现的疾病，其诱因之一便可能与口腔疾病有关。因此，维护口腔健康，预防口腔疾病，对于防止三叉神经痛等严重问题具有重要意义。

三叉神经痛带来的剧烈疼痛，往往让患者苦不堪言，严重影响生活质量。而许多情况下，这种疼痛的起因可以追溯到口腔的微小病变。因此，我们应以三叉神经痛为鉴，深刻认识到预防口腔疾病的重要性。通过爱牙日的宣传活动，加强学生的预防意识，让他们明白“小洞不补，大洞吃苦”的道理，及时关注并处理口腔问题。

练习题

参考答案

1.哪条神经损伤出现“爪形手”（　　）

A.肌皮神经　　B.桡神经

C.尺神经　　D.正中神经

E.腋神经

2.坐骨神经支配的肌肉为(　　)

A.臀大肌　　B.股二头肌

C.股四头肌　　D.臀中肌

E.臀小肌

3.一侧舌下神经损伤时表现为(　　)

A.不能伸舌　　B.舌尖向上卷

C.伸舌时舌尖居中　　D.伸舌时舌尖偏向健侧

E.伸舌时舌尖偏向患侧

4.下列关于内脏神经的说法哪项是错误的(　　)

A.主要分布与内脏、心血管和腺体　　B.中枢在脑和脊髓内

C.含有感觉和运动两种纤维　　D.内脏感觉定位准确

E.内脏运动神经分为交感神经和副交感神经两部分

5.下列关于膈神经的描述正确的是(　　)

A.发自臂丛，属感觉性　　B.发自颈丛，管理纵隔的感觉

C.发自颈丛，属于混合性　　D.发自颈丛，只支配膈肌运动

E.发自臂丛

实验十八　神经传导通路及脑和脊髓附属结构观察

引入与思考

案例描述：患者，男，65岁，平素患有高血压病史，但未规律服药控制。某日傍晚，在与家人争执后突然倒地不起，陷入昏迷状态。家人紧急呼叫救护车，将患者送往医院急诊科救治。入院时，患者血压高达180/110mmHg，处于深度昏迷状态，对疼痛刺激无反应。头颅CT检查结果显示，患者左侧基底节区存在一椭圆形高密度影，边界清晰，符合内囊出血的典型影像学表现。查体时，医生发现患者右侧鼻唇沟变浅，发笑时口角明显歪向左侧，右侧舌肌瘫痪，伸舌时舌尖偏向右侧，无舌肌萎缩现象。进一步评估肌力，发现患者右侧肢体肌力为0级，完全无法活动；左侧肢体肌力正常，为V级。同时，患者右侧肢体及面部的针刺感觉明显减弱，左侧则感觉正常。

临床诊断：初步诊断为“左侧内囊出血伴高血压3级(极高危)”。

解剖学基础解析：内囊出血的解剖学基础主要涉及大脑中动脉的分支——豆纹动脉。豆纹动脉是大脑中动脉途经前穿质时垂直发出的细小中央支，呈S形弯曲，负责营养尾状核、豆状核、内囊膝和后肢等重要脑区。由于豆纹动脉行程特殊，且管径较细，血流动力学条件复杂，因此在高血压或动脉硬化等病理状态下，易发生破

裂出血。内囊作为大脑半球内的重要神经纤维束集合区域，包含了皮质核束、皮质脊髓束以及丘脑中央辐射等关键传导通路。当内囊出血发生时，这些神经传导通路会受到不同程度的损伤，从而导致对侧肢体偏瘫（皮质核束与皮质脊髓束损伤）、对侧偏身感觉丧失（丘脑中央辐射损伤）等严重脑功能障碍。内囊出血作为脑出血的一种常见类型，其典型症状包括出血部位对侧肢体偏瘫、面瘫以及肢体感觉障碍，与本例患者表现高度一致。

【实验目的】

1.阐述全身浅感觉的传导通路、躯干和四肢意识性的本体感觉传导通路。

2.分析锥体系运动传导通路，视觉传导通路，瞳孔对光反射的通路。

3.能说出非意识性本体感觉传导通路，锥体外系的组成及功能。

4.分析传导通路路径，学会科学分析临床病例的思维方式。

5.阐述传导通路中各级神经元功能，了解不同神经元互相协同才能完成神经的传导，培养学生的团队精神。

6.能叙述脑和脊髓被膜的层次名称，熟悉硬膜外腔、蛛网膜下腔、蛛网膜粒的位置，硬脑膜窦、终池、小脑延髓池的概念。

7.能明白大脑镰、小脑幕的位置，海绵窦、上矢状窦、横窦、乙状窦和窦汇的位置及汇入。

8.能说出脑室的名称、位置，熟悉脑脊液的循环途径。

9.能描述大脑动脉环的位置、组成，熟悉颈内动脉主要分支名称，大脑中动脉的分布范围。

10.能指出大脑前、后动脉的起始和分布范围等。

11.通过引入脑梗死和脑出血的先进诊治技术，学生能够及时了解学科发展动态，促使其主动思考，培养创新意识和创新思维。

12.通过不同脑血栓栓塞部位造成的不同临床症状，学生能够学会认真分析问题，养成科学认真的工作作风。

【实验用品】

1.神经通路模型。

2.脊髓被膜标本和模型。

3.游离硬脑膜标本（示硬脑膜的形成物），海绵窦标本，脑及软脑膜标本和模型。

4.脑血管标本及模型，大脑动脉环标本及模型。

5.脑室标本及模型。

6.多媒体教学设备。

7.医学虚拟仿真实验教学中心——数字人解剖系统。

【实验方法】

1.利用神经传导通路模型结合图谱观察

（1）躯干、四肢本体感觉通路 先寻认薄束核、楔束核，此为第2级神经元，然后向下追踪与其联系的薄束、楔束及发出此二束的脊神经节（第1级神经元），再追踪薄束核、楔束核发出的纤维组成丘系交叉及内侧丘系与背侧丘脑腹后外侧核（第3级神经元）联系，最后追踪第3级神经元发出的纤维经内囊枕部至中央后回上1/3。

（2）躯干、四肢浅感觉通路 首先辨认传导通路中三级神经元的胞体所在部位，即脊神经后根上的脊神经节、脊髓灰质后角内的后角固有核和背侧丘脑的腹后外侧核。然后观察第1级神经元的周围突分布于躯干四肢皮肤处，中枢突随后根经后外侧沟进入脊髓，上升1～2脊髓节段终止于脊髓灰质后角。查看由第2级神经元后角发出纤维经白质前连合交叉到对侧的外侧索和前索内上行，组成脊髓丘脑侧束和脊髓丘脑前束，终止于背侧丘脑的腹后外侧核，再由第3级神经元腹后外侧核发出丘脑中央辐射经内囊后肢投射到中央后回的上2/3部和中央旁小叶后部。

（3）头面部浅感觉通路 先寻认三叉神经节（第1级神经元），然后往上追踪其升支至三叉神经脑桥核（传导触觉），其降支组成三叉神经脊束至三叉神经脊束核（传导痛温觉），再自此二核往上追踪三叉丘系至背侧丘脑的腹后内侧核，继续追踪丘脑腹后内侧核发出的纤维经内囊后肢投射到中央后回下1/3部。

2.结合图谱在视觉传导通路模型上，认识视觉传导通路 首先辨认眼球及其相连的视神经、视交叉、视束和外侧膝状体。然后理解第1、2级神经元位于眼球壁，即为双极细胞和节细胞，均未显示不能观察到；查看第2级神经元的轴突汇集于视神经盘穿眼球壁处，组成视神经，经视神经管入颅腔，形成视交叉后延续为视束（来自两眼视网膜鼻侧半的纤维交叉，来自视网膜颞侧半的纤维不交叉），多数纤维止于外侧膝状体；查看第3级神经元外侧膝状体，由此核发出纤维组成视辐射，经内囊后肢投射于端脑距状沟周围皮质。根据视觉传导通路和物体成像的原理，重点理解视网膜、视神经、视交叉、视束及其以上部位损伤后的表现。

3.结合图谱在视觉传导通路模型上理解瞳孔对光反射通路 在视觉传导通路的基础上，辨认中脑顶盖前区（对光反射中枢）、动眼神经副核和睫状神经节；查看光线照射后自视网膜经视神经、视交叉达视束，观察视束的部分纤维经上丘臂至顶盖前区，与顶盖前区的细胞形成突触。查看顶盖前区发出的纤维与两侧动眼神经副核相联系，由动眼神经副核再发出纤维经动眼神经进入眶内的睫状神经节，睫状神经节发出的节后纤维支配瞳孔括约肌和睫状肌。用手机手电筒近距离照射其他同学的一只眼睛，观察光照侧瞳孔及未照侧瞳孔的变化。理解对光反射、直接对光反射和间接对光反射的概念、意义，视神经、动眼神经损伤后瞳孔对光反射的改变。

4.结合在听觉传导通路模型，认识听觉传导通路 首先辨认蜗神经节、蜗螺旋神经核、下丘和内侧膝状体。然后观察第1级神经元蜗螺旋神经节内双极细胞周围突的分布

（内耳的螺旋器），其中枢突组成蜗神经经脑桥延髓沟止于脑桥的蜗神经前、后核；第2级神经元发出纤维大部分横行越过至对侧组成外侧丘系，注意观察交叉部位形成的斜方体，外侧丘系上升的大部分纤维止于第3级神经元下丘，由下丘发出纤维到达第四级神经元内侧膝状体，少量纤维不经过下丘直接上升至内侧膝状体；自内侧膝状体发出纤维组成听辐射，经内囊后肢投射至大脑皮质的颞横回。理解传导通路不同部位损伤后引起神经性耳聋的区别。

5.结合运动传导通路模型，观察不同的神经核和纤维束　查看位于中央前回、中央旁小叶前部的上运动神经元胞体，其发出轴突组成锥体束，即下行至脊髓的皮质脊髓束和下行至脑干脑神经运动核的皮质核束。

（1）皮质脊髓束　查看中央前回上、中部和中央旁小叶前部的锥体细胞即上运动神经元的胞体处，其轴突集合成皮质脊髓束经内囊后肢，中脑的大脑脚底和脑桥基底部下行至延髓的腹侧面，约75%～90%的纤维交叉至对侧，交叉后的纤维继续在对侧的脊髓外侧索内下行组成皮质脊髓侧束，逐节终止于脊髓灰质前角细胞（下运动神经元的胞体），支配四肢肌；少部分未交叉而下行至同侧脊髓前索内的纤维为皮质脊髓前束，终于两侧脊髓前角细胞，支配躯干肌的运动；极少量未交叉纤维下行于同侧的脊髓外侧索内，支配躯干肌。理解传导通路不同部位损伤后的临床表现。

（2）皮质核束　查看中央前回下部的锥体细胞（上运动神经元胞体）的轴突集合而成的皮质核束，其纤维经内囊膝部下行陆续分出至双侧脑神经运动核（下运动神经元胞体）即动眼神经核、滑车神经核、展神经核、三叉神经运动核、疑核、副神经核和面神经核上半，注意面神经核下半和舌下神经核只接受对侧皮质核束支配。理解传导通路不同部位损伤后的临床表现及核上瘫与核下瘫的区别。

6.脊髓和脑的被膜标本和模型　观察脊髓和脑3层被膜的位置、形态特征及构成的硬膜外隙、蛛网膜下隙的位置。

7.游离硬脑膜标本和模型　观察硬脑膜的特点，寻认其主要形成物（大脑镰、小脑幕、幕切迹、上矢状窦、下矢状窦、窦汇、横窦、乙状窦、海绵窦），观察海绵窦的位置、内容物及其交通情况。

8.脑室标本和模型　寻找侧脑室、第三脑室、第四脑室、室间孔、中脑水管、第四脑室正中孔、外侧孔的位置和形态；蛛网膜粒、蛛网膜下腔、小脑延髓池、终池的位置。

9.脑、脊髓血管标本及模型　观察颈内动脉入颅后的主要分支（大脑前动脉、大脑中动脉及后交通支）的行程和分布范围；椎动脉入颅后分支的分布及基底动脉的主要分支（大脑后动脉）行径和供血范围；大脑动脉环的位置、组成及其分支（皮质支及中央支）。

【实验步骤】

1.示教躯干、四肢本体感觉通路，躯干、四肢浅感觉通路、头面部浅感觉通路三级神经元的位置、纤维交叉的部位。

2.示教皮质脊髓束和皮质核束通路的行径、纤维交叉部位。

3.结合病例讨论神经传导通路。
4.示教硬脑膜窦的位置，海绵窦的位置和交通。
5.示教大脑动脉环的构成。
6.指导学生观察标本和模型。
7.小结本次课的主要内容。

【注意事项】

1.本次课以观察模型为主，结合图谱理解各传导通路的路径。
2.注意与以前学过的内容（脊髓内部结构、脑干内部结构、端脑内部结构等）相联系。
3.本次实习标本容易损坏，应特别注意保护，观察血管切忌用力牵拉。

课程思政

团队合作的力量：从神经传导看团队协作的必要性

在人体复杂而精密的神经系统中，感觉与运动传导通路如同一条条精密编织的信息高速公路，它们承载着我们对世界的感知与行动指令。每一级神经元，就像这条高速公路上的一个个节点，紧密相连，共同协作，确保着信息的准确无误地传递。

试想，若在这条信息链中的任何一个神经元出现故障，无论是起始的感觉神经元未能敏锐捕捉外界刺激，还是中继的联络神经元未能有效传递信息，亦或是终末的运动神经元未能准确执行指令，都将导致整个传导通路的堵塞或扭曲，使得我们的感觉变得迟钝，行动变得迟缓甚至无法完成。神经系统中神经元之间的紧密合作对于维持生命活动的正常进行不可或缺，团队合作在我们的工作、学习和生活中同样具有举足轻重的地位。神经系统中每一个神经元正如一个团队中的每一个成员，每个人的角色都至关重要，任何一环的缺失或失误都可能影响到整个团队的运作效率和成果。这就要求我们每个成员不仅要有专业的知识和技能，更要具备协作精神和团队意识，认识到每个人都是团队成功不可或缺的一部分。只有在相互信任、相互支持的基础上，我们才能共同面对挑战，克服困难，实现个人与集体的共同成长和发展。

神经系统通过自我调节和修复机制来应对损伤和疾病，我们的团队也需要具备这种自我完善和持续改进的能力。在合作中，我们应勇于承担责任，积极沟通交流，及时发现问题并共同寻找解决方案。只有这样，我们才能像健康的神经系统一样，保持敏锐的感知力、高效的执行力和强大的适应能力，不断向前发展，创造更加美好的未来。

练习题

参考答案

1.脊髓内传导躯干、四肢皮肤精细触觉的纤维束是（　　）

A.皮质脊髓侧束　　B.内侧丘系　　C.脊髓丘脑束

D.薄束和楔束　　E.皮质脊髓前束

2.支配骨骼肌随意运动的传导束是（　）

A.皮质脊髓束　　B.脊髓丘脑束　　C.红核脊髓束

D.薄束和楔束　　E.脊髓小脑束

3.视觉传导路（　）

A.视神经纤维在视交叉处全部交叉

B.内侧膝状体细胞发轴突组成视辐射

C.视辐射通过内囊前肢

D.视辐射投射到距状沟上、下的皮质

E.来自视网膜鼻侧半的纤维不交叉

4.硬膜外麻醉将药注入（　）

A.中央管内　　B.硬膜外隙　　C.小脑延髓池

D.蛛网膜下隙　　E.硬脑膜静脉窦

5.下列哪个结构不是硬脑膜形成的（　）

A.大脑镰　　B.小脑幕　　C.海绵窦

D.筛窦　　E.上矢状窦

实验十九　人体胚胎早期发育观察

引入与思考

案例描述： 患者，女，29岁，首次怀孕，孕期10周，因定期产前检查来我院就诊。张女士自述孕期身体健康，无异常症状，无家族遗传病史。体格检查显示孕妇生命体征平稳，胎儿发育指标均在正常范围内。超声检查结果如下：胚胎头臀长约3.5cm，与孕周相符；胎心搏动有力，频率约150次/分；胚胎形态规整，头部圆形，脑泡已清晰可辨；四肢已初步形成，可见微小肢体活动；胎盘位于子宫前壁，回声均匀；羊水量适中，透声好。

临床诊断： 正常早期妊娠，胚胎发育良好。

胚胎学基础解析： ①胚胎早期发育过程：人体胚胎的早期发育是一个复杂而精细的过程，从受精卵形成开始，经过卵裂、胚泡形成、植入及三胚层分化等关键阶段。在本案例中，患者孕期10周，正处于胚胎期向胎儿期的过渡阶段，胚胎的各主要器官系统已初步形成并开始分化。②卵裂与胚泡形成：受精卵在受精后迅速进行卵裂，形成多个卵裂球，并逐渐演化为桑椹胚。随后，胚泡形成，包括内细胞群（将来发育成胎儿）和滋养层（将来发育成胎盘）。这一过程确保了胚胎的早期存活和发育。③植入与三胚层分化：胚泡在受精后约6～7天植入子宫内膜，开始从母体获取营养。植入后，胚胎进入快速生长期，同时发生三胚层分化。外胚层将发育成神经系统、表皮及附属结构；中胚层将发育成骨骼、肌肉、心血管系统、泌尿生殖系统等；内胚层则发育成消化道、呼吸道及部分内分泌腺等。④器官系统发育：在本案例中，孕期10周的胚胎已具备基本的器官系统框架。心脏开始有力地搏动，为胚胎提供必要的血液循环；脑泡的形成为大脑的发育奠定了基础；四肢的初步形成标志着运动系统的发育进入新阶段；同时，胎盘和羊水的正常发育为胚胎提供了良好的生长环境。

综上所述，本案例展示了正常人体胚胎早期发育的典型过程，包括卵裂、胚泡形成、植入及三胚层分化等关键阶段。通过超声检查，我们可以直观地观察到胚胎的形态结构和发育状况，为临床诊断和治疗提供重要依据。同时，本案例也强调了孕期定期检查的重要性，以便及时发现并处理任何潜在的发育异常。

【实验目的】

1.掌据受精、卵裂胚泡形成的定义及过程。

2.掌握植入的部位、意义及过程。

3.掌握胎膜及胎盘的结构及功能。

4.熟悉内、中、外三个胚层的形成及初步分化。

【实验用品】

1.模型1：受精卵。

2.模型2、3：卵裂球。

3.模型4：桑葚胚。

4.模型5：胚泡剖面观。

5.模型6、7、8：胚泡植入过程，蜕膜形成。

6.模型9、10：内细胞群分化成上、下胚层。

7.模型11：上、下胚层紧贴形成二胚层胚盘。

8.模型12：羊膜腔形成。

9.模型13：卵黄囊形成。

10.模型14：胚外中胚层形成。

11.模型15：胚外体腔形成。

12.模型16：三胚层胚盘形成。

13.模型17、18、19：三胚层分化。

14.模型19、20：神经管、脊索、体节形成，扁平胚盘变为圆柱状胚体，胚体初具人雏形。

15.模型21、22：胎膜和胎盘。

16.多媒体教学设备。

【实验方法】

1.受精、卵裂、胚泡形成(模型1～5)

模型1为受精卵：示透明带(浅红色)和三个极体(黑色)。

模型2为卵裂期：受精卵分裂成两个卵裂球，其中一个(绿色)以后分化为滋养层，另一个(白色)将来分化为内细胞群。

模型3为卵裂期：受精卵分裂形成三个卵裂球。

模型4为桑葚胚：此时受精卵已分裂成12～16个卵裂球，呈实心状，形似桑葚而得名，绿色卵裂球逐渐包绕白色的卵裂球。

模型5为胚泡的剖面观：受精后第四天，桑葚胚发育形成胚泡，后者由滋养层(胚泡的壁，绿色)、胚泡腔(中央部)和内细胞群(白色，位于胚泡腔内一侧)三部分组成。

2.植入(模型6～8)

模型6示胚泡植入过程：受精后第5～6天开始，内细胞群一侧的滋养层与子宫内膜接触，并将其溶解，胚泡逐渐埋入子宫内膜。

模型7：胚泡进一步埋入子宫内膜，内膜增殖，逐渐修复缺口。

模型8蜕膜形成：①受精后第11～12天，胚泡全部埋入子宫内膜，缺口修复，植入完成；②植入后，滋养层细胞增殖分化为表面的合体滋养层(浅绿色，细胞境界消失)和深部的细胞滋养层(绿色)，并形成许多突起称绒毛，此时，滋养层改称绒毛膜；③植入后的子宫内膜改称蜕膜，根据蜕膜与植入胚泡的位置关系，蜕膜分为三部分：基蜕膜、包蜕膜、壁蜕膜。

3.二胚层胚盘形成(模型9～15)

模型9上胚层形成：内细胞群近绒毛膜一侧逐渐分化成一层柱状细胞，即上胚层(蓝色)。

模型10下胚层形成：内细胞群近胚泡腔一侧也分化成一层立方形细胞(黄色)，即下胚层。

模型11二胚层形成：上、下胚层紧贴形成二胚层胚盘。

模型12羊膜腔形成：上胚层与绒毛膜之间的腔称羊膜腔，羊膜腔的底部即上胚层，其余部分由羊膜上皮围成。

模型13卵黄囊形成：下胚层细胞沿胚盘周缘向腹侧延伸，围成一个囊腔，即卵黄囊，卵黄囊的顶部为下胚层。

模型14胚外中胚层形成：细胞滋养层向胚泡腔增殖分化形成疏松组织即胚外中胚层(红色)，其细胞之间存在小腔。

模型15胚外体腔形成：小腔融合成大腔，即胚外体腔(此时胚泡腔已消失)，胚外中胚层组织则分别附在羊膜腔核卵黄囊的外表面及胚外体腔的内表面，其中一部分突入到绒毛内形成绒毛中轴，小部分在羊膜腔与泄养层之间形成体蒂。

4.三胚层胚盘的形成(模型16)

中胚层形成：上胚尾侧中轴线上细胞增殖形成原条，原条中央凹陷为原沟，原条头端膨大部为原结，原结中央凹陷部为原凹，原条细胞在上、下胚屋之间向左右及前方扩展形成中胚层（红色）。

脊索、口咽膜和泄殖腔膜：胚盘正中切面观，可见内，外胚层之间有原条（红色），其尾端内、外层紧贴形成泄殖腔膜，脊索头端内、外胚层紧贴形成口咽膜。

5.三胚层分化（模型17，18，19）

模型17外胚层分化：①神经外胚层分化，神经板（白色或蓝色）→神经沟、神经褶→神经管→神经系统；神经管前、后留有一孔，分别称前、后神经孔；神经管外侧一些游离细胞，分化成神经嵴，将来分化成周围神经系统等。②体表外胚层分化：表皮及其附属结构等。

模型18中胚层分化：①轴旁中胚层（棕色）：围绕胚体中轴分化成节段性的体节，共42～44对，将来分化为真皮、脊柱、骨骼肌等。②间介中胚层：轴旁中胚层的外侧细长区域，将来分化为泌尿、生殖器原基。③侧中胚层：分背侧的体壁中胚层和腹侧的脏壁中胚层，两者之间的腔为体腔；侧中胚层在口咽膜前缘相会，成为生心区。

模型19内胚层分化：胚体形成时，内胚层卷曲形成原始消化管，将来分化为消化管上皮、消化腺及呼吸管道上皮等。

6.胚体形成（模型19，20） 此期间神经管、脊索、体节已形成，由于胚盘中生长快于两端，头尾生长又快于两侧，结果胚体向背侧隆起，并突入羊膜腔；胚盘边缘向腹侧包卷形成头褶、尾褶和左右侧褶，扁平胚盘变为圆柱状胚体。口咽腹和生心区、体蒂、泄殖腔均转向腹侧，到第8周，胚体外表可见眼、耳、鼻和上下肢芽，这时胚体初具人雏形。

7.胎膜和胎盘的构成（模型21，22） 模型21胎膜：从子宫底往子宫颈方向，其结构依次为：子宫壁（蓝色）、壁蜕膜（米色）、子宫腔（深蓝色）、包蜕膜（米色）、平滑绒毛膜（棕色）、胚外体腔、羊膜（蓝色）、丛密绒毛膜（棕色）、基蜕膜（米色）、子宫壁（蓝色）。①绒毛膜：与包蜕膜相邻的部分为平滑线毛膜，近基蜕膜的部分为丛密绒毛膜。②羊膜：绒毛膜内面的薄膜为羊膜（蓝色）。羊膜所围或的腔为羊膜腔，内有羊水。③卵黄囊，位于胚体腹面（米色），脐带形成时，被包入脐带内。④尿囊：位于卵黄囊尾侧，为原始消化管突入体蒂内的盲囊（黄色），脐带形成时被包入脐带内；尿囊表面的胚外中胚层分化形成脐动脉和脐静脉。⑤脐带：连于胚胎脐部与丛密绒毛膜之间的索状结构，表面为羊膜（蓝色），内有脐动脉、脐静脉、体蒂（棕红色）、尿囊及卵黄囊。

模型22胎盘由丛密绒毛膜和基蜕膜构成。胎盘厚度1～2cm，直径15～20cm。①胎儿面：羊膜覆盖，光滑，附有脐带；②母体面：粗糙，为基蜕膜，基蜕膜所形成的胎盘分隔成15～30个小叶。重点观察绒毛干、绒毛、绒毛中轴毛细血管网、绒毛间隙、胎盘隔、胎盘膜（即胎盘屏障，包括合体滋养层、细胞滋养层及基膜、薄层结缔组织、毛细血管内皮及基膜）。

【实验步骤】

1.示教受精、卵裂过程。

2.示教胚泡形成过程。

3.示教植入过程。

4.示教二胚层胚盘形成。

5.示教三胚层胚盘的形成。

6.示教三胚层分化。

7.示教胚体形成。

8.示教胎膜和胎盘结构。

9.指导学生自己观察模型。

10.小结本次课内容。

【注意事项】

1.胚胎的形成比较抽象，需要结合各个不同阶段模型并发挥想象构建空间结构进行理解。

2.注意二胚层胚盘和三胚层胚盘的区别和联系。

3.注意蜕膜的名称和位置的关联。

4.注意胎膜由母体和胎儿两部分共同构成。

课程思政

从“基因编辑婴儿”事件看胚胎研究的伦理边界

胚胎，作为生命发育的起点，承载着无尽的希望与可能。在胚胎学中，我们研究其形成、分化、发育的每一个细微过程，旨在揭示生命的本质与规律。然而，正是这份对生命的深入探索，也让我们不得不更加谨慎地思考：在何种程度上，我们可以干预这一自然过程？

2018年，某科学家宣布成功诞生了世界上首例经过基因编辑的婴儿。该科学家团队声称，他们通过CRISPR-Cas9技术修改了胚胎的CCR5基因，旨在使婴儿能够天然抵抗艾滋病。然而，这一行为迅速被指责为缺乏伦理考量、违反法律法规，并可能带来不可预测的风险和后果。这一事件不仅挑战了我们对科技力量的认知边界，更引发了关于胚胎研究伦理的深刻反思。

胚胎虽未完全发育成人，但其作为生命的起点，同样应受到尊重与保护。任何对胚胎的干预都应基于充分的伦理考量，避免对其造成不可逆的伤害。在涉及胚胎的研究中，必须确保相关参与者（如父母、捐赠者等）充分了解研究内容、目的、风险及潜在后果，并在自愿、知情的基础上做出决定。胚胎研究应遵循不伤害原则，即研究过程中应避免对胚胎造成任何形式的伤害或痛苦。对于可能带来长期或不可预测风险的干预措施，更应持谨慎态度。胚胎研究应关注社会公正与平等，避免因技术滥用而导致社会不公或加剧社会不平等现象。同时，研究成果应惠及全人类，而非成为少数人谋取私利的工具。

胚胎学作为生命科学的重要分支，其研究不仅关乎生命的奥秘与规律，更涉及伦理道德的深刻考量。让我们以“基因编辑婴儿”事件为鉴，坚守伦理底线，尊重生命尊严，共同推动胚胎学研究的健康发展和社会福祉的增进。

参考答案

练习题

1.胎盘的组成是(　　)

A.胎儿的丛密绒毛膜和母体包蜕膜　B.母体的丛密绒毛膜和基蜕膜
C.胎儿平滑绒毛膜和母体壁蜕膜　D.母体基蜕膜和胎儿丛密绒毛膜
E.母体平滑绒毛膜和胎儿基蜕膜

2.胚泡植入的部位最常见于(　　)

A.子宫颈　B.子宫体前、后壁　C.肠系膜
D.子宫阔韧带　E.输卵管壶腹部

3.关于胎膜，下列哪项错误(　　)

A.羊膜　B.绒毛膜　C.卵黄囊
D.尿囊　E.壁蜕膜

4.胚泡的结构是(　　)

A.胚泡腔、内细胞群、滋养层　B.胚泡腔、滋养层、羊膜
C.内细胞群、滋养层、胚外中胚层　D.内细胞群、胚泡腔、绒毛膜
E.内细胞群、胚外中胚层、胚泡腔

5.胎盘的绒毛间隙内含有(　　)

A.胎儿血液　B.母体血液　C.组织液
D.淋巴液　E.胎儿血和母体血

第三篇　病原生物学与免疫学

实验一　凝集反应

引入与思考

凝集反应是一种血清学反应，主要涉及抗原和抗体之间的相互作用。它可以分为直接凝集反应和间接凝集反应两种类型。直接凝集反应通常涉及到颗粒状抗原（例如细菌、红细胞等）与相应抗体的直接结合，而间接凝集反应则涉及到可溶性抗原或抗体先吸附到颗粒状载体上，然后与相应的抗体或抗原结合。

在医学诊断中，凝集反应被广泛应用于菌种鉴定、血型测定以及某些疾病的诊断，例如伤寒和副伤寒的肥达氏反应（Widal test）等。

在输血医学中，不规则抗体的筛查对于确保输血安全至关重要。例如，有案例分析了在不规则抗体筛查中出现的混合凝集现象。这种情况可能是由于样本中纤维蛋白的干扰导致的。为了解决这一问题，可以采用$CaCl_2$溶液或EDTA-Na_2来消除纤维蛋白的干扰，确保实验结果的准确性。

总的来说，凝集反应在医学诊断和研究中扮演着重要角色，不仅可以用于疾病的诊断，还可以在癌症生物标志物的发现和分析中发挥作用。同时，对于输血医学中的不规则抗体筛查，正确识别和处理可能出现的问题对于保障输血安全具有重要意义。

【实验目的和原理】玻片法凝集试验是将已知的抗体直接与未知的颗粒性抗原混合，在一定条件下，出现肉眼可见的凝集物，即为阳性；若无凝集物出现，即为阴性。

要求掌握玻片凝集试验原理、方法、操作步骤、结果观察与判断，了解玻片凝集试验的临床应用。

【实验对象与用品】已知抗体血清、未知绵羊红细胞、生理盐水、载玻片、无菌滴管、酒精灯、接种环、标记笔等。

【实验方法与步骤】

1.取洁净的载玻片，用标记笔分成两格，以灭菌接种环（或无菌滴管）蘸取（或吸取生理盐水）1环（或1滴）放于一侧做对照，并用同样方法取1环（或1滴）抗体血清放于另一侧。

2.用灭菌接种环挑取被检绵羊红细胞1环，先放在生理盐水小格内混匀，再取被检绵羊红细胞1环放入抗体血清中混匀。

3.在室温下，手持玻片，前后左右轻轻转动，促其充分混匀，2～3分钟后观察结果。

【实验结果判定】若生理盐水中的绵羊红细胞不凝集而诊断血清内的绵羊红细胞迅速凝集，为阳性；若生理盐水和诊断血清中的绵羊红细胞均不凝集，为阴性；若生理盐水和诊断血清中的绵羊红细胞都发生了凝集，则为假阳性，说明此次试验结果无效。

【注意事项】

1.诊断血清应保存于4℃冰箱中，使用时应注意用无菌滴管或灭菌接种环，不得用瓶盖直接蘸取，以避免污染。超过有效期限的诊断血清不宜再用，以免造成错误诊断。诊断血清现有统一商品供应，严格按各种诊断血清的说明书使用。

2.必须做生理盐水对照。

3.严格无菌操作。每次取绵羊红细胞与不同血清或盐水混合时，接种环均需烧灼，以免不同血清成分互相污染，发生干扰，影响结果。

4.绵羊红细胞不可剧烈摇晃，避免红细胞破裂。

5.使用后载玻片、滴管等应放入指定的容器中，进行灭菌处理。

课程思政

输血凝集反应

人类最初的输血方法极为原始，由于没有适合的抗凝剂，输血时要将输血者的血管和受血者的血管缝合起来，这样输血才不至于凝固。直到第一次世界大战爆发的1914年，有人将枸橼酸钠加在血液中达到防止血液凝固的目的，血液抗凝的问题才得以解决。因此，抗凝剂的发现和应用是输血史上又一重要进展。抗凝剂的发现和低温保存血液技术的应用，使得建立血库并保存血液备用成为可能。1944年，我国生理学家易见龙教授在昆明建立起第一个血库以满足抗日战争对输血的需求，一代代的科研人用实际行动才得以推动医学不断向前发展。对我国在世界医学文明进步中做出的突出贡献有所认识，增强学生的民族自豪感，提高爱国情怀。

练习题

参考答案

1.凝集反应的基本原理：凝集反应是如何发生的？涉及到哪些类型的分子？

2.区分直接凝集反应和间接凝集反应：它们各自的特点是什么？

在临床应用中，它们分别用于哪些场景？

3.凝集反应在疾病诊断中的应用：请举例说明凝集反应如何用于特定疾病的诊断。

4.凝集反应的实验操作注意事项：在进行凝集反应实验时，需要注意哪些操作细节以确保结果的准确性？

5.凝集反应在现代生物技术中的应用前景：随着生物技术的发展，凝集反应在未来可能有哪些新的应用领域？

实验二　胶体金标记技术

引入与思考

很多文献都有报道尿HCG出现假阳性及假阴性的情况，因此在应用HCG检测时需特别注意并区别以下情况：

1.尿液的浓缩程　其会影响尿HCG出现假阳性，尿液贮藏越长，肾脏降解排泄到膀胱的游离亚单位累积得就越多，试剂盒检测，产生假阳性，该女子说前一天晚上8点前就没有喝水且无排尿液，怀疑该尿液是否浓缩。

2.是否存在交叉反应物质　LH（促黄体生成素），FSH（促卵泡生成素），TSH（促甲状腺素），这三种激素与HCG的化学结构相似，均是糖蛋白复合物，在化学、生物学、免疫学等方面具有相同特性，但LH在正常尿中含量很少，对妊娠诊断的影响小。

3.其他疾病误诊　脑垂体疾病、甲亢、卵巢囊肿、子宫内膜增生、子宫癌等容易导致检测HCG的试验出现阳性反应，尤其异常妊娠时由滋养层中巨噬细胞分泌裂解HCG的酶异常升高，使降解产物分泌入尿液中增加所致有关。

临床上也多见因尿HCG假阳性（后查血HCG阴性）而将其他疾病误诊为异位妊娠的报道，单一用早孕纸条检测尿HCG存在漏诊或误诊的危险。作为检验工作人员，碰到诸如此类结果，一定要及时和临床沟通，可以尽早提示临床医生关注病情进程。对患者诊断和治疗妇科疾病时思维应开阔，根据临床症状、彩色超声或血、尿HCG检查或者治疗不同妇科疾病患者，进一步结合临床表现和停经时间做出鉴别诊断，以减少不必要的误诊。

【实验目的和原理】检测时，试纸条A端浸入尿液，尿液中HCG与金标抗HCG结合后，复合物沿着试纸条上行至固相抗B-HCG处，形成金标抗体-HCG-固相抗体复合物，金标抗体被固定下来，显示红色线条（测试区）。未完全结合的金标抗HCG继续上行至固相二抗处形成金标抗体-固相二抗复合物，显示红色对照线，出现两条显色线者为测定阳性。若尿液中无HCG，测试区不显示红色线条，仅显示一条红色对照线。

要求掌握胶体金免疫层析技术的原理、操作步骤及结果判断；学会HCG的测定方法；熟悉HCG检测的临床意义。

【实验对象与用品】妊娠试纸、阴性尿液、阳性尿液（孕妇尿液）、尿杯等。

【实验方法与步骤】

1.先把试纸条从冰箱中取出，使其平衡至室温。

2.将试纸条标有MAX的一端浸入尿液标本中2～5秒，平放于水平桌面，5分钟内观察结果。

3.测试纸插入尿液深度不可超过MAX标志线。

【实验结果判定】

阳性结果：在检测线及对照线位置各出现一条红色反应线。

阴性结果：仅在对照线位置出现一条红色反应线。

无效：测试纸无红色反应线出现，或仅在检测线位置出现一条红色反应线，表明实验失败或检测试纸失效。

【注意事项】

1.标本要新鲜，留尿前不要大量饮水以免稀释，晨尿最好。

2.测试纸从冰箱取出后，充分平衡至室温后再打开包装，取出试纸后及时拧紧筒盖，以防受潮，试纸受潮易失效，请在撕开铝膜袋后15天内将罐内试纸条用完。

3.将层析条插入样品中，样品的液面不能超过试纸条的标记线。

4.本品为一次性使用诊断试剂。

5.请在有效期内使用，不要使用过期的试剂。

6.当HCG浓度过高时，检测线颜色可能变浅，属于正常现象。

7.若受试者怀疑有受孕可能而检测结果为阴性时，可在48～72小时后重新收集晨尿再次测定。

练习题

参考答案

1.血清HCG在妊娠后达到高峰浓度的时间为（　　）

A. 2～3周　　B. 4～7周　　C. 8～10周

D. 11～14周　　E. 15～18周

2.关于HCG性质的叙述，错误的是（　　）

A.由胎盘合体滋养细胞分泌

B.可通过孕妇血液循环而排泄到尿液中

C.可存在于羊水、胎儿体内和红细胞内

D.妊娠8～10周时血清浓度达高峰

E.不随胎盘重量增加而分泌增多

3.关于HCG说法错误的是（　　）

A.在妊娠早期HCG分泌量增长快　　B.分娩后2周内可消失

C.可随胎盘重量增加而分泌增多　　D.几乎不进入胎血循环

E.最适宜采集晨尿测定

实验三　酶联免疫吸附试验（ELISA）

引入与思考

患者，男，51岁。于1周前出现厌食症状，胃口差，厌油腻，伴有乏力和全身不适。病程中患者睡眠差，小便黄，大便无特殊。平素健康良好，预防接种史不详，曾因胃出血输血200ml。

体格检查：体温36.5℃，巩膜黄，肝肿大有压痛及叩痛，余正常。乙肝两对半酶联免疫吸附试验（ELISA）检查。

酶联免疫吸附试验检测乙肝两对半的方法主要有：双抗体夹心法检测HBsAg和HBeAg，双抗原夹心法检测HBsAb、竞争抑制法检测HBcAb和HBeAb。

【实验目的和原理】要求掌握酶联免疫吸附试验双抗体夹心法及间接法的原理；熟悉ELISA双抗体夹心法检测HBsAg的操作方法。

ELISA方法的基本原理是酶分子与抗体或抗抗体分子共价结合，此种结合不会改变抗体的免疫学特性，也不影响酶的生物学活性。此种酶标记抗体可与吸附在固相载体上的抗原或抗体发生特异性结合。滴加底物溶液后，底物可在酶作用下使其所含的供氢体由无色的还原型变成有色的氧化型，出现颜色反应。因此，可通过底物的颜色反应来判定有无相应的免疫反应，颜色反应的深浅与标本中相应抗体或抗原的量成正比。此种显色反应可通过ELISA检测仪进行定量测定，这样就将酶化学反应的敏感性和抗原抗体反应的特异性结合起来，使ELISA方法成为一种既特异又敏感的检测方法，ELISA目前广泛应用于各种抗原的抗体的检测以及测定各种细胞因子（TNF、IL、IFN等）的含量。目前临床最常用的ELISA法是双抗体夹心法测定抗原和间接法测定抗体。

1.双抗体夹心法（检测乙型肝炎病毒HBsAg）　将已知的特异性抗体包被在固相载体上，加入待测标本，标本中的抗原即可与载体上的抗体结合，加入该抗原的酶标记抗体，形成固相抗体-抗原-酶标抗体复合物，洗去未结合的酶标抗体，加底物显色。用酶标检测仪测光密度，可定量测定抗原。

2.间接法测定抗体　间接法测定抗体其原理是将抗原连接到固相载体上，样品中待测抗体与之结合成固相抗复合物中的抗体结合，形成固相抗原-受检抗体-酶标二抗复合物，测定加底物后的显色程度，确定待测抗体含量。

【实验对象与用品】酶标试剂盒、待测血清、离心机、4℃冰箱、温箱、微量加样器、恒温水浴箱、酶标仪等。

【实验方法与步骤】

1.双抗体夹心法（检测乙型肝炎病毒HBsAg）

（1）准备　将微孔条按顺序编号。

（2）加样及酶标　加待测血清或阴、阳对照50 μl（或1滴）于相应孔，每孔加酶标结合物50 μl（或1滴）混匀。设空白对照孔（不加酶标结合物）。

（3）孵育　置37℃恒温箱反应30分钟。

（4）洗板　甩去板中样品，拍干并加满清洗液，放置15～20分钟后甩去，拍干。如此共洗5次。

（5）显色　每孔加显色液50 μl（或1滴），混匀，37℃避光显色10分钟。

（6）终止反应　于每孔中加终止液50 μl，使酶反应终止。

（7）测定　酶标仪波长492nm检测OD值。

2.间接法测定抗体　间接法首先用抗原包被于固相载体，这些包被的抗原必须是可溶性的，或者至少是极微小的颗粒，经洗涤，加入含有被测抗体之标本，再经孵育洗涤后，加入酶标记抗体（对人的标本来说即加入酶标记抗人球蛋白IgG、IgM），再经孵育洗涤后，加底物显色，底物降解的量，即为欲测抗体的量，其结果可用目测或用分光光度计定量测定。

操作过程：

（1）将特异性抗原与固相载体联结，形成固相抗原。洗涤除去未结合的抗原及杂质。

（2）加稀释的受检血清，保温反应。血清中的特异抗体与固相抗原结合，形成固相抗原抗体复合物。经洗涤后，固相载体上只留下特异性抗体，血清中的其他成分在洗涤过程中被洗去。

（3）加酶标记抗体。可用酶标记抗人Ig以检测总抗体，但一般多用酶标记抗人IgG检测IgG抗体。固相免疫复合物中的抗体与酶标记抗体结合，从而间接地标记上酶。洗涤后，固相载体上的酶量与标本中受检抗体的量正相关。

（4）加入酶底物，温育显色测定。

【实验结果判定】

1.双抗体夹心法（检测乙型肝炎病毒HBsAg）

（1）根据颜色深浅，（-）为无色，（+）为浅黄色，（++）为黄色，（+++）为棕黄色，一般呈+以上者为阳性。

（2）OD值分析P（样品）、N（阴性）。

P/N=（待检样品OD-空白OD）/（阴性对照OD-空白OD）

P/N≥2.1为阳性。

2.间接法测定抗体　间接法测抗体在目前应用最多的是丙型肝炎病毒抗体（抗HCV）、人免疫缺陷病毒抗体（抗HIV）以及梅毒螺旋体抗体等的测定。从上述的测定模式可见，间接法测抗体，严格地讲，所测定的仅为抗体的IgG类，不涉及IgM和IgA类，这是由酶标二抗体所决定的。

【注意事项】

1.试剂盒密封防潮，置于4℃保存，使用前试剂各组分应平衡至室温，潮气排净后再开封启用；开启后应尽快用完，未用完的微孔板及时用自封袋封存。

2.严格按照试剂盒说明书操作，不同批号试剂组分请勿混用。

3.待检血清应新鲜或冰冻保存，防止污染；防止血清溶血，溶血标本易产生阳性反应。

4.洗涤时各孔需注满，防止气泡产生，彻底清洗。

5.为提高检测准确性，每份标本最好双孔检测，求平均值。

课程思政

细胞凋亡和细胞焦亡

在天然免疫中，结合天然免疫与细胞焦亡的知识点，介绍我国科学家邵峰教授勇攀高峰、发现细胞程序化死亡新方式的精神和贡献。细胞焦亡的现象早在1992年就已经被观察并报道过，然而研究者们一直将其与凋亡相混淆，与邵峰教授同期进行研究的一个团队也秉持着Caspase-3激活一定导致细胞凋亡的传统概念，也将该过程描述为凋亡后的继发性坏死。但邵峰教授坚持科学研究的怀疑精神，坚持独立思考和判断，通过详实的数据和严密的逻辑，打破了传统概念中的误区，阐明了细胞焦亡的新概念，做出了引领世界生命科学领域发展的原创性成果。科学技术的发展在社会发展和国家建设中具有重要地位，邵峰教授实现了本领域中世界前沿的突破，不仅推动了本领域的发展，更加强了中国的社会主义现代化建设，增强了民族自尊心、自信心，是“爱国、敬业”社会主义核心价值观的体现。

练习题

参考答案

1.酶联免疫吸附试验（ELISA）的基本方法不包括（　）

A.直接法　B.中和法　C.双抗体夹心法　D.间接法　E.竞争法

2. ELISA技术中，最常用来检测抗原的方法是（　）

A.双抗体夹心法　B.竞争法　C.捕获法

D.间接法　E.应用生物素和亲和素的ELISA

3. ELISA试验中最常用的标记酶是（　）

A. AST　B. HRP　C. ACP　D. LDH　E. ALT

4.在ELISA技术中，将抗原或抗体固相化的过程称为（　）

A.封闭　B.固定　C.包被　D.吸附　E.结合

5. ELISA间接法通常用来检测（　）

A.抗体　B.抗原　C.免疫复合物　D.抗抗体　E.半抗原

实验四　细菌形态结构观察及革兰染色法

引入与思考

革兰染色结果初步的正确性对临床治疗的选择至关重要，标本处理的任何一部都应该严格要求。染色的每一步都至关重要，特别是脱色液浓度及脱色时间的控制尤其重要，革兰脱色液浓度95%，而抗酸染色脱色液浓度75%的脱色能力更强，不能混用不同脱色液。实际工作中对染色效果也应该进行质量控制，在阅读革兰染色涂片时，不仅要注意革兰阴阳性，更要注意整片的染色效果及菌体的形态，还要联系临床感染部位和菌血症之间的关系。

思考：

1.革兰染色在微生物检验中有不可撼动的地位，实际运用中，许多因素可以影响革兰染色的结果，比如菌龄、涂片厚度、媒染时间、乙醇脱色程度等对革兰染色结果的影响，每一项我们都应该了解清楚。

2.革兰染色也应该有实验室质量管理控制，用来标准化我们的实验操作和监测我们的质量效果。

3.镜下的结果也需要结合临床综合考虑，临床在考虑存在感染部位时送检血培养有重要意义，临床正确掌握血培养指征，也能提供更可靠实验室结果。

【实验目的和原理】掌握光学显微镜和油镜的正确使用方法及维护；掌握细菌的基本形态及特殊结构的镜下特点及医学意义；掌握革兰染色的原理、操作步骤及临床意义。

革兰染色法是细菌学中很重要的鉴别染色法，通过此法染色，可将细菌鉴别为革兰阳性菌（G^+）和革兰阴性菌（G^-）两大类。由于两类细菌的细胞壁结构和成分的不同，通过结晶紫初染和碘液媒染后，在细胞壁内形成了不溶于水的结晶紫与碘的复合物，革兰阳性菌由于其细胞壁较厚、肽聚糖网层次较多且交联致密，故遇乙醇脱色处理时，因失水反而使网孔缩小，再加上它不含类脂，故乙醇处理不会出现缝隙，因此能将结晶紫与碘复合物牢牢留在壁内，使其仍呈紫色；而革兰阴性菌因其细胞壁薄、外膜层类脂含量高、肽聚糖层薄且交联度差，在遇脱色剂后，以类脂为主的外膜迅速溶解，薄而松散的肽聚糖网不能阻挡结晶紫与碘复合物的溶出，因此通过乙醇脱色后仍呈无色，再经沙黄等红色染料复染，就使革兰阴性菌呈红色。

显微镜的油镜可以增加照明亮度，增加显微镜的分辨率。使用油镜时，需要在玻片上滴加香柏油，这是因为油镜的放大倍数比较高，而且透镜很小，自标本片透过的光线通过不同密度的介质物体（玻片n=1.52、空气n=1.0）时，部分光线经载玻片进入空气后会发生折射而散失，不能进入接物镜，致使射入光线少，视野较暗，物体观察不清，如在透镜与玻片之间滴加和玻片折射率相反的香柏油（n=1.515），则使进入油镜的光线增多，视野亮度增强，物像清晰。

【实验对象与用品】各种球菌、杆菌、弧菌、荚膜、鞭毛、芽孢的示教，革兰染色试剂套盒（结晶紫染液、卢戈碘液、苯酚复红稀释液、95%酒精）、载玻片、擦镜纸、香柏油、脱油剂（二甲苯）、显微镜，酒精灯，生理盐水，接种环，蜡笔、记号笔、火柴等。

【实验方法与步骤】

1.光学显微镜油镜的正确使用与维护

（1）光学显微镜的构造　普通光学显微镜是观察细菌形态最常用的一种仪器，其构造分为机械部分和光学部分，机械部分包括：镜座、镜臂、载物台、镜筒、镜头转换器、调焦装置等；光学部分包括：接物镜、接目镜、反光镜、聚光器、光圈等。

显微镜的接物镜有低倍镜、高倍镜、油镜三种，放大倍数依次增高，其识别方法为：

①低倍镜：镜头标志为10×或10/0.25，镜头最短，其上常刻有黄色环圈。

②高倍镜：镜头标志为40×或40/0.65，镜头较长，其上常刻有蓝色环圈。

③油镜：镜头标志为100×或100/1.30，镜头最长，其上常刻有白色环圈，或“oil”字样。

（2）显微镜的操作方法

①取镜和放置：将显微镜小心地从镜柜中取出，右手握住镜臂，左手托住镜座，放置在实验台的偏左侧，镜座后端距离实验台边缘5~8cm处，以自己坐着观察舒适为宜。检查显微镜各部件是否完整，如发现问题及时向老师报告。

②低倍镜的使用方法

a.调光：打开显微镜上的电源开关，转动粗调焦螺旋，使镜筒略升高，调节物镜转换器，使低倍镜转到工作状态，当镜头完全到位时，可听到轻微的咔嗒声。

b.打开光圈并使聚光器上升到适当位置，然后用左眼向着目镜内观察，同时调节亮度旋钮，使视野内的光线均匀、亮度适中。

c.标本观察：将标本置于载物台上（注意：使有盖玻片或有标本的一面朝上），然后转动同时用粗调焦螺旋使镜头下降，直至低倍镜头距玻片标本的距离小于0.6cm（注意操作时必须手慢慢转动粗调焦螺旋使镜筒上升直至视野中出现物像为止，再转动细调焦螺旋，使视野中的物像达最清晰的位置，使物像进入视野并移至中央。在调焦时如果镜头与玻片标本的距离已超过了1cm还未见到物像时，应严格按上述步骤重新操作。同时用细调焦螺旋调准焦距，使被观察的物像最清晰。注意：在低倍镜准焦的状态下直接转先检查玻片标本是否放反、低倍镜的焦距是否调好以及物镜是否有松动等情况，再重新操作。

（3）油镜的使用方法　低倍镜找到物像并调至清晰之后，转开物镜头，在玻片的标本上滴加1滴香柏油，将油镜头转换至中央，缓慢调节粗调节器，使镜头浸入油中，当油镜头几乎接触玻片时停止转动（从侧面观察），边观察接目镜边轻轻转动粗调节器（此时只能上升镜头，不能下降，防止压坏玻片及损坏物镜），待看到模糊物像时改调细调节器，直至找到清晰物像。

镜检时应将标本按一定方向呈“弓”形移动，直至整个标本观察完毕，以防漏检。观察时应将两只眼睛同时睁开，左眼观察，右眼用于绘图或记录。标本观察完毕后，先将物镜头移开，再转动粗调节器使载物台下降，取下载玻片，立即用擦镜纸将镜头上的香柏油擦净。

（4）显微镜的正确维护

①显微镜是很贵重的精密仪器，使用时要注意保持清洁并避免机械损伤，同时应放置于干燥处。

②物镜和目镜需保持洁净。目镜不要随意取出，以防止尘埃进入镜筒后，堆积于物镜的背面。油镜用毕，应立即用擦镜纸或软绸拭去香柏油。

③避免显微镜在阳光下曝晒或靠近电炉、烘箱等温度较高的地方，以防止透镜的胶粘物膨胀或熔化而使透镜脱落或破裂。

④显微镜不应与强酸、强碱、氯仿和乙醚等有机溶剂接触，避免去漆或损坏机件。

⑤切忌用布头和手指擦拭镜头，镜头上若有水或水汽凝结，应及时用擦镜纸擦去。

⑥显微镜用毕，需将低倍镜移至中央，或将各物镜转成“八字形”，下降聚光镜，登记使用情况后，加盖罩放入镜箱。

2.细菌基本形态和特殊构造的观察

细菌体积微小，一般要用光学显微镜放大几百倍到一千倍才能观察到。细菌的基本形态有球状、杆状及螺旋状，根据形态特征将细菌分为球菌、杆菌和螺形菌三大类。

【细菌的基本形态】观察要点：注意细菌的染色性、相对大小、形状及排列方式。

（1）球菌　葡萄球菌：革兰阳性（紫色），球形，细菌在多个不规则的平面上分裂，分裂后菌细胞聚集在一起似葡萄串状细菌在一个平面分裂，分裂后菌细胞连在一起。

链球菌：革兰阳性（紫色），球形，细菌在一个平面分裂，分裂后菌细胞连在一起，呈链状排列。

双球菌：球形，细菌在一个平面分裂，分裂后两个菌细胞呈双排列。

（2）杆菌　多数为直杆状，也有稍弯的。

痢疾杆菌：革兰阴性（红色），中等大小、杆状。

分枝杆菌：抗酸菌（红色），菌体常呈分枝生长趋势。

大多数杆菌是单个、分散排列的，但有少数杆菌分裂后菌细胞连在一起呈链状，称链杆菌。

（3）螺形菌　呈弯曲或旋转状，分为弧菌和螺菌两类。

霍乱弧菌：菌体呈弧形或逗点状，革兰阴性（红色）。

【特殊结构的观察】观察要点：注意这些特殊结构的大小、形状及其在菌体中的位置，均有助于细菌的鉴定。

（1）荚膜是细菌在生长过程中在细胞壁外形成的一层界限较明显、质地均匀的黏液性物质。其化学成分大多为多糖、少数为多肽，革兰染色不易着色。

（2）鞭毛是弧菌、螺菌、许多杆菌及少数球菌在菌体上附有的细长并呈波状弯曲的丝状物。可分为单鞭毛（霍乱弧菌）、周鞭毛（伤寒沙门氏菌）、丛毛菌、革兰染色不易着色。

（3）芽孢是某些细菌在一定条件下胞质脱水浓缩，在菌体内形成的多层膜包裹、通透性低的圆形或椭圆形小体、革兰染色不易着色。

3.革兰染色法

（1）操作步骤

涂片 取清洁无油载玻片一张，在火焰上通过数次，先滴绿豆大生理盐水一滴于载玻片上，再用烧灼并冷却的接种环取1个菌落于生理盐水内研磨均匀，涂成直径1～1.5cm的菌膜。若取菌液涂片，则用烧灼并冷却的接环，取菌液1～2环，均匀涂布于载玻片中央（直径1～1.5cm）。接种环经火焰灭菌后方可放回原处。

干燥 涂片放室温自然干燥；也可将标本面向上，在离火焰约15cm高处微微加热烘干，但切勿靠近火焰。

固定 常用加热固定法，其主要目的是使菌体较牢固黏附于载玻片，在染色时不致被染液和水冲掉，并杀死细菌。方法是手执载玻片一端，标本面向上，在火焰外焰上水平地迅速来回通过3次，注意温度不宜太高，以玻片反面触及手背部皮肤热而不烫为宜。

染色（初染剂） 结晶紫1分钟，水洗，甩干→（媒染剂）鲁氏碘液1分钟，水洗，甩干→（脱色剂）95%酒精30秒，水洗，甩干→（复染剂）稀释复红30秒，水洗，甩干。

油镜镜检。

（2）实验结果判定 注意观察细菌的颜色、形态、大小、排列，G^+菌染成紫色，G^-菌染成红色。

（3）注意事项

①显微镜是精密光学仪器，在搬放时应右手紧握镜臂，左手稳托镜座，平端在胸前，轻拿轻放。

①避免强酸、强碱、氯仿、乙醚、酒精等化学药品与显微镜接触，避免日光直射，显微镜须经常保持清洁，勿使油污和灰尘附着。

③镜头必须保持清洁，油镜使用完后应立即用擦镜纸拭去香柏油。如油已干，可加一滴二甲苯在擦镜纸上，用此擦镜纸擦拭油镜头，随即用干擦镜纸擦去镜头上的二甲苯，以防止二甲苯将粘固透镜的胶质溶解，造成镜片移位或脱落。

④显微镜擦净后，取下标本片，下降聚光器，再将物镜转成“品”字形，送至显微镜室放入镜箱内。

⑤革兰染色涂片时需注意轻轻操作，猛烈的动作会改变细菌原有的排列，影响结果准度不宜过高，否则可能使细菌形态改变。染液用完，随手盖好。所有染液应防止水分蒸发而宜，若瓶密封不良或涂片上积水过多，可使乙醇浓度降低而影响脱色效果。

⑥掌握好染色、脱色时间。

课程思政

童村教授——国产青霉素

结合细菌细胞壁知识点，介绍童村教授基于我国国情勇于探索，利用低价原材料生产出青霉素的重要贡献。20世纪40年代，青霉素正在美国进行研制，此时我国尚不能自主生产这种救命药，赴美进修的童村教授将青霉素产生株带回国，开始试制国产青霉素。在当时简陋的条件下，童村教授不畏艰险，克服设备、材料、技术等重重困难，并基于我国国情开发出价廉易得的原材料替代技术，使用花生粉饼等代替玉米浆，及时生产出中国自己的青霉素，为国家做出了巨大贡献，为国人所铭记。童村教授在祖国最需要的时候回国工作，体现了爱国精神和社会责任心；在简陋的条件下攻坚克难，体现了不畏艰险、勇于奋斗、脚踏实地的科学精神。在讲解细菌细胞壁知识点时对童村教授试制青霉素的案例进行介绍，激发学生的爱国热情和民族自豪感，培养学生不畏艰险、勇于探索的精神。

练习题

参考答案

1.革兰染色的原理是什么?

描述革兰染色的基本机制，包括为什么革兰阳性和革兰阴性细菌会呈现不同的染色结果。

2.革兰染色过程中使用的主要染料有哪些?

列举革兰染色中使用的染料，并解释它们在染色过程中的作用。

3.为什么需要在革兰染色中使用酒精脱色?

解释酒精在革兰染色中的作用，以及它如何帮助区分革兰阳性和革兰阴性细菌。

4.革兰染色的结果如何帮助诊断感染性疾病?

讨论革兰染色结果对临床诊断的意义，以及它如何指导抗生素治疗的选择。

5.描述革兰染色的标准操作步骤。

列出并解释革兰染色的每个步骤，包括初染、媒染、脱色和复染。

实验五　消毒灭菌技术

引入与思考

市卫生行政机对某医院位于某市××路××号的执业地点进行监督抽检。现场采集该单位口腔科消毒后齿模表面涂抹样品等样品。委托某市疾病预防控制中心检验上述样品，收到其出具的检验报告显示当事人口腔科消毒后齿模表面菌落总数检测值为1.7×10^3CFU/件，不符合《医院消毒卫生标准》(GB15982-2012)中相应的规定。

市卫生行政机对该案件进行立案调查，根据书证、当事人的陈述、鉴定意见、现场笔录等证据，当事人口腔科消毒后齿模表面菌落总数检测值超标的违法事实清楚，证据确凿。当事人接触皮肤、黏膜的器械和用品未达到消毒要求，违反了《消毒管理办法》第六条第一款的规定，依据《消毒管理办法》第四十一条的规定，责令当事人立即改正，并作出罚款人民币壹仟元整的行政处罚。当事人及时完成整改并缴纳罚款，相关案件结案。

（一）高压蒸汽灭菌法

【实验目的和原理】掌握高压蒸汽灭菌的基本原理、应用范围及操作方法。

高压蒸汽灭菌是将待灭菌的物品放在一个密闭的加压灭菌锅内，通过加热，使灭菌锅内水沸腾，产生蒸汽。由于蒸汽不能溢出，而增加了灭菌器内的压力，当蒸汽压力达到103.4kPa（$1.05kg/cm^2$），温度为121.3℃，如维持15～30分钟，可导致菌体蛋白质凝固变性而达到杀灭包括细菌芽孢在内的所有微生物的目的。实验中常用的非自控高压蒸汽灭菌锅有卧式和手提式两种。其结构和工作原理相同，本实验以手提式高压蒸汽灭菌锅为例来介绍。

【实验对象与用品】普通培养基、生理盐水、手术器械、玻璃容器及注射器、敷料等。

【实验方法与步骤】

1.将内层灭菌桶取出，向外层锅内加入适量的水，使水面与三角搁架相平为宜。

2.将需灭菌的物品放入内层锅，盖好盖子，注意要把盖子上的排气管插入内锅孔道内，旋紧螺旋，使之密闭。

3.关上安全阀，打开排气阀，加热，使锅内冷空气完全逸出，否则压力表上所示压力并非全部是蒸汽压力，灭菌将不完全。待冷空气完全排尽后，关上排气阀，继续加热，当锅内压力升到所设定压力时，开始计时，维持15～30分钟。

4.灭菌时间到后，切断电源，停止加热，使压力逐渐下降至零时，慢慢开放排气阀，排出余气，开盖取物，切不可在压力尚未降低时突然打开排气阀，以免瓶内液体等冲出外溢。

【实验结果判定】将取出的灭菌培养基放入37℃温箱培养24小时，经检查若无杂菌生长，即可待用。

【注意事项】

1.切记一定在灭菌锅内加入适量的水，以防灭菌锅烧干而引起炸裂事故。

2.灭菌时，物品不能装得过满，以保证灭菌锅内空气流通。

3.灭菌锅内冷空气必须完全排尽后，才能关上排气阀，维持所需压力。

4.一定要使压力降至零时，才能打开排气阀，开盖取物。否则锅内压力突然下降，容器内的培养基就会由于内外压力不平衡而冲出烧瓶口或试管口，造成棉塞沾染培养基而发生污染，甚至灼伤操作者。

（二）煮沸消毒法

【实验原理和目的】要求熟悉煮沸消毒法原理和方法。利用热力破坏微生物的蛋白质、核酸、细胞壁和细胞膜，从而导致其死亡。注射器和解剖器械等可用煮沸消毒法。一般微生物学实验室中煮沸消毒时间为10～15分钟。

【实验对象与用品】大肠埃希菌菌液、肉汤管培养基、水浴锅、温箱、无菌水等。

【实验步骤与方法】

1.切记一定在灭菌锅内加入适量的水，以防灭菌锅烧干而引起炸裂事故。

2.灭菌时，物品不能装得过满，以保证灭菌锅内空气流通。

3.灭菌锅内冷空气必须完全排尽后，才能关上排气阀，维持所需压力。

4.一定要使压力降至零时，才能打开排气阀，开盖取物。否则锅内压力突然下降，容器内的培养基就会由于内外压力不平衡而冲出烧瓶口或试管口，造成棉塞沾染培养基而发生污染，甚至灼伤操作者。

5.以吸管分别吸取0.1ml大肠埃希菌菌液至2支肉汤管中，不要沾于管壁上。

6.将一支肉汤管放入煮沸的水浴锅内加热5分钟取出。水浴锅内的水应超过管内的液面。

7.另一支肉汤管不加温做对照。

8.将以上两支肉汤管培养于37℃温箱中，24小时后，观察并比较细菌生长情况。

【实验结果判定】煮沸消毒过的试管液体清亮，无细菌生长；对照管培养基变混浊，有细菌生长。

【注意事项】

1.煮沸消毒时，水浴锅内的水应超过消毒物。

2.消毒时间应从水沸后开始计时。

（三）干烤灭菌

【实验原理和目的】干热灭菌是利用高温使微生物细胞内蛋白质凝固变性，达到灭菌的目的。细胞内蛋白质的凝固性与其本身含水量有关，在菌体受热时，环境和细胞内含水量越多，则蛋白质凝固就越快，反之含水量越少，凝固越慢。因此，干热灭菌所需温度高（160～170℃），时间长（1～2小时）。但干热灭菌温度不能超过180℃，否则，棉塞或包装纸会被烤焦，甚至燃烧。

【实验对象与用品】玻璃培养皿、棉布、包装纸、干燥箱等。

【实验步骤与方法】

1.装箱　将准备灭菌的玻璃培养皿洗涤干净、晾干，包扎好放入干燥箱内，培养皿摆放不要太拥挤，以免妨碍热空气的流通。同时，包扎好的培养皿也不要与电热干燥箱的内壁铁板接触，以防包装棉布烤焦起火。

2.灭菌　接通电源，打开干热灭菌箱排气孔，调节预设温度至160～170℃，让温度逐渐上升。当温度升至80～100℃时关闭排气孔，继续升温至160～170℃计时，红灯熄灭，绿灯亮，此时箱内停止加温，恒温1～2小时。

3.降温　灭菌结束后，断开电源，自然降温至60℃以下。

4.开箱取物　打开干烤箱的门，取出物品放置备用。

【注意事项】

1.灭菌物品不要摆得太挤，以免妨碍空气流通，影响温度均匀上升。

2.灭菌物品不要直接放在电烘箱底板上，以防止包装纸烤焦起火。

3.降温时待温度自然降至60℃以下再打开箱门取出物品，以免因温度过高而骤然降温导致玻璃器皿炸裂；另外，热空气外溢，也有灼伤取物者皮肤的危险。

（四）紫外线灭菌

【实验原理和目的】紫外线灭菌是用紫外线灯进行的。紫外线波长在200～300nm都有杀菌能力，其中以265～266nm杀菌力最强。在波长一定的条件下，紫外线的杀菌效率与照射强度和照射时间成正比。紫外线杀菌机制主要是因为它诱导了胸腺嘧啶二聚体的形成和DNA链的交联，从而抑制了细菌DNA的复制。紫外线穿透力弱，所以，只适用于无菌室或无菌接种箱、手术室内的空气及物体表面的灭菌。紫外线灯距照射物以不超过1m为宜。

【实验对象与用品】接种环、菌液、普通培养基、紫外线灯等。

【实验步骤与方法】

1.用接种环蘸取大肠埃希氏菌菌液数环，在琼脂平板培养基表面来回接种。

2.将平皿盖半开，使涂布大肠埃希氏菌菌液的琼脂平板培养基一半直接暴露在紫外线灯下，另一半用平皿盖遮挡，在离紫外线灯约的50cm处，直接受紫外线照射30分钟后，盖好盖子，于37℃培养24小时后观察菌落生长情况。

【实验结果与判定】培养基上被紫外灯直接照射的区域无菌落生长；培养基上被玻璃平皿盖盖住再被紫外灯照射的区域有菌落生长。此实验验证了紫外线有杀菌作用，但穿透力弱。

【注意事项】

1.不能直视紫外线灯光，更不能在紫外线灯光下工作。因紫外线对眼结膜及视神经有损伤作用，对皮肤有刺激作用。

2.消毒时，物品不宜相互遮挡。以免起不到消毒作用。

（五）化学消毒剂消毒试验

【实验原理和目的】常用的化学消毒剂主要有重金属及其盐类、酚、醛、醇等有机化合物以及碘、表面活性剂等。它们的杀菌或抑菌作用主要是使蛋白质变性，或者与酶的–SH基结合而使酶失去活性所致。本实验是考察络合碘对人手指的消毒效果，从而了解它的杀菌或抑菌性能。

【实验对象和用品】普通营养琼脂培养基、络合碘、无菌棉签、培养箱等。

【实验步骤与方法】用络合碘由中央向外周环行消毒手指，然后用该手指轻轻按压培养基几个不同区域，再将培养基放37℃恒温箱培养18～24小时，观察是否有菌落生长。

【实验结果与判定】培养基上无菌落生长。此实验验证了络合碘有消毒作用。

【注意事项】化学消毒剂使用前应认真阅读说明书，搞清楚消毒剂的有效成分及含量，看清标签上的标示浓度及稀释倍数。消毒剂均以含有效成分的量表示。应根据消毒对象的不同，选择合适的消毒剂和消毒方法，联合或交替使用，以使各种消毒剂的作用优势互补，做到全面彻底地消灭病原微生物。不同消毒剂的毒性、腐蚀性及刺激性均不同，如含氯消毒剂、过氧乙酸、二氧化氯等对金属制品有较大的腐蚀性，对织物有漂白作用，因此应慎用这种材质物品，如果使用，应在消毒后用水漂洗或用清水擦拭，以减轻对物品的损坏。预防性消毒时，应使用推荐剂量的低限。盲目过度使用消毒剂，不仅造成浪费、损坏物品，也大量地杀死许多有益微生物，而且残留在环境中的化学物质越来越多，成为新的污染源，对环境造成严重污染。

有些消毒剂只能现生产现用，不能贮存，如臭氧水、酸性氧化电位水等。配制和使用消毒剂时应注意个人防护，注意安全，必要时应戴防护眼镜、口罩和手套等。消毒剂仅用于物体及外环境的消毒处理，切忌内服。多数消毒剂在常温下于阴凉处避光保存。部分消毒剂易燃易爆，保存时应远离火源，如环氧乙烷和醇类消毒剂等。千万不要用盛放食品、饮料的空瓶灌装消毒剂，若使用必须撤去原来的标签，贴上一张醒目的消毒剂标签。消毒剂应放在儿童拿不到的地方，不要将消毒剂放在厨房或与食物混放。万一误服用了消毒剂，应立即采取紧急救治措施。

课程思政

科学、合理使用抗生素

教师要引导学生用辩证思维客观理性地分析一些微生物相关事件或现象的本质，训练学生的理性辨析能力，让学生在面对问题时保持科学理性，而不是盲听、盲从、盲信。例如，抗生素滥用导致病原菌耐药性的产生和超级细菌的诞生，并造成严重的环境污染，教师要引导学生分析这些现象的本质原因并不是抗生素本身的问题，而是抗生素使用中滥用的问题；教导学生应该科学、合理地运用抗生素，既不能滥用抗生素，也不能绝对的排斥和否定抗生素的作用及其对人类做出的巨大贡献。

练习题

参考答案

1.在医疗诊治活动中高度危险性物品，必须选用什么处理方法（　　）

A.消毒法　　B.灭菌法　　C.一般消毒　　D.清洗处置

2.医疗器械用下排气式压力蒸汽灭菌，一般需要维持的温度和时间分别是（　　）

A. 115℃，15～30分钟　　B. 121℃，10～15分钟

C. 121℃，15～30分钟　　D.115℃，20～30分钟

3.消毒是指杀灭或清除传播媒介上的（　）

A.病原细菌　　B.病原真菌　　C.病原病毒　　D.病原微生物

4.关于影响消毒灭菌效果的因素，下述错误的提法是（　）

A.凡是消毒剂，其浓度越高消毒效果越好

B.同一消毒剂对不同微生物的杀菌效果不同

C.一般温度升高，可提高消毒效果

D.消毒剂的杀菌作用受酸碱度影响

5.《医院消毒卫生标准》中规定，使用中消毒液的合格标准是（　）

A.无菌，致病性微生物不得检出；

B.细菌菌落总数≤10CFU/ml，致病性微生物不得检出

C.细菌菌落总数≤20CFU/ml，致病性微生物不得检出

D.细菌菌落总数≤100CFU/ml，致病性微生物不得检出

实验六　细菌的分布

引入与思考

微生物在自然界中的分布极为广泛，而人类与自然环境接触密切，形成了一个有机的整体。正常人的体表和同外界相通的口腔、鼻咽腔等腔道黏膜都寄居着不同种类和数量的微生物，从空气到土壤，从人体的皮肤表面到肠道内部，都存在着大量的微生物。

当人体免疫功能正常时，这些微生物对宿主无害，甚至有利，称为正常微生物群。当这些菌群的长居部位改变，人体免疫功能低下或菌群失调时，正常菌群会成为机会致病菌导致人体疾病。通过此次实验，我们可以较直观地了解细菌分布的广泛性，牢固树立“有菌观念，无菌操作”的重要观念。

正常人的口腔、鼻咽腔等腔道黏膜都寄居着不同种类和数量的微生物，其中的常见微生物包括链球菌，肺炎球菌，表皮葡萄球菌等，一般情况下对人体不致病，但在人体免疫力低下时可能成为机会致病菌，引发人体疾病。

【实验目的和原理】掌握微生物的分布，进一步建立无菌观念。

【实验对象与用品】灭菌后的培养基、恒温培养箱、无菌棉签等。

【实验方法与步骤】

1.空气中微生物检查　将灭菌的普通琼脂培养基打开盖放置30分钟，然后放37℃恒温箱培养18～24小时，观察是否长菌落。通过此试验验证空气中有微生物的存在。

2.皮肤微生物检查　将未消毒的手指轻轻按压培养基几个不同区域，然后将培养基放在37℃恒温箱内培养18～24小时，观察是否有菌落生长。通过此试验验证人体的体表有微

生物存在。

3.咽喉部微生物检查　用无菌棉签在咽喉部取分泌物，“之”字形接种于培养基上，将其置于37℃恒温箱培养18～24小时，观察是否有菌落生长。通过此试验验证人体与外界相通的腔道有微生物存在。

【实验结果判定】

1.空气中暴露后的培养基表面长出菌落。

2.未消毒的手指按压过得培养基表面长出菌落。

3.蘸取咽喉部分泌物的培养基上长出菌落。

【注意事项】

1.接种时注意不要讲话，避免口腔中的微生物污染培养基。

2.接种前保证环境干净整洁，避免其他因素干扰。

课程思政

微生物是人类的朋友

微生物具有个体微小、结构简单，但繁殖迅速、分布广泛、种类繁多、容易变异等特点，且大部分微生物对人类而言是有益的、必需的。无论是自然界还是人类的生活，都离不开微生物。近年来，微生物被广泛应用于农业、工业、医药等领域。作为一名当代医学生，应该学习微生物“虽然微小，但能为人类服务”的精神，要树立正确的人生观、价值观，要树立“人无大小，均可贡献自己的力量”的坚定信念，力争为促进人类健康事业而不断进取。

练习题

参考答案

1.不是正常菌群致病条件的是(　)

A.寄生部位改变　　B.全身免疫功能低下　　C.局部免疫功能低下

D.菌群失调　　E.药物治疗

2.正常菌群是(　)

A.无侵袭力的细菌　　B.不产生毒素的细菌　　C.健康人体内的致病菌

D.健康带菌者　　E.以上都不是

3.因长期使用广谱抗生素引起的细菌性腹泻多属于(　)

A.食物中毒　　B.细菌性痢疾　　C.过敏性反应

D.菌群失调症　　E.霍乱样腹泻

4.条件致病菌是(　)

A.正常时不存在于机体内的非致病菌

B.正常时存在于机体内而不引起疾病的细菌

C.从外部侵入，但尚未引起基本的病原菌

D.恢复期病人排泄的病原菌

E.以上都不是

实验七　细菌的接种及药敏试验

引入与思考

微生物药敏试验简称药敏试验，是在体外测定抗菌药物抑菌或杀菌能力的实验。药敏试验具有非常重要的临床意义，药敏试验的结果可以指导临床合理用药，从而避免抗生素滥用。

一般在临床上针对于感染性疾病，比如严重的肺部感染、严重的泌尿系统、生殖系统的感染等，针对于这些不明特性的病原体感染，需要取这些部位的分泌物，做药物敏感试验，来选择敏感的抗炎药物，提高疗效。

此外还有一个原因是因为明确诊断之后，用常规的敏感的抗炎药物治疗，效果不良，而且反复出现复发，这个时候也需要做药敏实验。尤其针对于有基础性疾病的患者，比如有艾滋病、糖尿病、肝脏肾脏功能不良的患者，如果出现有炎症迟迟不能够消散，可以选择做药物敏感试验，来改善治疗方案。

综上所述，药敏试验是临床抗感染治疗中不可或缺的一环，它通过测定抗菌药物对微生物的抑制或杀灭能力，为临床合理选择抗菌药物提供依据，从而提高治疗效果，减少不良反应，并延缓耐药性的产生。

【实验原理和目的】要求掌握常用的细菌接种方法，熟悉药敏试验的操作及结果判断，以便合理使用抗菌药物。

含有定量抗菌药物的纸片贴在已经接种测试菌的琼脂平板上，纸片中所含有的药物吸取琼脂中的水分溶解，不断向纸片周围区域扩散，形成递减的梯度浓度。在纸片周围抑菌浓度范围内的细菌生长被抑制，形成透明的抑菌圈。抑菌圈大小反映测试菌对测定药物的敏感程度。

【实验对象与用品】普通琼脂平板、斜面培养基、液体培养基、药敏试纸、无菌棉签、2.5%碘酒、半固体培养基、75%乙醇、菌种、菌液、直尺等。

【实验步骤与方法】

1.平板培养基接种法　平板培养基主要用于细菌的分离培养。最常用的平板培养基接种法是分区划线法。

（1）右手以持笔式握接种环，在火焰上烧灼灭菌。

（2）接种环冷却后，以无菌操作方法蘸取菌液（如葡萄球菌菌液或者大肠埃希氏菌菌液）1环。烧灼接种环，冷却，自涂抹部分尾部开始，连续在平板表面左右划线，第1区划线约占平板表面的1/4。

（4）再次烧灼接种环，待冷，将培养基转动80°左右进行第二区划线，第二区划线与第一区划线开始相交2、3条，以后可不相交。烧灼接种环后用相同方法进行第三区、第四区、第五区划线。

（5）接种完毕后，接种环经火焰灭菌，平板底部做好标记（姓名、日期、标本名称等），放37℃保温箱培养24小时观察结果。

注意事项：划线接种时，力量要适中，接种环与培养基面的夹角约45°为宜，切勿划破平板表面；划线要密而不重复，充分利用平板表面；严格无菌操作。

2.斜面培养基接种法　斜面培养基主要用于移种纯种、保存菌种及细菌的生化反应试验。

（1）左手拇指、示指握持菌种管（大肠埃希氏菌斜面培养物），中指及环指握持待种的斜面培养基，斜面部向上。

（2）右手持接种环在火焰上烧灼灭菌。以右手手掌与小指，小指与环指分别拔取并挟持两管棉塞，将两管管口通过火焰灭菌。

（3）接种环从菌种管挑取少量菌苔，伸进待接种的培养基管斜面底部开始由下向上划一直线，然后再从斜面底部由下向上做蛇行划线。

（4）按无菌要求处理接种环、试管口、棉塞，塞上棉塞，注明标志，置37℃温箱培养24小时后观察结果。

3.液体培养基接种法　液体培养基主要用于增菌培养及检查细菌的生化反应。

（1）左手拇指、示指握持菌种管（大肠埃希氏菌斜面培养物），中指及环指握持待种的肉汤管。

（2）右手持接种环在火焰上烧灼灭菌。以右手手掌与小指，小指与环指分别拔取并挟持两管棉塞，将两管管口通过火焰灭菌。

（3）接种环灭菌冷却后，从菌种管挑取少量菌苔移到肉汤管，在接近液面上方的管壁上轻轻研磨，并蘸取肉汤调和，使细菌混合于肉汤中。

（4）按无菌要求处理接种环和试管口、棉塞，塞上棉塞，注明标志，置37℃保温箱培养24小时后观察结果。

4.半固体培养基接种法　半固体培养基主要用于检查细菌的动力和检查菌种。

（1）左手拇指、示指握持菌种管（大肠埃希氏菌斜面培养物），中指及环指握持待接种的半固体培养基。

（2）以右手手掌与小指，小指与环指分别拔取并挟持两管棉塞，将两管管口通过火焰灭菌。

（3）右手持接种针在火焰上烧灼灭菌，等接种针冷却后，挑取菌种管的少许菌苔，垂直刺入半固体培养基的中央，深入管底到3/4处，再沿着原穿刺线退出。

（4）按无菌要求处理接种针和试管口、棉塞，塞上棉塞，注明标志，置37℃保温箱培养24h后观察结果。

5.药物敏感试验（纸片法） 取普通琼脂平板1个，用蜡笔在平板底部标记贴药敏纸片的表面均匀涂布3次，每次将平板旋转60°，最后沿平板内缘涂抹2圈，保证涂布均匀。待干燥后，用镊子无菌操作取药敏纸片，按标记位置贴在涂布了细菌的培养基表面，用镊尖压一下，使其贴平。一次贴好，不得移动。纸片贴好就不可再拿起，因纸片中的药物已扩散到琼脂中。每张纸片中心间距不少于24mm，纸片中心距平板边缘距离不少于15mm，直径90mm的平板最多贴6张。送37℃保温箱培养24小时。

【实验结果与判定】

1. 24小时后，记录细菌接种到不同类型培养基上的生长情况到下表：

培养基类型	细菌生长现象
平板培养基	
斜面培养基	
液体培养基	
半固体培养基	

2. 24小时后，记录并分析药物敏感试验结果到下表：

药物名称	抑菌环（mm）	敏感度

注：敏感度判定标准如下（暂定），实际工作中应以NCCLS（美国临床实验室标准化委员会）或厂家试剂说明书中的敏感度判定标准为依据：耐药：抑菌环＜15mm；中度敏感：15mm≤抑菌环≤20mm；高度敏感：抑菌环＞20mm。

【注意事项】

1.整个接种过程必须严格无菌操作。

2.接种划线时要注意三点：接种环灼烧后要冷却；划线时用腕力，不要使接种环嵌入琼脂；划线的方向应该从里向外，线条要细而密；不要重复划线。

课程思政

维护健康与生态平衡的辩证思维

微生物在人体内外分布广泛，与人体健康密切相关。一方面，正常菌群与机体达到平衡与稳定，和谐共生，促进人类健康；另一方面，机会致病菌在机体抵抗力下降、菌群平稳紊乱、寄居部位改变时会致病。微生物与人类的健康存在辩证的关系，平衡则和谐共生，紊乱则疾病发生。

练习题

参考答案

药敏试验（Antimicrobial Susceptibility Testing，AST）是评估细菌对不同抗生素敏感性的实验室测试，对于指导临床合理使用抗生素具有重要意义。以下是一些药敏试验的练习题。

1.药敏试验的目的是什么？

讨论药敏试验在临床治疗和抗生素管理中的作用。

2.描述药敏试验的常见方法。

包括扩散法（如Kirby-Bauer法）、稀释法（肉汤微量稀释法和琼脂稀释法）和自动化仪器测试等。

3.如何解释药敏试验的结果？

解释敏感（S）、中介（I）和耐药（R）类别的含义及其对治疗决策的影响。

通过这些练习题，学生可以更深入地理解药敏试验的原理、方法、结果解释及其在临床治疗和公共卫生中的应用，同时培养批判性思维和解决问题的能力。

实验八　寄生虫实验（线虫）

引入与思考

案例描述： 患儿，男，7岁。因半天前出现急性右上腹阵发性钻顶样疼痛，向右肩放射，伴恶心、呕吐入院。询问病史发现，患者家住农村，饮食和卫生环境较差，经常生吃瓜果蔬菜，半年前经常出现阵发性脐周疼痛，排便时曾见圆柱形虫体排出。

体格检查： 发育正常，心肺听诊正常，剑突下偏右侧有压痛，腹软，可扪及条索状物。

问题：

1.该患儿可能患有什么病？

2.请列出该病的诊断依据。

3.可采用什么措施预防和治疗该病？

【实验目的和原理】 掌握线虫卵及丝虫微丝蚴、旋毛虫囊包的形态特征；熟悉线虫成虫的外形特征及雌、雄虫区别。

【实验对象与用品】 普通光学显微镜、放大镜、擦镜纸、成虫浸制标本、虫卵玻片标本、微丝蚴染色标本及旋毛虫囊包玻片标本。

【实验方法与步骤】

1.线虫成虫大体标本观察 用肉眼或放大镜观察蛔虫、钩虫、鞭虫、蛲虫及丝虫成虫的形态、大小、颜色、雌雄虫尾端有什么不同。

2.显微镜观察虫卵和幼虫染色标本片

(1)用低倍或高倍镜观察蛔虫、钩虫、鞭虫、蛲虫虫卵的形状、大小、颜色、卵壳及卵内结构；认识蛔虫受精卵与未受精卵，蛋白膜蛔虫卵与钩虫卵的特征。

(2)显微镜观察微丝蚴染色标本片。

(3)用低倍镜观察旋毛虫囊包的形状、大小、囊包纵轴与肌纤维的走向及囊内幼虫数。

3.观察钩虫咬附在肠壁上的大体标志。

【实验结果与判定】

1.蛔虫

(1)蛔虫虫卵标本　镜下观察蛔虫卵的形态、大小、颜色、卵壳厚薄，蛋白质膜的颜色、厚薄及卵内细胞、内容物与卵壳之间的空隙等形态结构特点，并注意受精卵与未受精卵的区别。

受精卵观察要点：①大小为(45～75) μm×(35～50)μm，椭圆形，黄褐色；②卵壳较厚，外包一层凸凹不平被胆汁染成黄棕色的蛋白膜；③新鲜虫卵内含一球形的卵细胞，在卵细胞与卵壳之间形成新月形空隙。

未受精卵观察要点：①较似蚓蛔线虫受精卵稍大，大小为(88～94)μm×(39～44)μm；②长椭圆形，两端有的稍平，黄褐色；③蛋白膜与卵壳均较受精卵薄；④卵内含大小不等的屈光颗粒。

(2)蛔虫成虫大体标本　肉眼观察成虫外形、大小、颜色、侧线以及雌、雄虫大小和尾部的区别。注意虫体活时与死后虫体体色的差异。

观察要点：①雄虫长15～31cm，雌虫长20～35cm；②外形似蚯蚓，虫体死后固定呈黄白色，体表有细横纹，两侧线明显；③雄虫尾端向腹侧弯曲呈钩状，雌虫尾端较直。

(3)病理标本　肉眼观察蛔虫成虫寄生于肠道或阑尾内的情况。

观察要点：①阑尾比正常者粗；②浆膜上血管充血，阑尾呈淡红色；③在阑尾腔内有似蚓蛔线虫成虫。

2.蛲虫

(1)蛲虫虫卵标本　镜下观察蛲虫卵形态、颜色、卵壳厚薄及卵内幼虫的形态。

观察要点：①大小为(50～60) μm×(20～30)μm，无色透明；②外形为不对称之长椭圆形，一侧较平，另一侧稍突；③卵壳较厚，仔细观察可见两层；④卵内含一卷曲成熟的幼虫。

(2)蛲虫成虫大体标本　低倍镜观察成虫，注意其头翼、食管球的结构，区别雌、雄蛲虫大小和尾部的不同。

观察要点：①雌虫大小为8～13mm，乳白色；②虫体纺锤形，尾端长而尖细，尖细部分占虫体长的1/3。

3.鞭虫

(1)鞭虫虫卵标本　镜下观察鞭虫卵的形状、大小、颜色、卵内容物，注意腰鼓形特点，虫卵两端有透明栓。

观察要点：①大小为（50～54）μm×（22～23）μm，黄褐色；②外形似腰鼓状；③卵壳较厚，两端均有透明栓，这是鞭虫虫卵的特点；④卵内由一个卵细胞所充满。

（2）鞭虫成虫大体标本　肉眼观察成虫大小、颜色、似马鞭状的形态特征及雌、雄区别。

观察要点：①雄虫长30～45mm，雌虫长35～50mm，灰白色；②外形似马鞭，体前端细如发丝，占体长3/5。尾端较粗，占体长2/5；③雄虫尾端向腹面卷曲，雌虫尾端直而钝圆。

4.钩虫

（1）钩虫虫卵标本　镜下观察钩虫卵形态、大小、颜色、卵壳厚薄、卵内容物，特别注意卵壳薄、无色透明，卵壳与卵细胞之间有明显空隙的特点。注意与脱蛋白质膜的蛔虫受精卵鉴别。

观察要点：①大小为（56～76）μm×（36～40）μm（比蛔虫卵稍小），椭圆形。②卵壳极薄，像一条描绘的黑线。③卵壳内的卵细胞数，在刚排出体外时为4～8个，经过一定时间可发育到桑葚期。卵细胞本身为暗黄色。④卵细胞与卵壳之间有一明显透明空隙。

（2）钩虫成虫头部标本　镜下观察两种钩虫口囊内钩齿或板齿形状、数目，雄虫尾部交合伞和交合刺的特征，注意两者的区别。

观察要点：①十二指肠钩虫口囊的腹侧有2对钩牙，美洲钩虫口囊的腹侧有1对半月形板齿；②乳白色，大小为8～13mm，雌大雄小，雌虫尾端呈圆锥状，雄虫尾端有膨大的伞状物——交合伞。

（3）钩虫成虫大体标本　肉眼观察两种钩虫的体态、长度、雄虫尾部特征及雌雄虫区别。

观察要点：

①十二指肠钩虫较美洲钩虫稍大，头尾两端均向背侧弯曲，腹侧凸出，呈C形。

②美洲钩虫头端向背侧弯曲，尾端向腹侧弯曲，呈S形。

（4）病理标本　肉眼观察钩虫成虫寄生于肠壁上的状况。观察钩虫叮咬肠黏膜的情况，可见肠黏膜被叮咬处有陈旧性的小出血点。

5.丝虫

（1）丝虫成虫标本观察　观察要点：①虫体细如丝线，乳白色，表面光滑；②雄虫尾部向腹面卷曲2～3圈，雌虫尾部钝圆，略向腹面弯曲。

（2）丝虫微丝蚴标本观察　观察要点：高倍镜下观察比较班氏微丝蚴和马来微丝蚴两种微丝蚴大小、体态、头间隙、体核形态、排列及尾核有无等特征，并能进行区别。

6.旋毛形线虫（低倍镜观察）

（1）含旋毛形线虫幼虫的肌肉压片标本（玻片染色标本）　观察要点：①在横纹肌内有椭圆形或圆形囊包；②囊包内有1～2条盘曲的幼虫。

（2）旋毛形线虫成虫染色标本（雌虫）　观察要点：①前端稍细，大小为（3～4）mm×

0.06mm；②咽管总长占体长1/3～1/2。口至神经环这一段为毛细管形，其后膨大，再向后又变为长毛细管形；③在后部咽管的背侧为一列串珠状杆细胞组成的杆状体所包绕。

【注意事项】

1.观察成虫大体标本时，先用肉眼观察其自然状态下的形态特征，对于细小的虫体或结构再用放大镜观察。

2.凡用低倍镜能看到的标本细微结构，均不需换用高倍镜。需高倍镜观察标本时，先在低倍镜下寻找，然后将标本移到视野中央，再换高倍镜观察。

3.观察钩虫卵或蛲虫卵等无色透明或细小的标本时，光线不宜太亮，否则看不清虫卵的形态和结构。

课程思政

不可忽视的寄生虫病

寄生虫病分布广泛，但以贫穷落后、卫生条件差的地区多见。解放初期，我国寄生虫病多发，其中钩虫病、丝虫病、血吸虫病、黑热病和疟疾被称为“五大寄生虫病”，严重威胁着人们的健康。中华人民共和国成立以来，党中央高度重视人民群众健康问题，始终把防疫工作视为一项重大的政治任务。经过多年的努力，我国在防控寄生虫病方面取得了举世瞩目的成就，实现了消除丝虫病和疟疾的目标，其他寄生虫病也已处于低度流行或散发状态。目前，我国寄生虫病的发病原因主要有生产劳作方式不当、传播媒介难以完全消灭、有食生肉或饮生水的不良饮食习惯、境外输入等，因此，防控寄生虫病仍不能松懈。

练习题

参考答案

1.寄生虫幼虫或无性阶段寄生的宿主叫（　）

A.终宿主　　B.保虫宿主　　C.中间宿主

D.转续宿主　　E.以上都不是

2.似蚓蛔线虫的感染阶段为（　）

A.蛔虫受精卵　　B.未受精蛔虫卵　　C.感染期蛔虫卵

D.丝状蚴　　E.蛔虫受精卵、未受精卵

3.除下列哪项外，均为似蚓蛔线虫的并发症？（　）

A.胆道蛔虫病　　B.肠梗阻　　C.阑尾炎

D.肠穿孔　　E.消化功能紊乱

4.下面哪项不是蛔虫病的防治原则（　）

A.治疗病人

B.消灭苍蝇、蟑螂

C.加强卫生宣传教育，注意个人卫生和饮食卫生

D.手、足涂抹防护剂，防止蛔虫幼虫感染

E.加强粪便管理，实现粪便无害化

5.蠕形住肠线虫主要寄生在人体的(　　)

A.小肠　　B.结肠　　C.回盲部

D.直肠　　E.阑尾

6.蠕形住肠线虫的感染阶段为(　　)

A.感染期卵　　B.蛲虫幼虫　　C.杆状蚴

D.丝状蚴　　E.微丝蚴

第四篇　生理学

实验一　ABO血型鉴定

引入与思考

2020年11月10日，医院急诊科接到了一位交通事故受伤的患者。患者因大量出血，需要立即进行输血治疗。然而，由于患者血型未知，医生面临着紧急情况下如何安全输血的挑战。

医生首先对患者进行了ABO血型鉴定，这是输血前必须进行的步骤，以确保输血的安全性。鉴定结果显示患者为B型血，但医院血库中B型血存量不足，需要紧急调配。在等待血源的过程中，医生向家属解释血型匹配的重要性和输血风险。同时，医院通过媒体和社交平台发出紧急献血呼吁。在社会各界的共同努力下，患者得到了及时的输血治疗，伤情得以控制。

目前人类已发现23种红细胞血型系统，其中与临床关系密切的是ABO血型系统和Rh血型系统。ABO血型系统最早是由奥地利生物学家卡尔·兰德斯坦纳在1900年发现和确定的，这是人类历史上第一个被发现和研究的血型系统，具有里程碑式的意义。ABO血型鉴定在临床医学中应用广泛，主要用于输血安全、器官移植、不孕症和新生儿溶血症病因的分析以及辅助亲子鉴定等。特别是在输血安全中，血型不匹配可能导致严重的免疫反应。例如，A型血的人可以接受A型或O型血，B型血的人可以接受B型或O型血，AB型血的人可以接受任何血型，而O型血的人只能接受O型血。选择血型相同的供血者，并进行交叉配血，是避免输血反应和保障患者生命安全的关键措施。

【实验目的】

1.学习ABO血型的鉴定方法。

2.掌握ABO血型鉴定的原理。

【实验原理】血型是指红细胞膜上特异性凝集原（抗原）的类型。ABO血型系统将人体的血液分成四种类型：若细胞膜上只有A抗原，则血型为A型；若红细胞膜上只有B抗原，则血型为B型；若A、B两种抗原都存在，则血型为AB型；若两种抗原都不存在，则血型为O型。

在人类血清中还有与上述凝集原相对应的天然凝集素（抗体）。当红细胞膜上的抗原与同种类型的抗体相遇时，红细胞会彼此聚集在一起，形成一簇簇不规则的细胞团，这种现象称为红细胞凝集反应。血型鉴定的原理就是用已知的标准血清抗体检测红细胞膜上的未知抗原，根据红细胞凝集反应的有无，判断受试者的血型。

【实验对象与用品】

1.实验对象　人。

2.实验材料　双凹玻片、一次性采血针、记号笔、棉签、碘伏、牙签、标准抗A血清及标准抗B血清。

【实验方法与步骤】

1.标记玻片　取清洁双凹玻片一张，凹面朝上水平放置于实验台上，在玻片左、右上角用记号笔分别标记A和B。

2.滴加标准血清　在双凹玻片A侧圆圈中滴入抗A标准血清一滴，B侧圆圈中滴入抗B标准血清一滴。

3.采血与混匀　用沾有碘伏的棉签消毒受试者无名指指腹，用一次性采血针刺破皮肤后，用牙签的一侧刮取适量的血液与抗A标准血清混匀，牙签的另一侧刮取适量的血液与抗B标准血清混匀。静置10分钟，观察双凹玻片上的血液有无凝集现象发生。

【实验结果判定】若发生凝集反应，肉眼观察液体呈透明蓝色或黄色，红细胞聚集成大小不等的团块，即使摇动玻片也不分散；若未发生凝集反应，液体颜色浑浊，红细胞分散呈悬液。根据表4-1判定实验结果。

表4-1　受试者红细胞与标准血清混合后观察的结果

红细胞凝集反应		受试者血型
抗A标准血清	抗B标准血清	
+	-	A型
-	+	B型
+	+	AB型
-	-	O型

注：+表示凝集，-表示不凝集

【实验结论】

受试者为＿＿＿＿＿血型。

【注意事项】

①移动双凹玻片时要平拿，避免抗A、抗B标准血清混合在一起。

②取血量一定要适当，不能过多或过少。

③牙签一端不能同时与抗A、抗B标准血清混用，以免污染，影响结果。

④注意区分凝集现象和红细胞叠连现象。

课程思政

血型试纸卡的发现

在全球医疗领域，血型鉴定是输血前不可或缺的步骤，其准确性直接关系到患者的生命安全。中国科学家们一直致力于研发一种新型的血型鉴定工具，以提高血型鉴定的速度和准确性。经过不懈的努力和多次实验，2017年，中国第三军医大学第一附属医院罗阳课题组成功研制出了一种血型试纸卡。这种试纸卡可以在最快30秒内完成ABO血型的正向和反向定型同步检测，简化了血型鉴定传统耗时的流程。它的出现不仅提高了医疗急救中的效率，为抢救生命争取了宝贵时间，即使是非专业人员，也能根据说明书快速上手操作，让普通民众也能对血型有更深的了解，增强了公众的健康意识。

这一创新成果不仅在国内受到认可，也在国际上展示了中国在生物技术领域的进步和实力，提升了国家科技实力的国际形象。同时，也增强了国民对本国科技和医疗水平的自信，激发了民族自豪感。因此，作为未来的医疗工作者，不仅要掌握专业技能，更要具备创新精神和社会责任感，为医疗科技的发展和人类健康事业作出贡献。

练习题

参考答案

1.关于ABO血型的说法错误的是（　）

A. A型血的人红细胞膜上含有A抗原

B. ABO血型的确定是由红细胞膜上的凝集原类型决定的

C.人血清中存在某种血型抗体，而同时红细胞上缺少相应的抗原

D.血型是人类基因的遗传标志物

E. O型血的人血浆中既没有A抗体也没有B抗体

2.已知供血者血型为A，交叉配血实验中主侧凝集，次侧不凝集，受血者血型为（　）

A. A型　　B. B型　　C. AB型

D. O型　　E. 以上都不是

实验二　家兔动脉血压的调节

引入与思考

患者，男，50岁，有高血压的家族史，体重超重，工作压力大，并且经常外出就餐。最近，他在常规体检中被诊断出高血压。

分析该患者的案例：①遗传因素：该患者的家族史表明，他可能遗传了增加高血压风险的基因。这可能影响他的神经和体液调节系统对血压的反应。②体重：超

重会增加心脏的负担，因为它需要泵出更多的血液来为额外的组织提供氧气和营养，这增加了心脏输出量，导致血压升高。③工作压力：该患者的高压力工作环境会持续激活他的交感神经系统，这种持续的激活会导致血管收缩和心率加快，从而长期保持血压在较高水平。④饮食：经常外出就餐通常意味着高盐、高脂肪和高糖的饮食。高盐饮食会导致钠的潴留，通过肾素-血管紧张素-醛固酮系统（RAAS）影响体液平衡，增加血容量，从而增加血压。高脂肪和高糖的摄入可能导致代谢综合征，进一步恶化血压调节。鉴于这些因素，医生建议该患者通过健康饮食、运动、压力管理、减轻体重以及配合适当的药物治疗来控制他的血压。三个月后，该患者的血压有了显著下降。

这个案例展示了神经和体液因素如何在现实生活中相互作用，影响血压调节。通过解决这些因素，特别是可改变的生活方式，可以有效管理甚至逆转高血压。

【实验目的】

1.学习家兔动脉血压的直接测量方法。

2.观察在体情况下神经、体液因素对动脉血压的影响。

【实验原理】正常情况下，哺乳动物的动脉血压是相对恒定的，这种相对恒定是通过神经和体液因素调节心脏和血管活动而实现的，其中以颈动脉窦-主动脉弓压力感受性反射尤为重要。心脏受交感神经和副交感神经的双重支配，心交感神经兴奋使心跳加快，房室传导加速，心输出增加，从而使血压升高；支配心脏的副交感神经是心迷走神经，兴奋时使心跳减慢，房室传导减慢，心输出量减少，从而使血压下降。而支配血管的神经绝大多数属于交感缩血管神经，兴奋时血管平滑肌收缩，血管口径缩小，外周阻力增大，血压升高。

心血管活动除受神经调节外，还受体液因素的影响，其中最主要的是肾上腺素和去甲肾上腺素，它们对心血管的作用既有共性，又有特殊性。两者都能激活心肌细胞膜上β_1受体，引起心率加快、心输出量增加，但肾上腺素与β_1受体的结合力更强，因此对心脏的作用比去甲肾上腺素强得多，临床常将肾上腺素作为强心药。对于血管平滑肌上的相应受体，肾上腺素对α受体和β_2受体都有激活作用，因而使皮肤、肾、胃肠黏膜血管平滑肌（α受体数量占优势）收缩，使肝脏、骨骼肌血管平滑肌（β_2受体数量占优势）舒张，故对外周阻力影响不大；而去甲肾上腺素主要激活α受体，对β_2受体几乎没有作用，因而使血管平滑肌收缩，外周阻力增加，动脉血压升高，临床可将去甲肾上腺素作为升压药。

【实验对象与用品】

1.实验对象　家兔。

2.实验材料　电子秤、兔手术台、兔手术器械一套、BL-420F生物信号采集系统、血压换能器、保护电极、动脉夹、动脉插管、气管插管、三通管、1ml和10ml注射器、生理盐水、肝素、纱布、25%氨基甲酸乙酯溶液、0.01%的去甲肾上腺素溶液、0.01%肾上腺素溶液、0.01%乙酰胆碱溶液。

【实验方法与步骤】

1.麻醉和固定 家兔称重后，耳缘静脉缓慢注射25%氨基甲酸乙酯溶液（4ml/kg）进行麻醉，待家兔四肢松软、呼吸深慢、角膜反射消失时，表明家兔麻醉成功，将麻醉的家兔仰卧位固定在兔手术台上。

2.气管插管 充分暴露家兔颈部，剪去颈部的毛，备皮，沿颈部正中线做一纵行5～7cm的切口。分离皮下组织和肌肉，暴露气管，在气管下方穿线备用。在甲状腺第3～4软骨环处做“⊥”形切口，将气管插管向心方向插入，并用备用线将其与气管结扎固定。

3.分离右侧颈动脉鞘内神经和血管 翻开气管右侧肌肉，找到该侧颈动脉鞘，辨认包裹于颈动脉鞘内的颈总动脉、迷走神经（最粗）、交感神经（较细）、减压神经（最细）。用玻璃分针分离神经和血管，并分别穿线备用。

4.左侧颈总动脉插管 游离左侧颈总动脉（3～4cm），穿两根线备用。结扎左侧颈总动脉的远心端，于结扎处相距3cm近心端夹一动脉夹，以暂时阻断血流。用眼科剪在靠近远心端结扎线处做一向心方向的“V”形切口，沿向心方向插入连于血压换能器的动脉插管（管内预先注入肝素以抗凝血），用另一根备用线将其与动脉扎紧固定。

5.连接实验仪器 慢慢打开动脉夹，调整三通开关阀门使动脉插管与血压换能器相通。启动BL-420F生物信号采集系统，点击“实验项目菜单”，点击“循环系统实验”下拉菜单，选择“哺乳动物血压的调节”实验，设置好各个参数，点击“开始”按钮，记录动脉血压波动曲线。

【实验观察与结果记录】

1.正常血压曲线 记录家兔正常情况下的动脉血压波动曲线，辨认一级波、二级波和三级波。

2.夹闭右侧颈总动脉 用动脉夹夹闭右侧颈总动脉15秒，观察动脉血压的变化情况。

3.牵拉右侧颈总动脉 用手拽住右侧颈总动脉下的备用线，反复向向心端轻轻牵拉15秒，观察血压变化情况。

4.刺激交感神经 在右侧交感神经近头端结扎，于结扎点上方剪断神经，用保护电极刺激交感神经外周端，观察记录血压变化情况。

5.刺激迷走神经 在右侧迷走神经近头端结扎，于结扎点上方剪断神经，用保护电极刺激迷走神经外周端，观察记录血压变化情况。

6.注射肾上腺素 耳缘静脉注射0.01%肾上腺素溶液0.3ml，观察记录血压变化情况。

7.注射去甲肾上腺素 耳缘静脉注射0.01%去甲肾上腺素溶液0.3ml，观察记录血压变化情况。

8.注射乙酰胆碱 耳缘静脉注射0.01%乙酰胆碱溶液0.3ml，观察记录血压变化情况。

表4-2　实验观察与结果记录

观察项目	观察结果（血压）	分析
正常情况		
夹闭右侧颈总动脉		
牵拉右侧颈总动脉		
电刺激交感神经		
电刺激迷走神经		
注射肾上腺素		
注射去甲肾上腺素		
注射乙酰胆碱		

【实验结论】

【注意事项】

1.麻醉过程中，尽量先从家兔耳缘静脉远心端血管刺入。麻药注射速度要慢，并观察动物的肌张力、呼吸及角膜反射，防止因麻醉不当造成家兔死亡。如果实验时间过长，家兔苏醒挣扎，可适量补充麻醉药物。

2.剪毛时切勿将皮肤提起剪，以免剪破皮肤；剪下来的兔毛放入事先准备好的装有水的烧杯中，避免兔毛乱飞。

3.分离神经时，要准确识别，手法轻柔，避免被拉断。

4.手术过程中尽量避免损伤血管，并注意及时止血，保持手术视野清晰；插管和动脉一定要固定好，避免血液喷溅。

5.实验中观察完一个项目，待血压恢复正常后，才能进行下一个项目。

课程思政

"互联网+生活方式"——健康所系，为患者降压

患者黎先生，71岁，有长期高血压病史。他不规律地使用药物治疗，饮食习惯偏重口味，喜欢抽烟和饮酒，缺乏运动，睡眠质量差。黎先生的健康体检结果显示，他被诊断为高血压、高血脂、超重、轻度脂肪肝、左侧颈动脉多发斑块、肺部结节、轻度贫血、内痔。针对黎先生的具体情况，医生利用"健康管理平台"制定了个性化的健康管理服务方案。该方案包括建立合理的饮食理念、加强运动锻炼、规律药物治疗等综合管理措施，帮助黎先生积极调整不良生活习惯。经过3个月的综合健康管理，黎先生的血压、血脂、体重、脂肪肝等指标均降至正常范围。黎先生自述肩周炎、前列腺增生引发的尿频尿急及内痔出血现象均较前好转。这展示了现代“互联网+生活方式”管理高血压的成功实践，通过个性化的健康管理方案，体现了以患者为中心的医疗服务模式，强调了医务工作者在治疗过程中的责任和同理心。同时，这也体现了科技在提高人民健康水平中的重要作用，以及在健康管理中实施人文关怀和健康教育的价值。

练习题

参考答案

1.请简述正常血压的一级波、二级波和三级波各有什么特征？

2.请简述电刺激家兔迷走神经外周端时为何多选择右侧迷走神经？

实验三　呼吸运动的调节

引入与思考

患者，男，81岁。因反复胸闷气促30余年，一直未正规诊治，10天前无明显诱因再次出现胸闷气促加重，不能平卧，自行硫酸沙丁胺醇气雾剂喷雾治疗后无好转，于2013年6月20日入院，初步诊断为支气管哮喘急性发作。入院后予以雾化平喘、化痰等对症处理。21日凌晨出现胸闷气促加重，端坐张口呼吸，伴大汗淋漓，呼吸频率35次，两肺广泛哮鸣音，急诊血气pH 7.084，PaO_2：78.9mmHg，$PaCO_2$：77mmHg，BE：-6.7mmol/L。动脉血气提示为Ⅱ型呼吸衰竭，为典型重症哮喘表现。

本例患者有30余年的反复胸闷气促病史，入院初步诊断为支气管哮喘急性发作，哮喘急性发作会导致气道炎症急性加重，气道阻力增加，从而影响呼吸。患者使用了硫酸沙丁胺醇气雾剂喷雾治疗，这是一种β受体激动剂，用于缓解支气管痉挛，但患者使用后无好转，表明病情较为严重或药物效果不足。血气pH值低于正常范围（7.35-7.45），表明存在酸中毒；PaO_2低于正常范围（80-100mmHg），表明存在低氧血症，即血液中的氧气含量不足；$PaCO_2$高于正常范围（35-45mmHg），表明存在CO_2潴留，即体内CO_2过多；BE（碱剩余）低于正常范围（-2到2mmol/L），表明存在代谢性酸中毒。以上气道炎症、气道阻力、血液中O_2、CO_2、H^+浓度等这些因素共同作用，导致了患者的呼吸困难和气促症状。

【实验目的】

1.学会观察和记录家兔呼吸运动曲线的方法。

2.观察各种因素对家兔呼吸运动的影响。

3. 了解肺牵张反射在家兔呼吸运动调节中的作用。

【实验原理】呼吸运动是呼吸中枢节律性活动的反映，与机体代谢水平相适应，主要是在神经和体液因素调节下共同完成，其中较为重要的有肺牵张反射、化学感受器的反射性调节等。肺的牵张反射是肺扩张或回缩引起的吸气抑制或兴奋的反射，是通过迷走神经传导的吸气切断机制来完成的，迷走神经一旦被切断，导致吸气时间过长，使呼吸加深、变慢。动脉血中PO_2、PCO_2和H^+的浓度通过化学感受性反射调节呼吸运动，维持内环境中PO_2、PCO_2和 H^+ 浓度的相对稳定。CO_2是调节呼吸运动的最重要的生理性化学因素，血中PCO_2增高时，通过刺激中枢化学感受器和外周化学感受器两条途径，均能使呼吸加深、加快，肺通气量增加；缺O_2和血中H^+浓度升高均能通过刺激外周化学感受器，使呼吸加深、加快，肺通气量增加。

【实验对象与用品】

1. 实验对象 家兔。

2. 实验材料 电子秤、兔手术台、兔手术器械一套、BL-420F生物信号采集系统、张力换能器、气管插管、25%氨基甲酸乙酯、纱布、CO_2气囊、50cm长的橡皮管、5ml和10ml注射器、3%乳酸。

【实验方法与步骤】

1. 麻醉和固定 家兔称重后，耳缘静脉缓慢注射25%氨基甲酸乙酯溶液（4ml/kg）进行麻醉，待家兔麻醉成功后，将家兔仰卧位固定在兔手术台上。

2. 气管插管 充分暴露家兔颈部，剪去颈部的毛，备皮，沿颈部正中线做一纵行5～7cm的切口。分离皮下组织和肌肉，暴露气管，在气管下方穿线备用。在第3～4软骨环处做“⊥”形切口，将气管插管向心方向插入，并用备用线将其与气管结扎固定。

3. 分离两侧迷走神经 用玻璃分针在两侧颈总动脉鞘内分离出迷走神经，分别在其下方穿线备用。

4. 连接实验仪器 将胸骨下端剑突部位的皮肤沿腹白线切开2cm左右，打开腹腔，暴露出剑突内侧面附着的两块膈小肌，仔细分离剑突与膈小肌之间的组织，并剪断剑突软骨柄（注意止血），使剑突完全游离。此时可观察到剑突软骨完全跟随膈肌收缩而上下自由运动，用弯针钩住剑突软骨，使游离的膈小肌与张力换能器相连接。启动BL-420F生物信号采集系统，点击“实验项目菜单”，点击“呼吸系统实验”下拉菜单，选择“哺乳动物呼吸运动的调节”实验，点击“开始”按钮，记录家兔呼吸的节律及幅度。

【实验观察与结果记录】

1. 正常呼吸运动曲线 观察并记录正常情况下家兔呼吸运动曲线（上升为吸气，下降为呼气），注意呼吸的频率和幅度。

2. 增加吸入气中二氧化碳 将二氧化碳气囊与气管插管游离端的橡皮管口相对，打开气囊上的开关，使家兔吸入气中的二氧化碳含量增多，观察记录呼吸频率和幅度的变化。

3. 造成缺氧 用手指将气管插管游离端的橡皮管口堵住，造成缺氧后，观察记录呼吸频率和幅度的变化。

4.增大无效腔 将50cm长的橡皮管与气管插管游离端的橡皮管相连接，使家兔呼吸的无效腔增大，观察记录呼吸频率和幅度的变化。

5.改变血液pH 从耳缘静脉注射3%乳酸2ml后，观察记录呼吸频率和幅度的变化。

6.剪断一侧迷走神经 用剪刀先将一侧迷走神经剪断，观察记录呼吸频率和幅度的变化。

7.剪断另一侧迷走神经 用剪刀再剪断另一侧迷走神经后，观察记录呼吸频率和幅度的变化。

表4-3 实验观察与结果记录

观察项目	观察结果（呼吸曲线）	分析
正常情况		
增加吸入气中CO_2		
造成缺氧		
增大无效腔		
耳缘静脉注射3%乳酸		
剪断一侧迷走神经		
剪断另一侧迷走神经		

【实验结论】

【注意事项】

1.气管插管前注意对气管进行止血和气管内清理干净，防止血块堵塞气管，实验中要保持呼吸道通畅。

2.经耳缘静脉注射乳酸时，速度要快，并注意不要刺穿静脉，以免乳酸外漏，引起家兔躁动。

3.实验中观察完一个项目，待呼吸曲线恢复正常后，再进行下一个项目。

课程思政

囧途救援：枣核危机

在电影《人在囧途》中，牛耿（王宝强饰）和李成功（徐峥饰）在春运回家的旅途中遇到了各种困难和趣事。其中一个情节中，他们不慎与一位80岁的老太太乘坐的汽车相撞。老太太在吃枣子时，因为撞击导致枣核卡住了喉咙，无法呼吸，情况十分危急。王宝强饰演的牛耿见状，迅速采取了行动，使用海姆立克急救法，从背后环抱住老太太，双手快速而有力地向上挤压她的腹部，动作反复进行了几次。通过这种冲击，老太太的肺部残留空气形成一股气流，将卡在喉咙里的枣核冲出，成功挽救了老太太的生命。这个电影场景不仅展示了王宝强角色的机智和勇敢，也向观众普及了海姆立克急救法的重要性和操作方法。在遇到类似的紧急情况时，正确的急救知识可以挽救生命，掌握基本急救技能是医学生的重要使命。

练习题

参考答案

1.请简述为何吸入气中CO_2浓度增加会使呼吸运动加强？

2.请简述注射乳酸后如何影响呼吸运动？

实验四　胃肠运动的观察

引入与思考

胃肠运动是消化系统中一个重要的生理过程，它不仅负责食物的摄入、消化和吸收，还涉及到能量的转换和废物的排出。珠海市中西医结合医院的一项研究发现食源性急性胃肠炎占比为60.57%，秋季患病率为3.83%，12岁以下儿童患病率为5.59%，文盲患病率为6.52%，外出或差旅就餐患病率为3.73%。结论指出季节、年龄、文化程度、是否外出或差旅就餐等均可能成为胃肠道疾病发病的风险因素。观察胃肠运动的调节实验可以帮助我们更好地理解消化系统的工作原理，以及在不同条件下胃肠功能的变化，更好地防范胃肠疾病的发生。

【实验目的】

1.观察正常情况下家兔在体胃、小肠的运动形式。

2.分析神经、体液因素对家兔胃肠运动的影响。

【实验原理】胃肠道平滑肌具有自动节律性，可以形成多种形式的运动，小肠的运动形式主要有紧张性收缩、蠕动、分节运动，胃的运动形式主要有紧张性收缩、蠕动、容交性舒张。在整体情况下，此运动受神经、体液以及其他多种因素的影响。

【实验对象与用品】

1.实验对象　家兔。

2.实验材料　电子秤、兔手术台、兔手术器械一套、电刺激器、保护电极、气管插管、25%氨基甲酸乙酯、纱布、生理盐水、1ml和10ml注射器、0.01%乙酰胆碱溶液、0.01%肾上腺素溶液、0.01%阿托品溶液、0.01%新斯的明溶液。

【实验方法与步骤】

1.麻醉和固定　家兔称重后，耳缘静脉缓慢注射25%氨基甲酸乙酯溶液（4ml/kg）进行麻醉，待家兔麻醉成功后，将家兔仰卧位固定在兔手术台上。

2.颈部手术　常规颈部手术，分离气管并插入气管插管。分离出一侧迷走神经，并穿线备用。

3.腹部手术　将腹部毛剪净，从胸骨剑突下沿腹白线剖开腹壁，长约10cm，暴露胃肠道。为防止热量散失和干燥，切口周围可用温热生理盐水纱布围裹。

【实验观察与结果记录】

1.正常情况下的胃肠运动 观察并记录胃肠的紧张度和蠕动，以及小肠的分节运动。

2.电刺激迷走神经 在迷走神经近头端结扎，于结扎点上方剪断神经，用保护电极刺激迷走神经外周端1～2分钟，观察胃肠的运动变化。刺激参数：波宽0.2ms，频率20Hz，强度适当6～12V。

3.注射肾上腺素 耳缘静脉注射0.01%肾上腺素溶液0.3ml，观察胃肠的运动变化。

4.注射乙酰胆碱 耳缘静脉注射0.01%乙酰胆碱溶液0.3ml，观察胃肠的运动变化。

5.注射新斯的明 耳缘静脉注射0.01%新斯的明溶液0.3ml，观察胃肠的运动变化。

6.注射阿托品 耳缘静脉注射0.01%阿托品溶液0.3ml，观察胃肠的运动变化。

表4-4 实验观察与结果记录

观察项目	观察结果（胃肠运动）	分析
正常情况		
电刺激迷走神经		
注射肾上腺素		
注射乙酰胆碱		
注射新斯的明		
注射阿托品		

【实验结论】

【注意事项】

1.为了较好地观察胃肠蠕动和分节运动，实验前2小时要给动物喂食。

2.注射肾上腺素和乙酰胆碱不宜过多，否则会引起动物死亡。

课程思政

一代生理学大师的家国情怀

王志均，出生在山西昔阳县东寨村的一个中农家庭，自幼勤学苦读，以优异成绩考入清华大学。1946年，王志均获得奖学金赴美学习，师从著名的消化生理学家艾维教授，从事胰腺分泌的研究。这是个极为艰难的课题，在经历了7次失败后，王志均终于在狗的身上创造了移植大块胰腺的实验方法，定量观察了在消化活动中各种食物成分刺激胰液和酶分泌的强度，从而在世界上首次发现促胰液素和促胰酶素释放的自然刺激物。

科学无国界，但科学家有祖国。1950年王志均获得博士学位时，新中国已经成立。他冲破美国政府的重重阻挠，回到祖国怀抱，任教于北京医学院，从此开始了他在祖国大地上漫长而艰辛的科研和教学工作。20世纪50年代王志均提出了生理性刺激消化道，即可通过迷走—胰岛素系统和交感—肾上腺素系统启动代谢过程。文革结束后，他又开拓了脑肠肽对代谢调节的研究；设计出“胃肠四通瘘”技术，证实了迷走—胃泌素机制的重要性；发现了胰多肽对实验性急性胰腺炎有明显的细胞保护作用。在《从科研思路想开来》一文中，王志均表示科学思维要敢于打破条框，科学实践要实事求是。

1980年，王志均当选为中国科学院院士。王院士学问博大精深，享誉中外，但他从不以名人自居，一生朴实，淡泊名利。

练习题

参考答案

1.请简述胃运动有哪些主要形式？各有什么生理意义？

2.请简述小肠有哪些运动形式？各有何生理意义？

实验五　影响尿液生成的因素

引入与思考

患者，女，40岁，维持性血透4年余，小便每日50ml。4年前无明显诱因出现下肢无力，恶心、食欲减退、胸闷气促、头晕头痛，尿量明显减少，就诊于双峰县人民医院，诊断为慢性肾功能不全（尿毒症期），在门诊进行规律血液透析，一周两次。

病例中提到的患者是一位40岁女性，患有慢性肾功能不全，并且已经维持性血液透析4年多。她的尿量减少至每日50ml，这种情况可能是由以下几个因素导致的：①肾小球滤过率下降：慢性肾功能不全意味着肾脏的过滤能力逐渐丧失。肾小球是肾脏中负责过滤血液的单位，当它们受损时，肾小球滤过率会下降，导致原尿的生成减少；②肾小管损伤：肾小管负责对原尿进行再吸收和分泌，调节最终尿液的组成和体积。慢性肾脏疾病可能导致肾小管损伤，影响其功能，减少尿液的生成；③高滤过状态：在慢性肾脏疾病中，剩余的健康肾单位可能会过度工作以补偿受损单位，导致这些单位处于高滤过状态，长期下来可能会加速这些肾单位的损伤；④体内水分不足：由于肾功能不全，患者可能会有水肿或其他液体积聚的问题，导致有效血容量减少，进而减少肾脏生成尿液，以保持体内水分平衡；⑤血液透析的影响：患者正在接受血液透析治疗，透析过程中可能会移除体内多余的水分和废物，影响尿量；⑥荷尔蒙的影响：慢性肾脏疾病可能会影响体内荷尔蒙的平衡，如抗利尿激素的调节受到影响，导致尿量减少。通过观察尿液生成的调节实验，可更深入地理解尿液生成的过程及其在医学诊断和治疗中的应用。

【实验目的】

1.学习家兔输尿管插管手术的操作方法。

2.观察各种因素对家兔尿液生成的影响。

【实验原理】尿生成过程由肾小球滤过、肾小管和集合管的重吸收及分泌三个过程组成。肾小球滤过的动力是有效滤过压，影响有效滤过压的因素包括：肾小球毛细血管压、血浆胶体渗透压和肾小囊内压。凡是能影响这些压力的因素都可影响肾脏的滤过功能。影响肾小管和集合管重吸收和分泌的因素则包括神经调节、体液调节和自身调节。交感神经兴奋导致血管阻力增加而使肾血流量减少，从而使肾小球滤过率（GFR）降低；抗利尿激素、醛固酮可使远曲小管和集合管对水的重吸收增加使尿量减少；由于肾小管对葡萄糖的重吸收能力有限，一旦超过其最大重吸收能力，小管液中葡萄糖的浓度上升，导致小管液渗透压增大，水的重吸收减少而使尿量增多，此时尿糖试验为阳性。

【实验对象与用品】

1.实验对象 家兔。

2.实验材料 电子秤、兔手术台、兔手术器械一套、BL-420F生物信号采集系统、压力换能器、保护电极、动脉夹、动脉插管、气管插管、培养皿、输尿管插管、25%氨基甲酸乙酯、纱布、生理盐水、肝素、1ml和10ml注射器、静脉滴注袋、1%呋塞米（速尿）、0.01%去甲肾上腺素溶液、20%葡萄糖溶液、垂体后叶素、尿糖试纸。

【实验方法与步骤】

1.麻醉和固定 家兔称重后，耳缘静脉缓慢注射25%氨基甲酸乙酯溶液（4ml/kg）进行麻醉，待家兔麻醉成功后，将家兔仰卧位固定在兔手术台上。

2.颈部手术 常规颈部手术，分离气管并插入气管插管。于气管两侧分别游离迷走神经和颈总动脉，分别穿线备用。将充满肝素的动脉插管插入颈总动脉，并与压力换能器相连接，描记出正常血压曲线（详见实验二）。

3.输尿管插管术 剪去腹部的毛，于耻骨联合上方正中做4～5cm长的皮肤切口，再沿腹白线剖开腹壁，找到膀胱，将它向尾侧翻出体外，暴露膀胱三角。于膀胱底部找到两侧输尿管，并各穿两根线备用。将近膀胱端的输尿管用线结扎，在靠近结扎处向肾脏方向剪一“V”形切口，然后向肾脏的方向插入充满生理盐水的输尿管插管，用备用线将输尿管和输尿管插管结扎固定。此后，可看到尿液从输尿管插管中慢慢流出。

4.分离股静脉及静脉插管 于一侧腹股沟股动脉搏动处将皮肤做4～5cm的纵行切口，分离皮下组织和肌肉，找到并游离股静脉，穿两根线备用。用其中一根线于游离端结扎，在结扎处上方向心方向做一“V”形切口，将静脉插管向心方向插入，并用另一根备用线结扎固定。

【实验观察与结果记录】

1.正常血压及尿量 描记正常情况下血压曲线，观察并记录单位时间内尿液滴数，并收集尿液2滴留做尿糖定性试验的对照。

2.静脉滴注生理盐水 由家兔股静脉滴注37℃生理盐水20ml，观察并记录血压和尿量的变化。

3.注射去甲肾上腺素 耳缘静脉注射0.01%去甲肾上腺素溶液0.5ml，观察并记录血压和尿量的变化。

4.注射20%葡萄糖 耳缘静脉注射20%葡萄糖溶液5ml，观察并记录血压和尿量的变化。待尿量明显增多时，再取2滴尿液做尿糖定性试验。

5.电刺激迷走神经 结扎并剪断一侧迷走神经，用中等强度的电流刺激迷走神经外周端20～30秒，使血压下降至6.67kPa（50mmHg），观察并记录尿量的变化。

6.注射呋塞米 耳缘静脉注射1%呋塞米0.5ml/kg（5分钟后），观察并记录血压和尿量的变化。

7.注射垂体后叶素 耳缘静脉注射垂体后叶素2U，观察并记录血压和尿量的变化。

表4-5 实验观察与结果记录

观察项目	观察结果			分析
	血压	尿量	尿色	
正常情况				
静脉滴注生理盐水				
注射去甲肾上腺素				
注射20%葡萄糖				
电刺激迷走神经				
注射呋塞米				
注射垂体后叶素				

【实验结论】

【注意事项】

1.手术操作应轻柔，避免损伤性闭尿，并注意术中不要挤压膀胱。

2.输尿管插管不要误插入管壁的肌层与黏膜层之间。

3.实验中观察完一个项目，待血压和尿量恢复正常后，再进行下一个项目。

课程思政

尿液颜色背后的秘密

医学检验专业的学生小李在医院实习，被分配到尿液检查部门，负责协助进行尿液样本的收集和分析工作。在一个普通的工作日，小李在处理一批尿液样本时，发现其中一个样本的尿液颜色异常，呈现出罕见的深褐色。他立即向带教老师汇报了这一情况，老师指示他进行更详细的检查。小李按照标准操作程序，对样本进行了尿常规检查和尿沉渣显微镜检查。结果显示，尿液中红细胞和白细胞数量均超出正常范围，提示可能存在肾脏疾病。于是小李和带教老师一起联系了样本的主人，一位中年男性患者。患者表示，他最近感到乏力和腰痛，但没有太在意。小李耐心地向患者解释了尿液检查结果的意义，并建议他进一步进行肾功能检查。在小李的建议下，患者接受了进一步的检查，最终被诊断为急性肾炎。小李不仅参与了患者的治疗过程，还经常与患者交流，安慰他，并解释治疗的重要性和预后情况。患者对小李的专业精神和人文关怀表示感激。小李的经历展示了尿液检查在疾病诊断中的重要性，同时也强调了作为一名医务工作者，不仅要有扎实的专业知识，在对待患者时更要有职业道德和人文关怀。

练习题

参考答案

1. 动物严重呕吐或腹泻时，尿量减少的主要机制是（　）

A. 抗利尿激素分泌增加　　B. 血浆晶体渗透压降低

C. 血浆胶体渗透压降低　　D. 入球小动脉舒张

E. 肾小囊内压升高

2. 牛因创伤失血，导致尿量减少，经测定动脉血压降至正常值的70%，其尿量减少的机制是（　）

A. 肾小球毛细血管血压下降　　B. 囊内压下降

C. 血浆胶体渗透压下降　　D. 血浆晶体渗透压下降

E. 滤过膜通透性下降

实验六　视野的测定

引入与思考

视野由视网膜上的光感受器（视锥细胞和视杆细胞）捕捉光线，并通过视神经传递到大脑的视觉皮层进行处理。视野对人的工作和生活有重大影响，视野狭小者不应驾驶交通工具，也不应从事本身或周围物体有较大活动范围的劳动，以防发生事故。正常人的视野范围大约是向上55°，向下70°，向鼻侧65°，向颞侧90°。世界卫生组织规定，视野小于10°者，即使中心视力正常也属于盲。视野缺损的常见类型包括中心暗点、旁中心暗点、颞侧视野缺损、鼻侧视野缺损、管状视野等。

视野测定是一种检查眼睛周边视力的医学测试，通常用于诊断和监测影响视网膜和视神经的疾病，如中心视野的缺失，可能与黄斑病变有关；颞侧视野的缺失，可能与视神经病变有关；鼻侧视野的局部缺失，常见于青光眼。视野缺损的原因可能是由于视网膜病变（如糖尿病视网膜病变、黄斑病变等）、视神经病变（如视神经炎、青光眼等）、脑部病变（如脑血管病变、肿瘤等）等引起的。视野测定的结果可以帮助医生了解患者视野的损失程度和模式，从而制定相应的治疗计划。

【实验目的】

1.学会视野计的使用方法。

2.了解正常视野的范围及检测的临床意义。

【实验原理】视野是指单眼固定注视前方一点时，该眼所能看到的空间范围。视野的大小可能与各类感光细胞在视网膜中的分布范围有关。在同一光照条件下，用不同颜色的目标物测得的视野大小不一，其中白色视野最大，其次为黄色、蓝色，再次为红色，绿色视野最小。正常人的视野范围，鼻侧和额侧较窄，颞侧与下侧较宽。

【实验对象与用品】

1.实验对象　人。

2.实验材料　视野计、各色（白、蓝、红、绿）视标、视野图纸、铅笔。

【实验方法与步骤】

1.熟悉视野计的构造　常用的视野计是弧形视野计，它是安在支架上的半圆弧形金属板，可以水平旋转360°（旋转的角度可从分度盘上读出），圆弧外侧有0°～90°纬度。圆弧内面中央装有一个固定的小圆镜，对面支架上有托颌架和眼眶托。

2.视野测定　将视野计平放在桌面上，受试者背光而坐，下颌放在托颌架上，眼眶下缘靠在眼眶托上。调整托颌架的高度，使眼睛与弧架中心恰好位于同一水平面上。受试者用遮眼板将一只眼睛遮住，另一只眼注视弧架中心。

【实验观察与结果记录】

1.白色视野测定　首先选择白色视标，测试者从弧架周边向中央慢慢移动白色视标，并询问受试者是否看到视标。将受试者刚能看到视标时的点标在视野图纸的相应经纬度上。按同样方法测出弧架对侧能看见白色视标的点的经纬度，记录在视野图上。将弧架顺时针转动45°，重复上述步骤，在视野图纸上得出八个点，将这八个点依次连接起来，就可得出白色视野的范围。

2.其他颜色视野测定　按照上述相同的操作方法，测出蓝、黄、红、绿各色视野。按同样方法，测出另一只眼睛的视野。

【实验结论】

视野大小：______色>______色>______色>______色。

【注意事项】

1.遮眼板不能用力压迫眼球，受试者眼球注视弧架中心点，不能任意转动，只能用余光观察视标。

2.测试时色标颜色应标准纯正，移动速度要缓慢。

3.实验过程中受试者应适当休息，避免眼睛疲劳影响实验结果。

参考答案

练习题

1.有关视野的描述，错误的是(　　)

A.正常单眼视野以外下方最大，上方最小

B.白色视标查得的视野最大，绿色最小

C.蓝色视标查得的视野范围小于红色视标

D.生理盲点位于中心注视点外15° 处水平位偏下3°

E.生理盲点为视盘在视野中的投影

2.用弧形视野计检查时，正常周边视野范围由大到小依次是(　　)

A.白－蓝－绿－红　　B.白－红－绿－蓝　　C.白－蓝－红－绿

D.红－白－蓝－绿　　E.白－红－蓝－绿

实验七　视敏度的测定

引入与思考

小玥同学，10岁，通过校园筛查发现视力异常，随后到某医院接受进一步检查。检查后发现右眼近视−1.75°，左眼−0.50°，属于轻度近视，医生建议小玥同学佩戴角膜塑形镜进行矫正。

近视是指在调节放松状态下，平行光线聚焦在视网膜之前的屈光状态。近视的相关检查有视力检查、裂隙灯检查、眼底检查、睫状肌麻痹验光检查，其中视力检查是发现近视的第一步，是评估眼睛健康状况的重要手段。

上述案例也提示了定期眼科检查和近视防控的必要性，对于早期发现视力问题、预防视力损害和促进眼睛健康具有至关重要的作用。国家卫健委印发的《近视防治指南》(2024版)推荐的近视防治措施涉及：①培养健康用眼行为：主动学习眼健康知识，养成良好的用眼习惯，保持适当的阅读距离和良好的坐姿，并避免在不良光线下阅读，减少长时间持续视近工作。②强化户外活动和体育锻炼：户外活动是预防近视的重要措施，建议青少年每天至少进行2小时的户外活动，学校和家庭应共同努力提供户外活动的条件和时间。③改善视觉环境：学校应建设视觉友好环境，包括减轻学业负担、统筹管理作业、采购符合标准的课桌椅、加强视力健康管理以及提供营养均衡的饮食。④减少电子产品使用：不科学的使用电子产品是近视的危险因素之一，应限制使用时间。⑤中医外治法：眼保健操和中医穴位电刺激等方法可以改善调节功能异常，有助于延缓近视的发生发展。⑥保证充足睡眠和营养：睡眠时间不足、昼夜节律紊乱和营养不均衡也可能影响视力健康，需要综合管理。故坚持做到行为习惯正确用眼，才能更有效的保护视力。

【实验目的】

1.学习视敏度测定的原理。

2.学习视敏度测定的方法。

【实验原理】视敏度是指眼分辨物体细微结构的能力，又称视力或视锐度。视力通常用视角的倒数来表示。视角是指从物体上的两点发出的光线投射入眼，通过节点相交时所形成的夹角。视角越小，视力越好。

目前，我国规定测定视力用的标准对数视力表是由大小不等、方向不同的“E”字排列而成，由上至下共14行，逐渐缩小。每行字母的大小在规定的距离在眼的成像角度都是5′，字母中每一笔画的宽度和距离在眼形成1′视角。标准对数视力表上有五分制记录（视力=5-lgα，α为视角）和小数记录法（视力=1/α=d/D，d为受试者与视力表的距离，D为能辨清字母行数的设计距离）。通常是让受试者在距离视力表5米的固定距离上单眼注视该表的第11行时，能够辨认“E”字缺口的方向，测定结果为1'角，则小数记录视力为1.0，即临床上认为是标准视力；若采用五分记录法记录该视力，则记为5.0。各排字母的设计距离和视角见表4-6。

表4-6　标准对数视力表各排字母设计的距离、视角与视力关系

排数	1	2	3	4	5	6	7	8	9	10	11	12	13	14
设计距离（m）	50	39.72	31.55	25.06	19.91	15.81	12.56	9.98	7.93	6.30	5	3.97	3.15	2.51
视角α（′）	10	7.94	6.31	5.01	3.98	3.16	2.51	1.99	1.58	1.26	1	0.79	0.63	0.5
视力	4.0	4.1	4.2	4.3	4.4	4.5	4.6	4.7	4.8	4.9	5.0	5.1	5.2	5.3

【实验对象与用品】

1.实验对象　人。

2.实验材料　标准对数视力表、指示棒、遮眼板和米尺。

【实验方法与步骤】将视力表挂在光线充足且均匀的墙壁上，使视力表第11行“E”与受试者眼睛在同一水平处。让受试者站在距离视力表5m处，用遮光板遮住一眼，另一只眼看视力表。测试者用指示棒从表的第11行（视力值为1.0）开始指示视力表上的“E”，受试者辨认说出各“E”缺口的方向，如果看不清再逐行上查，如辨认无误则逐行下查，直至不能辨认为止。以同样方法测定另一只眼的视力。

【实验观察与结果记录】通常将能辨识的最小一行“E”所对应的数字代表受试者的视力。若受试者对第一行“E”（视力值为0.1）也无法辨认，则需要令受试者向视力表方向逐渐前移，直至能辨清第一行“E”为止，测量受试者与视力表之间的距离，再按公式（视力=1/α=d/D）推算出其视力。

【实验结论】

视力：左眼______、右眼______。

【注意事项】

1.视力表应挂在光线充足、均匀的位置，避免眩目光线。

2.受试者距离视力表的距离应准确。

3.用遮光板遮眼时勿压迫眼球，以免影响测试。

课程思政

眼睛的故事

《眼睛的故事》是一部科普类纪录片，于2023年8月28日首播，这部纪录片的制作起源于制作人李东珅对眼睛认知的渴望。纪录片从介绍眼睛的构造和功能开始，让人们先了解自己的眼睛；再用照相机的工作原理模仿眼睛的工作原理，讲述我们是如何“看见”的。片中科学家讲述了眼睛在更趋于大自然的环境中会感到更舒适，例如看书、看手机用眼时间过长，多看绿色植物和自然光源或做眼保健操都有利于缓解眼部疲劳。专家提出太阳光的光照对眼睛的健康有很大帮助，人体会释放出多巴胺，对预防和控制近视有很好的效果。科学家们也在进行各种实践和尝试将学生学习的教室环境模拟大自然的色彩和风光进行装饰，让青少年有更好的学习环境，还有减少青少年使用电子设备的时间，防止沉迷给眼睛带来的危害。

《眼睛的故事》这部纪录片，不仅是对眼睛科学的一次深入探索，更是对人文关怀的一次深情表达。它传递了对生命的敬畏和对健康的珍视，提醒我们，保护眼睛，就是守护我们内心最明亮、最真实的世界。

练习题

参考答案

1.关于近视眼的叙述，错误的是(　　)

A.成像于视网膜之前　　B.需佩戴凹透镜矫正

C.多数是由于眼球前后径过长　　D.近点较正常人远

E.眼的折光力过强也可产生

2.当注视物由远移进时，眼的调节反应为(　　)

A.晶状体凸度增大，瞳孔散大，两眼会聚

B.晶状体凸度增大，瞳孔缩小，视轴会聚

C.晶状体凸度减小，瞳孔散大，两眼会聚

D.晶状体凸度增大，瞳孔缩小，视轴散开

E.晶状体凸度减小，瞳孔缩小，视轴会聚

第五篇　病理学与病理生理学

实验一　细胞组织的适应、损伤和修复

引入与思考

患者，男，70岁，既往有高血压病病史28年。尸检见左、右冠状动脉粥样硬化，且以左支为重，左心室壁厚1.5cm，有苍白色病灶。镜下大片心肌细胞核溶解消失，细胞质均质红染，病灶周围部分心肌细胞体积增大，染色变深，部分心肌细胞体积缩小，核周有褐色颗粒样物。心肌间质中脂肪组织丰富，由心外膜伸入至心肌细胞间。脾小体中央动脉和肾入球小动脉管壁增厚、均匀粉染，管腔狭窄。

根据所学的病理知识，你认为该心脏、脾脏和肾脏发生了哪些基本病变？

【实验目的】

1.掌握萎缩、肥大、增生和化生的概念，熟悉萎缩、肥大、增生和化生的形态学特征。

2.掌握细胞水肿、玻璃样变性、脂肪变性的形态学变化。

3.掌握坏死的病理变化、坏死的类型及结局的病理变化特点。

【实验内容】

1.大体标本

（1）肾盂结石合并肾盂积水　切面观察肾盂内有数个结石，黄豆大，黑色及棕色，肾盂扩张。

（2）输尿管结石合并肾盂积水　输尿管内有约豌豆大，棕色的结石嵌顿，尿液不能顺利通过，致肾盂显著扩张，肾实质萎缩变薄。

（3）肾混浊肿胀（细胞水肿）　肾体积增大，切面观察肾实质混浊无光泽。

（4）肝脂肪变性（脂肪沉积）　肝体积增大，呈淡黄色。

（5）肝脂肪变性（苏丹Ⅲ染色）　肝脂肪变性染成红色。

（6）睾丸鞘膜积水　睾丸鞘膜壁明显增厚，中间0.1～0.4cm呈灰白色半透明的玻璃变性，睾丸因积水而萎缩。

（7）手干性坏疽　左手手背被硝酸灼伤，呈5cm×7cm，黑色的大块组织坏死，与下组织有明显分界。

（8）足干性坏疽　左足第一第二足趾发生干性坏疽，第一足趾已脱落残缺。

（9）肠套叠伴回肠出血性梗死　幼儿的部分回肠套入盲肠，致回肠梗死呈紫黑色。

（10）肾结核　肾脏切面内有白果大，似豆腐渣样的干酪样坏死灶，还有多个空洞，是干酪样坏死物排出后形成的。

（11）胃溃疡　胃小变部有一1×1.5cm大小的溃疡，周围黏膜皱襞消失。

（12）肺尖结核球　肺切面约有3cm直径的下酪样坏死病灶，边缘整齐，由纤维组织包绕，病灶中央部分的干酪样坏死物排出后形成的约黄豆大空洞。

（13）左心室肥大　左心室切面心肌明显增厚，1.5～2cm（成人正常值0.8～1.0cm）。

（14）前列腺肥大　前列腺约小桔子大小，正常成人前列腺栗子大小。

2.切片标本

（1）肝脂肪变性（脂肪沉积）　低变镜观察：肝细胞胞浆内出现脂肪滴空泡（脂肪在制片时被溶去，留下空泡）。高倍镜观察：肝细胞胞浆内有空泡，核被挤向边缘。

（2）肉芽组织　由新生的毛细血管、成纤维细胞、炎细胞组成，新生的毛细血管与表面垂直。

课程思政

“糖丸爷爷”顾方舟与脊髓灰质炎疫苗

“糖丸爷爷”顾方舟，1926年6月16日出生于上海，浙江宁波人。他是一位杰出的医学科学家、病毒学专家，同时也是一位医德高尚的医者。他的一生与脊髓灰质炎（俗称“小儿麻痹症”）的斗争紧密相连，被誉为“中国脊髓灰质炎疫苗”之父。

早期研究：1955年，脊髓灰质炎在中国多地流行，顾方舟临危受命，开始脊髓灰质炎研究工作。1957年，他带领团队在昆明西山建立医学生物学研究所，开始了脊髓灰质炎疫苗的研究工作。

疫苗研发：顾方舟选择了活疫苗路线进行研究，成功分离出脊灰病毒并研制出疫苗。

疫苗研发成功后，他面临着临床试验的难题。为了验证疫苗的安全性，他毅然决定亲自试药，并随后让自己的儿子也成为试药者。

糖丸疫苗的诞生：最初的疫苗是液体形式，需要冷藏保存，不便于运输和儿童服用。顾方舟带领团队进行改进，将疫苗制成糖丸形式，不仅便于保存和运输，还深受儿童喜爱。

练习题

参考答案

1.下列不属于病理性萎缩的是（　）

A.慢性消耗性疾病时全身肌肉萎缩　B.久病卧床者的肌肉萎缩

C.胸腺青春期萎缩　D.尿路梗阻时引起的肾皮质萎缩

E.脑垂体缺血坏死引起的肾上腺萎缩

2.气球样变的细胞最常见于(　　)

A.肝　　B.心　　C.肺　　D.脑　　E.肾

3.坏死组织经腐败菌作用后常可发生(　　)

A.脓肿　　B.空洞　　C.梗死　　D.坏疽　　E.栓塞

4.肉芽组织的组成是(　　)

A.新生毛细血管和单核细胞　　B.单核细胞、巨细胞和淋巴细胞

C.吞噬细胞和成纤维细胞　　D.新生毛细血管和成纤维细胞

E.实质细胞和单核细胞

5.“虎斑心”是心肌细胞发生的哪种病变(　　)

A.细胞水肿　　B.黏液样变

C.病理性钙化　　D.脂肪变

E.淀粉样变

实验二　局部血液循环障碍

引入与思考

患者，女，36岁。小时候曾有过四肢大关节疼痛病史，近年来经常感到心悸、气急咳嗽.有时咯粉红色泡沫样痰，一直以为是“气管炎”，仍坚持劳动。最近几天，心悸又加重，并出现右上腹部疼痛，两下肢浮肿。去医院就诊，住院治疗。

试用病理变化分析解释其心悸、气急咳嗽，咯粉红色泡沫样痰，右上腹部疼痛，两下肢浮肿等临床表现。

【实验目的】

1.掌握静脉性充血(淤血)、血栓形成、栓塞和梗死等病变的发生原理及病理形态变化。

2.了解动脉性充血发生的病理形态特点

【实验内容】

1.大体标本

(1)槟榔肝(慢性肝淤血)肝脏切面红黄相间，似槟榔的切面，这是肝脏发生淤血和脂肪变性的病理变化。

(2)机化血栓卵巢切面见上方数个小静脉内桔黄色机化血栓，桔黄色系血栓内红细胞崩解所致。

(3)肺动脉血栓栓塞右心室腔至肺动脉主干内有一8.7×1.6cm的灰白色与紫红色相间的血栓栓塞。

(4)脑空气栓塞脑组织表面小动脉血管有血流间断现象，新鲜标本为血管内空气栓子。

（5）脾贫血性梗死从脾脏表面及切片观察有苍白色坏死灶。其基本上为锥形坏死灶，尖端向脾门。

2.切片标本

（1）慢性肝淤血肝细胞有脂肪变性，肝小叶间静脉，中央静脉和肝窦扩张充满红细胞。

（2）混合血栓崩溃的血小板构成小梁，小梁边缘有白色细胞附着，在小梁间为纤维蛋白（素）和红细胞。

（3）肾贫血性梗死（示教）低倍镜观察，梗死部分呈楔形，底部朝向包膜，肾组织坏死，轮廓仍保存，梗死区与非梗死区交界处，有大量白细胞浸润，充血和出血现象。

☞ 课程思政

“中国血小板之父”阮长耿

阮长耿，男，汉族，1939年8月14日出生于上海，中国工程院院士，血液学专家，苏州大学附属第一医院江苏省血液研究所所长，被誉为“中国血小板之父”。

科研创新：阮长耿长期从事血栓与止血的研究，成功鉴定出世界上第一株抗人血小板膜糖蛋白I单克隆抗体，这一发现开启了血小板研究的新纪元。他建立的国内第一个血栓与止血研究室，先后成功研制苏州系列单抗180多株，其中5株单抗被确认为国际血小板研究的标准试剂。

临床贡献：阮长耿应用SZ系列单抗，深入进行了基础和临床研究，并建立了血小板膜GP、vW因子和活化血小板（GMP—140）等检测药盒，在全国推广应用，提高了中国出血和血栓性疾病的诊断水平。

练习题

参考答案

1.下列哪项不是动脉性充血的病理变化（　）

A.器官体积增大　B.细动脉扩张　C.器官颜色鲜红

D.局部温度升高　E.小静脉和毛细血管扩张

2.淤血时扩张充盈的血管主要是（　）

A.动脉　B.静脉　C.毛细血管

D.小静脉和毛细血管　E.小动脉、毛细

3.肺淤血常见于（　）

A.右心衰竭　B.左心衰竭　C.多种肺疾患

D.肺心病　E.肺动脉栓塞

4.“槟榔肝”的形成是由于（　）

A.出血和结缔组织增生　B.肝淤血和肝细胞坏死　C.肝淤血和肝细胞水肿

D.肝淤血和肝脂肪变性　E.肝脂肪变和结缔组织增生

5.减压病一般是指（　）

A.氧气栓塞　　B.氮气栓塞　　C.二氧化碳栓塞

D.脂肪栓塞　　E.羊水栓塞

实验三　炎　症

引入与思考

2019年7月27日，六旬大爷在四川彭州九峰山登山途中突发急性阑尾炎，疼痛难忍无法下山。同行人员迅速报警求助，彭州市通济消防队立即响应，与龙门山卫生院联动救援。消防员与医护人员徒步上山，历经数小时搜寻，终在观音崖找到黄大爷。鉴于山路难行，消防员扶黄大爷缓步下山，避免使用担架延误时间。下午13：50，黄大爷被安全送至山脚，并由救护车接走治疗。

讨论：请从上述案例中得出关于炎症病理的机制及对人体的影响。

【实验目标】熟练掌握炎症的病变特征，初步识别炎症常见大体标本及病理切片的病变特点。

【实验内容】观察大体标本与病理切片，并按照要求完成实验报告。

（一）大体标本

1.绒毛心　心外膜表面有大量的纤维素性渗出物，状如绒毛。

2.结核性纤维素性胸膜炎伴胸膜肥厚　肺切面见绿豆大结核病变，胸膜脏层表面有纤维素性渗出物，部分胸膜脏层与壁层之间有粘连，局部胸膜增厚，肺下叶胸膜脏壁层之间有空腔，腔内原有黄色渗出液，已流失。

3.急性细菌性痢疾　结肠黏膜表面可见由炎性渗出的纤维素等构成的一层粗糙的灰白色假膜。

4.肝脓肿　肝脏弥漫性肿大，有多发性脓肿，腔内脓汁已流失，脓肿壁较厚，表面有破絮状液化坏死组织。

5.化脓性脑膜炎　小儿大脑蛛网膜下腔与脑沟内见多量脓液构成积脓。

6.急性蜂窝组织阑尾炎　阑尾肿胀粗大，表面见多量脓性渗出物。

7.肠息肉　肠黏膜上约白果大小息肉形成。

（二）病理切片

1.急性蜂窝性阑尾炎阑尾腔内有浓性渗出物，各层均有多量中细胞浸润，明显充血水肿，部分出血，部分已溃破。

2.各种炎细胞低倍镜观察：鼻息肉组织明显充血水肿；高倍镜观察：见到各种炎细

胞—中性白细胞、嗜酸性细胞、浆细胞、淋巴细胞等。

课程思政

中国疫苗之父—汤飞凡

汤飞凡是中国第一代医学病毒学家、医学微生物学家，沙眼衣原体的发现人之一。

以前，天花在中国和世界一直是猖獗的流行病。20世纪50年代初期，汤飞凡研究发明出乙醚杀菌法，并改进生产方法，用简陋的设备生产出扑灭天花病毒的牛痘疫苗，推动了全国规模的普种牛痘运动，1961年就使天花病在中国绝迹，比世界普遍消灭天花病早了16年。汤飞凡自己发明和领导研制的疫苗成果，还有中国的狂犬疫苗、白喉疫苗、黄热病减毒活疫苗以及世界首支斑疹伤寒疫苗等等。为控制传染病做出了极大的贡献，但汤飞凡最重要的贡献是发明了消灭沙眼的疫苗。

汤飞凡亲身进行了风险极大的人体实验，他让助手将沙眼病原体滴入到了自己的眼睛里，在随后的40天里，他的双眼肿得像核桃一样，出现了明显的沙眼临床症状，但他坚持不做任何治疗，收集了一批十分可靠的临床数据。实验结果发表后，得到世界医学界的承认，被誉为“汤氏病毒”。

汤飞凡的研究让人们寻找到了治疗沙眼的药物，一度危害全球的沙眼以惊人的速度减少，至今几乎绝迹。1957年，著名的《科学》杂志列举当年三项最重要的生物学研究成果：英国科学家约翰·肯德鲁对肌红蛋白的X射线晶体结构的研究、丹麦科学家延斯·克里斯蒂安·斯科对钠钾泵的发现和中国科学家汤飞凡对沙眼病原体的发现。前两项研究此后分别获得了诺贝尔奖，而汤飞凡却因在一年后去世，与此奖擦肩而过。

1970年，国际上将沙眼病毒和其他几种介于病毒和细菌之间的、对抗菌素敏感的微生物命名为衣原体，汤飞凡被称为“衣原体之父”。1981 年，国际沙眼防治组织授予汤飞凡金质奖章，以表彰他在沙眼症研究领域的重大贡献。

练习题

参考答案

1.属于伪膜性炎的是发生于（　）

A.肺的纤维素性炎　B.肠黏膜的纤维素性炎　C.胸膜的纤维素性炎
D.腹膜的纤维素性炎　E.心包膜的纤维素性炎

2.假膜性炎渗出物中的特征成分是（　）

A.浆膜　B.浆液　C.黏液
D.纤维蛋白　E.坏死的黏膜上皮细胞

3.不引起肉芽肿性炎的病原体是（　）

A.麻风杆菌 B.伤寒杆菌 C.结核杆菌
D.梅毒螺旋体 E.痢疾杆菌

4.溶血性链球菌主要引起的炎症是( )

A.脓肿 B.出血性炎 C.假膜性炎
D.纤维素性炎 E.蜂窝织炎

实验四 肿 瘤

引入与思考

在公众眼中，健康与癌症似乎是两个极端的概念，但现实却往往出人意料。2024年初，湄公河行动演员确诊肿瘤的话题震惊网络，35岁的青年演员吴旭东，以其阳光硬汉的形象深入人心，却不幸被诊断出患有恶性脂肪肉瘤。这位一米八、八块腹肌的健壮男子，平日里几乎不生病，却因右腿长期异常粗壮而埋下隐患。面对可能危及生命的肿瘤，吴旭东不得不面对截肢的残酷选择。幸运的是，北京大学人民医院的郭卫教授提出了创新的保肢方案，成功切除了长26厘米、宽10厘米的巨大肿瘤，既挽救了生命又保留了肢体。

思考：请从上述案例中得出关于肿瘤病理的个人思考。

【实验目标】熟练掌握肿瘤的病变特征，初步识别炎症常见大体标本及病理切片的病变特点。

【实验内容】观察大体标本与病理切片，并按照要求完成实验报告。

(一)大体标本

1.首先辨认是什么器官，其次观察肿瘤发生在什么部位，肿瘤的数目、大小、形态、颜色、质地、光泽及有无继发性变化(如出血、坏死等)。

2.注意肿瘤的生长方式：是膨胀性、外生性还是浸润性?

1.肿瘤外形

(1)乳头状

1)阴茎乳头状瘤阴茎龟头部切除的肿瘤，呈多个分支乳头状相互连接。

2)乳腺导管内乳内状癌明显扩张的乳腺导管内，见一个分支的乳头状瘤突起于导管内，相互融合似菜花状，根部蒂宽。

(2)结节状 腮腺混合瘤恶性变——切面见灰白色椭圆形结节状肿瘤，直径9cm，包膜完整，有出血(紫褐色)，坏死(黄色)。上方见部分上颌骨及牙齿数枚。

(3)分叶状脂肪瘤——肿瘤呈分叶状，油黄色，有完整包膜。

(4)息肉状直肠息肉样腺瘤——直肠肠黏膜表面有蚕豆大及花生米大腺瘤各一突出腔

内，呈息肉状，无蒂。

（5）蕈状（蘑菇状）皮肤鳞形细胞癌——皮肤表面肿瘤似蘑菇状，呈灰白色，直径5cm。

（6）囊腔状卵巢黏液性囊腺瘤——肿瘤为巨大肿瘤的一部分，表面光滑，有包膜，切面呈多房性，见大小不一的囊腔，囊内有黏液（已凝固似藕粉状）。

（7）溃疡状胃溃疡癌变——胃小弯部黏膜面，见一直径4cm的圆形溃疡边缘隆起。

（8）树根状乳腺癌——乳房切面脂肪组织内，灰褐色的癌组织向周围脂肪内呈树根状浸润性生长，无包膜，乳头周围皮肤呈桔皮样，乳头下方皮肤见直径3.5cm的溃疡。

（9）葡萄状水泡状胎块（葡萄胎）——数丛水泡大小不一，壁薄透明，形如葡萄。

2.肿瘤的颜色、大小、数目

（1）颜色　脂肪瘤（黄色）、眼球葡萄膜恶性黑色素瘤（黑色）、颈部纤维肉瘤和胸膜间皮肉瘤（均为淡红色，鱼肉样）。

（2）大小脂肪瘤，这是臀部巨大脂肪瘤的一部分。

（3）数目子宫多发性平滑肌瘤——子宫切面肌层内有三个圆形灰白色肿瘤，境界清楚，为纵横交错的平滑肌束构成。

3.肿瘤的生长方式

（1）膨胀性生长子宫平滑肌瘤——子宫切面肌层内有一直径7.5cm，境界清楚，灰白色肿瘤，向浆膜面突出，肿瘤周围肌组织受压迫。

（2）浸润性生长乳腺癌（见前述）

4.肿瘤的转移

（1）淋巴结转移癌　淋巴结显著肿大，切面见灰黄色散在癌组织。

（2）肝转移性恶性肿瘤　部分肝脏切面，见多数大小不等的灰白色球形肿瘤结节，本节中有散在黄色坏死灶。

（3）种植性转移　标本切面见灰白色为癌组织，黄色为脂肪组织。

（二）病理切片

1.首先确定切片中有无肿瘤组织，如有肿瘤，进一步观察肿瘤有无包膜，其实质与间质的分界是否明显。

2.详细观察肿瘤组织的形态特征。

（1）肿瘤组织的结构及肿瘤细胞的排列与何种组织相似？可能由何种组织发生？

（2）肿瘤的异型性（组织结构和细胞异型性）如何？是良性肿瘤还是恶性肿瘤？

（3）肿瘤组织的浸润和转移；肿瘤组织的继发性改变：如有无出血、坏死、感染、钙化等。

1.鳞状细胞癌Ⅰ级　皮肤真层大量密巢呈巢状排列的鳞癌细胞，细胞团中心为角化团（癌珠），间质内有较多炎细胞浸润，癌细胞呈多角形，核大小不一，深染，偶见核分裂，部分核呈空泡状，细胞形态基本一致。

2.腺癌　腺管排列紊乱，大小不等，腺管腺上皮呈多层排列，该分裂易见，间质结缔组织内有炎细胞浸润。

3.燕麦细胞癌　癌细胞小，胞浆稀小，核深染呈小短梭形，形如燕麦癌细胞呈巢或条状或弥漫浸润。

课程思政

中国外科之父——裘法祖

“德不近佛者不可以为医，才不近仙者不可以为医。”这是医学大家裘法祖生前常说的一句话。他是著名医学家、中国现代普通外科的开拓者、肝胆外科和器官移植外科的主要创始人和奠基人之一、晚期血吸虫病外科治疗的开创者、中国科学院资深院士，被誉为“中国外科之父”。作为中国外科学奠基人，裘法祖是医学界公认的一把宝刀。他自创的“裘式刀法”以“稳、准、轻、细、快”见长，挽救了无数患者的生命。

“对待病人就像大人背小孩过河一样，从河的这一岸背到对岸才安全。”本着这种对患者高度负责的精神，从医60余年，裘法祖施行手术无数，未错一刀。裘法祖一生桃李满天下，他向学生强调医生要做到“三会”“三知”，即“手术要会做、经验要会写、上课要会讲”，“做人要知足，做事要知不足，做学问要不知足”，主张对青年医师要“大胆放手、具体指导、严格要求”。他亲手培养了大批优秀的外科人才，吴孟超、吴在德等均是他的得意门生。他以培育新秀为人生乐事，2004年，他拿出毕生奖金设立了“裘法祖普通外科医学青年基金”。

裘法祖的一生，是对“医者仁心”最好的诠释。虽然他已经离我们而去，但他的精神和贡献将永远激励着后来的医学工作者，继续在医学的道路上不断探索和前进。作为中国现代普通外科的开拓者，裘法祖的名字将永远铭记在医学史册上。

练习题

参考答案

1.背部脂肪瘤最常见的大体分型是（　）

A.囊状　B.结节状　C.息肉状　D.溃疡状　E.分叶状

2.角化珠及细胞间桥常见于（　）

A.鳞癌　B.腺癌　C.基底细胞癌　D.脂肪癌　E.绒毛膜癌

3.含有两个胚层以上成分的肿瘤是（　）

A.神经纤维瘤　B.软骨母细胞瘤　C.骨母细胞瘤　D.成熟畸胎瘤　E.髓母细胞瘤

4.属于恶性肿瘤的是（　）

A.神经纤维瘤　B.软骨母细胞瘤　C.骨母细胞瘤　D.成熟畸胎瘤　E.髓母细胞瘤

5.下列癌症中，最常引起血道转移的是（　）

A.甲状腺乳头状癌　　B.子宫绒毛膜癌　　C.乳腺浸润性导管癌

D.肺鳞状细胞癌　　E.直肠未分化癌

6.下列选项中，容易见到角化珠的癌可以确定为（　）

A.基底细胞癌　　B.移行细胞癌　　C.分化好的鳞癌

D.分化差的鳞癌　　E.分化差的腺癌

实验五　心血管系统疾病

引入与思考

患者，女，25岁，未婚，农民。

主诉： 咳嗽、气急、不能平卧，全身浮肿一月余。

现病史： 患者于××年8月夜间防涝被雨淋湿而受凉，继而出现畏寒、发热、咽喉疼痛、四肢酸痛，当即入某卫生院做感冒治疗，逐渐好转。同年11月份起感到气急，并逐渐加重，不能平卧，全身浮肿。休息后气急好转，浮肿消退，但劳累后又明显起来。近一个月来，休息时亦气急，不能平卧，口唇发紫，尿量减少，胃纳不佳。

过去史： 患者自幼有喉痛鼻衄史，15岁左右常有膝、肘、腕关节游走性疼痛，遇阴雨天疼痛加剧。近几年来常因劳累后感有气急，并出现下肢浮肿，但休息后即好转。

体检： 发育中等，营养欠佳，脉搏107次/分，血压120/80mmHg，端坐呼吸。口唇、指甲发紫，全身浮肿，下肢有明显凹陷性水肿，两侧扁桃腺肿大、充血，颈静脉怒张，心浊音界扩大，二尖瓣区可听到舒张期雷鸣样杂音，腹部膨隆，有移动性浊音，肝下界在右季肋下三横指、质软。

讨论：

1.分析该患者发病原因及疾病经过。

2.根据症状及体征分析心脏的病理变化。

3.用所学过的病理学知识，解释其一系列临床表现。

【实验目的】 掌握心血管系统主要疾病：动脉粥样硬化，高血压病，风湿性心瓣膜病的病变特征。

【实验内容】

1.大体标本

（1）主动脉粥样硬化　病变多发生于主动脉后壁及其分支开口处。腹主动脉病变最严重，有的标本腹主动脉的内膜有散在的浅黄色条纹，微隆起于内膜表面，为动脉粥样硬化的早期所见。另外，还可见到黄白色的纤维斑块，隆起于内膜表面，这是由于脂质沉积和纤维增生反复交替发生的结果。有时可见到粥样斑块破溃而形成的溃疡及钙盐沉积。病变严重者形成主动脉瘤。是由于病变部位中膜平滑肌萎缩，弹力板断裂，局部管壁变薄弱，受血压的影响管壁向外膨出所致。

（2）脑动脉粥样硬化　脑动脉粥样硬化病变以Willis环和大脑中动脉最显著，内膜呈不规则增厚、变硬、管伸长、弯曲、管腔狭窄甚至闭塞。

（3）冠状动脉粥样硬化　冠状动脉粥样硬化最多见于左前降支，其次为右冠状动脉等。病变只见少许脂纹和脂斑，重者粥样斑块多且广泛，常伴钙化，管壁变硬，失去弹性，动脉迂曲变长，横切面上见粥样斑块呈半月形隆起，管腔变窄。有时，在硬化的冠状动脉内可见血栓形成，使管腔完全阻塞。

（4）心肌梗死　心肌梗死多数发生在近心尖的左心空前壁及室间隔的前2/3，梗死区心壁明显变薄，梗死灶形状不规则，大小不等，质软，灰黄色无光泽。较陈旧的病变，由于纤维化而呈灰白色。个别标本由于梗死区心壁变薄，在心腔压力作用下这部分心壁向外膨出形成“心室壁瘤”。

（5）风湿性疣性心内膜炎　病变的心瓣膜和心内膜肿胀、增厚，失去光泽，在瓣膜闭锁缘上出现单行排列的细小赘生物，直径1～2mm，灰白色半透明，附着牢固，不易脱落，呈疣状。

（6）风湿性二尖瓣膜病、（狭窄及/或关闭不全）　二尖瓣膜纤维化有的标本瓣膜轻度增厚，仍有弹性，瓣叶轻度粘连，瓣膜口轻度狭窄。有些标本，瓣膜明显增厚，弹性明显减退，瓣叶明显粘连，瓣膜口明显狭窄。个别标本，瓣膜极度增厚，完全失去弹性，瓣叶广泛粘连，膜瓣口明显缩小如鱼口状。有的标本二尖瓣的腱索明显增粗，缩短，将瓣膜向下拉，瓣膜亦增厚、卷曲、变形，当心室收缩时，二尖瓣不能完全关闭。左心房、左心室均有一定程度的扩张，随病情发展右房右室亦扩张，呈球形心。

（7）亚急性细菌性心内膜炎　二尖瓣膜增厚、变形，其表面的赘生物大小不一，单个或多个，形状不规则，或呈息肉状、菜花状，或呈鸡冠状突出于瓣膜的表面，色灰黄，污秽，干燥质脆，易于脱落，成为栓子而引起栓塞。

（8）高血压性心脏病　心脏体积增大，重量增加，主要变化是左心室肥大，左心室壁增厚可达1.5～2.0cm，左室乳头肌及肉柱明显变粗。部分标本左心室肥厚，但心腔不扩张（向心性肥大），说明心脏仍处于代偿阶段。

（9）小动脉硬化性固缩肾　肾体积缩小，重量减轻，一般单侧肾重量小于100g，双肾表面呈均匀、弥漫分布的细小颗粒状。切面，皮质变薄，一般在0.2cm左右，皮髓质交界处的叶间动脉和弓形动脉因管壁增厚而哆开。肾盂黏膜光滑，周围脂肪组织增多。

（10）高血压性脑出血　脑出血是高血压晚期常见并发症，也是致命的合并症，多为大出血灶，常发生于基底节、内囊部，其次为大脑白质、桥脑和小脑。出血区域的脑组织被完全破坏，形成囊腔，其内充满坏死的脑组织和凝固血块。有时出血范围甚大，可破入侧脑室内。

2.切片标本

（1）主动脉粥样硬化　动脉壁内膜增厚处，纤维组织增生，并有透明变性。内膜下可见一片浅红染的无结构的物质，其中散在许多菱形、斜方形的针状裂隙（这是由于胆固醇结晶在制片过程中被溶去而留下的空隙）。斑块内可见蓝染的钙盐沉着。动脉中层稍有黏液样变性和萎缩。

（2）冠状动脉粥样硬化　冠状动脉内膜呈半圆形增厚，使管腔变窄达Ⅱ级。增厚部分的内膜有大量纤维组织增生，其中淡染部分为脂质沉积。在脂质沉积区域可见胆固醇结晶裂隙及泡沫细胞。斑块表面有血栓形成。斑块边缘有少量淋巴细胞、单核细胞浸润。

（3）小动脉硬化性固缩肾　肾小球附近入球小动脉管壁增厚，呈玻璃样变性，染成均质状红色。小叶间动脉内膜纤维组织及弹力纤维增生，内膜增厚，管腔狭窄。部分肾小球纤维化和玻璃样变，相应的肾小管也萎缩消失。另见部分肾小球代偿肥大，肾小管扩张。间质可见淋巴细胞浸润和纤维组织增生。

（4）风湿性心肌炎　在心肌间质内，小血管周围可见椭圆形，梭形或不整形的风湿小体形成。高倍镜下见小体中央为伊红染无结构的碎裂物质（胶原纤维的纤维素样坏死），其外为阿少夫细胞（Aschoff细胞），此种细胞体积大，为梭形或多边形，胞浆丰富略带嗜碱性，核大而染色质疏松，核仁明显，核膜清楚，整个胞核形态似“枭眼状”，有时可见阿少夫细胞核为双核或多核。此外，还有少量淋巴细胞，单核细胞和浆细胞浸润。

课程思政

“当代心脏病学之父”陈灏珠

陈灏珠，男，汉族，出生于1924年11月6日，广东省江门市新会县人。他是一位杰出的内科心血管病专家，中国工程院院士，中国医学科学院学部委员，被誉为“当代心脏病学之父”。

开创性研究：陈灏珠院士是中国第一个提出“心肌梗死”医学名词的医生，为心脏病学的学科发展奠定了重要基础。他率先在国内开展左心导管等介入诊断法、冠状动脉造影、冠脉腔内超声检查和用超速起博法治疗顽固性快速心律失常，这些研究均达到了国际先进水平。

陈灏珠院士的一生充满了对祖国的热爱和奉献。他曾在战火纷飞的年代逃难回到祖国，目睹了国家的贫弱和人民的疾苦。这些经历激发了他投身医学事业、救死扶伤的决心。他用自己的专业知识和技术服务于人民，为祖国的医疗卫生事业做出了巨大贡献。

陈灏珠院士的学术成就离不开他的勤奋和毅力。他一生都在不断学习和探索新的医学知识和技术。即使在年事已高、身体欠佳的情况下，他仍然坚持工作和学习。这种精神激励着年轻一代的医学工作者不断追求卓越、勇攀医学高峰。

陈灏珠院士不仅医术高超，而且医德高尚。他对待患者如同亲人一般，用自己的医术和爱心温暖着每一位患者的心灵。他常说：“医生最重要的要医德高尚，对待病人要如亲人。”这种精神体现了医学工作者的责任和担当。

参考答案

练习题

1.动脉粥样硬化主要累及(　　)

A.大中动脉　　B.大中静脉　　C.小动脉
D.小静脉　　E.毛细血管

2.动脉粥样硬化的病变发展为(　　)

A.纤维斑块→脂纹→粥样斑块→继发性病变
B.粥样斑块→纤维斑块→脂纹→继发性病变
C.继发性病变→粥样斑块→纤维斑块→脂纹
D.脂纹→纤维斑块→粥样斑块→继发性病变
E.粥样斑块→脂纹→纤维斑块→继发性病变

3.高血压主要累及(　　)

A.细小动脉　　B.细小静脉　　C.大动脉
D.大静脉　　E.毛细血管

4.粥瘤指的是(　　)

A.脂纹　　B.粥样斑块　　C.纤维斑块
D.斑块内出血　　E.斑块钙化

5.以下因素中，与动脉粥样硬化的发生无关的是(　　)

A.高密度脂蛋白　　B.高血压　　C.吸烟
D.肥胖　　E.以上都不是

实验六　呼吸系统疾病

引入与思考

案例一： 患儿，女，7个月。13日前开始发热不退，但热度不很高，伴流涕，精神欠佳。病起第五天咳嗽，稍有痰鸣音；病起第八天发生气急，鼻翼扇动，口鼻周围呈青灰色；病起13天后，气急加重，口鼻周围青紫更加明显。体检：体温39.5℃，呼吸72次/分，两肺背部有中、小湿性啰音。

讨论：

1.根据上述临床症状和体征，应考虑患儿是什么病？

2.用所学过的病理知识，解释临床症状和体征。

案例二： 患者，男，68岁。咳嗽：咳痰二十年，心悸、气急、下肢浮肿3年，间断咯血，一年余，近日来气急加重，不能平卧。体检：端坐呼吸，口唇及指(趾)端明显发绀；颈静脉怒张，两肺有干、湿性啰音，肺动脉瓣区第二心音增强，肝大，右季肋下3cm伴有压痛。X线检查两肺多发性支气管扩张伴硬化。

讨论：

1.请做出初步诊断，患者是什么病？

2.依据临床症状、体征及X线检查，分析其病理变化。

【实验目的】

1.掌握大叶性肺炎、小叶性肺炎的病变特点；

2.了解其他呼吸系统主要疾病的病理变化特点。

【实验内容】

1.大体标本

（1）肺气肿　肺组织膨胀，体积增大，边缘纯圆，组织柔软而失去弹性。切面肺组织呈海绵状或蜂窝状，可见肺大泡形成。肺表面及切而可见黑色斑点散在，此乃炭末沉着。

（2）肺心病　心脏增大，外观球形，右心室壁增厚（0.5cm）右心腔明显扩张。尤以肺动脉圆锥明显，各瓣膜无明显异常。

（3）支气管扩张症　肺内支气管（下叶Ⅲ级以下）呈囊柱状扩张，管壁里可见部分增厚，部分变薄，支气管内膜粗糙，有横行皱襞形成，管腔内有黄色渗出物。

（4）大叶性肺炎（灰肝期）　病变肺叶肿胀，灰白色。切面干燥，颗粒状，质实如肝。胸膜表面有少量纤维素性渗出物附着。

（5）小叶性肺炎　肺内有许多散在的实变灶.病灶大小不一，形态不规则，色暗红或带黄色，质实。往往可见病灶是以细支气管为中心。个别区域病灶互相融合成为较大的不整形病灶。

（6）硅沉着病　肺组织明显纤维化，胸膜增厚，肺组织质地变硬。在肺的切面上可见到灰白色，约粟粒大，境界清楚，触之有砂粒感的硅肺结节散在。

（7）肺癌（中央型）　癌肿位于肺门部，由主支气管发生。癌组织破坏支气管向周围湿润，以致在肺门或其附近逐渐形成形态不规则的灰白色巨大肿块。

（8）肺癌（周围型）　癌肿位于肺叶的周边部呈境界不清的结节状或球形，无包膜，直径多在2～8cm。

2.切片标本

（1）小叶性肺炎　病灶呈灶状分布，病灶中心常见小支气管，管壁充血，并有中性白细胞浸润；管腔内充满大量中性白细胞以及脱落、崩解的黏膜上皮细胞。

（2）大叶性肺炎　肺组织呈弥漫性实变状态。肺泡壁毛细血管由于受压而呈贫血状态。肺泡腔内充满大量中性白细胞和纤维素，相邻肺泡中纤维素经肺泡间孔互相连接，个别区域的肺泡腔内还可见到少量红细胞。

（3）间质性肺炎　病变主要位于肺的间质，病变比较弥漫，肺泡间隔明显增宽，可见淋巴细胞和单核细胞浸润。

（4）肺癌（燕麦细胞癌）　镜下癌细胞呈短梭形或淋巴细胞样，胞浆少，核呈圆形或短梭形、深染，核分裂象多见。癌细胞呈巢状，条索状或编织状排列。肿瘤的边缘可见少量肺组织，其肺泡腔内可见有癌组织浸润。肾盂结石合并肾盂积水切面观察肾盂内有数个结石，黄豆大，黑色及棕色，肾盂扩张。

☞课程思政

钟南山，中国工程院院士，广州医科大学附属第一医院国家呼吸系统疾病临床医学研究中心主任，著名呼吸病学专家，被誉为中国呼吸系统传染病防治的领军人物。他不仅在医学领域取得了卓越成就，更以其高尚的医德和崇高的社会责任感，成为广大医务工作者的楷模。

留学期间的研究成果：在英国爱丁堡大学医学院及伦敦大学进修期间，钟南山争分夺秒，在呼吸系统疾病的防治研究方面取得了6项重要成果，完成了7篇学术论文，其中有4篇分别在英国医学研究学会、麻醉学会及糖尿病学会上发表。

国内的创新成果：回国后，他矢志创新，勇于开拓，取得了一系列创新成果。例如，1980年发明了《GD微型最高呼气流速仪》；1982年，《转基因因子研究》获广州市科技进步一等奖；1994年，《哮喘及气道高反应性》项目获国家卫生部科技成果奖。

慢性阻塞性肺病的研究：自1979年留学归国后，钟南山便投身于慢性阻塞性肺病的研究中。他发现，当患者出现呼吸困难等症状就医时，其肺功能已经损害50%以上，失去了最佳的治疗时间。因此，他带领团队提出对慢性阻塞性肺病进行早期干预的方案，这一研究对中国乃至全球的呼吸系统疾病防治都产生了深远影响。

医学教育改革：他注重医学教育改革创新，成立了“南山班”，旨在培养创新型的中国医学实用人才。他强调医学教育应注重国际视野和实践能力的培养，为中国的医学教育事业做出了杰出贡献。

练习题

参考答案

1.大叶性肺炎充血水肿期肺泡腔内渗出物主要成分是(　　)

A.巨噬细胞　　B.中性粒细胞

C.浆液　　D.纤维蛋白

2.大叶性肺炎的致病因子是(　　)

A.肺炎链球菌　　B.肺炎支原体

C.流感病毒　　D.金黄色葡萄球菌

3.小叶性肺炎的病变性质是(　　)

A.浆液性炎　　B.纤维蛋白性炎

C.化脓性炎　　D.卡他性炎

4.大叶性肺炎患者咳铁锈色痰出现于(　　)

A.充血水肿期　　B.灰色肝样变期　　C.红色肝样变期
D.溶解消散期　　E.病变恢复期

5.患儿，男，4岁，于5天前受凉后发热、咳嗽、咳痰，痰为黏液黄色脓性，2天前病情加重，呼吸困难。体检双肺闻及湿啰音。实验室检查：白细胞19×10^9/L，中性粒细胞0.82。X线检查示双肺下叶见散在分布的灶状阴影。该患儿最可能的诊断为（　）

A.大叶性肺炎　　B.支气管肺炎　　C.干酪性肺炎
D.支原体肺炎　　E.原发性肺结核

实验七　消化、泌尿系统疾病

引入与思考

刘先生多年前体检时发现脂肪肝，可他并不在意，觉得脂肪肝很多人都有，又不痛不痒，因此完全没把脂肪肝当回事，仍然大吃大喝，时不时还会喝点小酒。他的体重也逐渐升高，已近200斤。最近，刘先生总感觉乏力，到武汉市第一医院检查发现肝功能异常，医生建议他做进一步检查，发现刘先生患有重度脂肪肝、中度肝硬化。通过医生的详细讲解，刘先生追悔莫及，如果能有早防早筛的意识，病情也就不会发展到如此严重的地步。

思考：请从上述案例中得出关于消化系统疾病肝硬化病理的思考

【实验目标】熟练掌握消化、泌尿系统常见疾病大体及组织学病变特征，运用病理知识解释临床表现。

【实验内容】观察大体标本与病理切片，并按照要求完成实验报告。

1.大体标本

（1）慢性胃炎　慢性表浅性胃炎，病变多在胃窦部，但其他部位也可受累，病变处胃黏膜充血水肿，可被覆少量黏液，有时伴有点状出血或糜烂。慢性萎缩性胃炎，此型胃黏膜的炎性浸润遍及全层，胃腺有明显损伤及萎缩，病变区胃黏膜变薄，皱襞变平，黏膜下小血管显露。慢性肥厚性胃炎，病变的胃底及胃体黏膜皱襞明显增宽加厚，呈脑回状，顶部可有糜烂，或溃疡形成。

（2）慢性消化性溃疡　发生于胃和十二指肠的慢性溃疡。胃溃疡好发于胃小弯近幽门处黏膜，溃疡为圆形或椭圆形，较深，直径多在2.5cm以内，边缘整齐，底部平坦，表面有少量灰色渗出物。溃疡周围胃黏膜粗糙，向溃疡集中，皱襞呈放射状。切面可见溃疡深达黏膜下层，肌层或浆膜，溃疡底部可见灰白色的疤痕组织。部分溃疡边缘贲门侧较垂直或作潜伏状，而幽门侧则呈梯形或较平缓。十二指肠溃疡好发于球部，溃疡直径多在1cm以内，溃疡较浅，底平坦。

（3）肝硬化　门脉性肝硬化的特点是肝体积缩小，质地变硬，表面呈结节状，切面亦可见弥漫分布的灰黄色结节，其结节大小相差不甚悬殊，而结节周围为纤维结缔组织增生形成的间隔包绕。坏死后性肝硬化，特点为结节大小相差很大，其结书直径多在0.5～1.0cm之间，最大结节直径可达6.0cm。而且结节之间的纤维间隔宽窄不一。

（4）食管静脉曲张　食管下段黏膜下静脉和其吻合支发生明显怒张、弯曲，形如蚯蚓。表面黏膜有时可见糜烂。若怒张的静脉破裂时，可引起大呕血，为患者常见的死亡原因之一。

（5）肝癌

巨块型：肝脏明显肿大变形，常于肝右叶见一肿大瘤块，直径约8cm 。切面癌组织为灰白色，质硬，且癌组织与周围组织界限清楚，但无包膜，中央可见坏死出血。肿块周围肝组织受压萎缩，可见散在小的癌结节，肝组织常伴有肝硬化的改变。

结节型：肝脏肿大，切面可见肝内散在多个大小不等的结节。结节与周围组织分界清楚，无包膜。结节周围肝组织受压萎缩。肿瘤特点同上。肝组织亦有肝硬化的改变。

弥漫型：肝脏肿大，瘤结节较小而弥漫分布于肝组织内。注意与肝硬化结节进行区别。

（6）胃癌

溃疡型：于胃小弯近幽门处常见大溃疡（直径多在2cm以上），溃疡边缘不规则呈火山口状，黏膜皱壁消失：溃疡底部凹凸不平，常见有大量坏死物质。肿瘤可侵及肌层或浆膜甚至浆膜外。

浸润型：胃壁弥漫性增厚，胃腔变小，胃壁僵硬，形如革囊（皮革胃）。切面癌组织广泛浸润胃壁各层，其与正常组织无明显界限。

息肉型或蕈伞型；癌组织向黏膜表面生长，呈息肉状或蕈伞状突入胃腔内，肿瘤表面常见坏死出血.

粘液型：胃黏膜面可见一个不整形肿块，质地较软呈半透明胶冻状。

（7）食管癌

髓质型：肿瘤在食管壁内浸润性生长，使食道壁均匀变厚，累及食管的全周或大部分，管腔变窄。切面癌组织为灰白色，质地较软似脑髓组织，表面可形成浅表溃疡，癌组织多已侵透肌层达食管外膜。

蕈伞型：肿瘤为卵圆形扁平肿块，如蘑菇状突入食管腔内。

溃疡型：肿瘤表面形成溃疡，溃疡外形不整，边缘隆起，底部凹凸不平，深达肌层。此型癌累及食管周径的大部分。

缩窄型：癌组织在食管里内广泛浸润，累及食管全周，使食管明显狭窄（环形狭窄），狭窄上端食管明显扩张，病变处食管壁厚而硬，癌组织与周围组织分界不清。

（8）肠癌

隆起型：肿瘤可向肠腔内突出。根据其形态不同又可分为隆起息肉型和盘状型两个亚型。

溃疡型；肿瘤表面形成明显较深溃疡，外观似火山口状，中央坏死，溃疡边缘呈围堤状隆起于黏膜面，肿瘤底部向肠壁深层浸润。

浸润型：肿瘤向肠壁深层弥漫浸润，常累及肠管全周，使局部肠壁增厚，可使肠管形成环状狭窄，亦称环状型。

（9）肝癌　早期肝癌或小肝癌是指瘤体直径在3cm以下，不超过2个瘤结节的原发性肝癌。瘤结节呈球形或分叶状，灰白色，质地较软，切面均匀一致，无出血坏死。与周围组织分界常较清楚。也可弥散于全肝并大多合并肝硬化。

肝转移癌常为多发，散在的结节，多位于肝表面，大小不一，质软常伴有坏死。肝表面可有坏死中心凹陷（癌脐）。不伴有肝硬化，周围组织受压萎缩。

（10）急性感染后性肾小球肾炎　早期变化不明显。以后可有轻度或中度肿大，充血，包膜紧张，表面光滑，色较红，故称大红肾。若肾小球毛细血管破裂出血，肾表面及切面可见散在的小出血点如蚤咬状，称蚤咬肾。肾切面可见皮质由于炎性水肿而增宽，条纹模糊与髓质分界明显。

（11）弥漫性硬化性肾小球肾炎　肾脏体积明显缩小，颜色苍白；质地坚实，硬度增加。表面呈弥漫的细颗粒状，颗粒大小比较一致，形成颗粒状固缩肾。切面因肾皮质萎缩变薄，纹理模糊不清。皮髓质分界不明显。肾盂周围脂肪组织增多。小动脉壁增厚，变硬，口哆开。

2.病理切片

（1）慢性萎缩性胃炎　胃黏膜变薄，腺体数目明显减少，腺上皮萎缩，腺体可有囊性扩张。主细胞及壁细胞显著减少或消失，而由分泌黏液的杯状细胞取代，似肠腺样结构，故称为肠上皮化生。固有膜内还有淋巴细胞、浆细胞浸润 。

（2）胃溃疡　切片中凹陷处即为溃疡灶，镜下观察溃疡底由上至下分四层：①炎性渗出物层：白细胞纤维素覆盖。②坏死组织层：结构不清呈伊红染为坏死组织。③肉芽组织层；由大量新生毛细血管及纤维母细胞构成，并伴有一定炎细胞浸润。④疤痕组织层：大量增生的纤维组织，部分发生玻璃样变。疤痕内常见小动脉内膜增厚，管腔狭窄。疤痕深达肌层或浆膜。溃疡边缘结缔组织增生，将肌层推向表面，与黏膜肌相邻近。

（3）门脉性肝硬化　肝脏正常结构被破坏，由再生的大小不等的肝细胞团（假小叶）代替。假小叶内的肝细胞索及肝窦失去正常放射状排列，排列紊乱，无中央静脉或有时偏位，或呈多个。有的肝细胞体积增大，核大而染色较深（肝细胞再生表现）。假小叶间为增生的纤维结缔组织间隔（间隔较窄，而且厚薄较均匀），间隔内有淋巴细胞浸润及新生的小胆管。

（4）肝细胞癌　多数癌细胞呈多边形，大小不一致，胞浆丰富，嗜碱性，核圆形，大小不等，浓染，核仁明显，病理性核分裂相可见，偶见瘤巨细胞。癌细胞团多呈索状，或片状排列，间质较少，但瘤细胞索间或癌巢周围常有较多的血窦。肿瘤内有不同程度的出血坏死。肿瘤边缘肝组织受压萎缩，并伴有肝硬化所见。

（5）急性感染性肾小球肾炎　病变为弥漫性。以肾小球病变为主。大部分肾小球体积增大，主要以肾小球的增生性变化为主，表现为肾小球内间质细胞和内皮细胞增生明显。多数肾小球毛细血管基底膜厚，结构模糊，染成粉红色似纤维蛋白样渗出物。少数肾小球可见中性粒细胞浸润。肾小管上皮细胞肿胀，胞浆内可见有粉染的细颗粒（玻璃样变），管腔见粉染的蛋白管型或颗粒管型。肾间质血管扩张充血和局灶性淋巴细胞浸润。

（6）弥漫性硬化性肾小球肾炎　肾小球相对集中，靠拢，大部分肾小球体积缩小，纤维化和透明变性，后者为粉染无结构的毛玻璃样物，称为“玻璃球”。周围相应的肾小管也萎缩甚至消失，被增生的纤维组织所代替，而且有较多淋巴细胞浸润。另一部分结构尚正常的肾小球体积肥大，其所属肾小管也呈代偿性肥大扩张。部分肾小管管腔内有时也能见到蛋白管型和颗粒管型。间质小动脉管腔变小，管壁增厚，内膜纤维化。

（7）急性肾盂肾炎　肾组织中可见灶状分布的炎性脓肿样病灶，病灶内肾小球、肾小管均已坏死，被大量中性白细胞所代替，其间可见坏死组织的碎片。部分病灶可形成较大脓肿，并与周围组织分界清晰。部分肾小管管腔内积有大量炎细胞和坏死组织的碎片，少数肾小管内有蛋白管型。肾间质血管扩张，充血，有大量中性粒细胞浸润。

练习题

参考答案

1.患者，女，52岁，间断上腹疼痛3年。查体：上腹部轻压痛。胃镜示：胃窦皱襞平坦，黏膜粗糙无光泽，黏膜下血管透见。此病例考虑诊断为（　）

A.消化性溃疡　B.慢性萎缩性胃炎　C.非慢性萎缩性胃炎
D.胃癌　E.急性胃炎

2.患者，男，54岁。乙型肝炎病史20年。近2年来双下肢水肿，现因上消化道出血1天急诊入院。查体：皮肤轻度黄染，前胸壁有蜘蛛痣，脾肋下3cm。若该患者行肝脏穿刺活检组织检查其典型的病理改变为（　）

A.肝细胞再生　B.肝细胞大片坏死　C.肝细胞水肿
D.假小叶形成　E.肝细胞脂肪变性

3.病毒性肝炎时，肝细胞最常见的灶性坏死属于（　）

A坏疽　B.液化性坏死　C.干酪性坏死
D.嗜酸性坏死　E.凝固性坏死

4.急性慢性增生性肾小球肾炎中增生的主要细胞是（　）

A.肾小球囊壁层上皮细胞及毛细血管内皮细胞
B.肾小球毛细血管内皮细胞及系膜细胞
C.肾小球囊脏层上皮细胞及系膜细胞
D.肾小球周围的成纤维细胞及系膜细胞
E.肾球囊脏层上皮细胞及壁层上皮细胞

5.结肠癌最常见的发病部位是（　）

A.直肠　B.乙状结肠　C.回盲部
D.回肠末端　E.升结肠

6.肾病综合征的诊断主要依据是（　）

A.肾脏超声　B.造影　C.肾活检

D. UCG　　E.尿常规

7.某胃镜现胃窦部有一圆形溃疡，边缘平整，活检后最有可能是下列哪种结果(　)

A.黏膜破损　　B.大量炎性细胞浸润　　C.渗出，增生，肉芽肿

D.腺上皮肠黏膜化生　　E.异型细胞大量坏死

8.患者，男，45岁。发现乙肝20年。超声检查：肝脏回声不均匀，脾大，门静脉增宽，腹水。肝穿刺病理的特征性发现是(　)

A.假小叶形成　　B.肝细胞气球样变　　C.弥漫性肝纤维化

D.干细胞变性坏死　　E毛细胆管胆汁淤积

9.符合早期胃癌诊断条件的是(　)

A.肿瘤局限于胃窦　　B.肿瘤直径小于1cm　　C.肿瘤直径小于0.5cm

D.癌未累及肌层　　E.内膜皱襞消失

10.病毒性肝炎时，肝细胞最常见的灶性坏死属于(　)

A.坏疽　　B.液化性坏死　　C.干酪性坏死

D.嗜酸性坏死　　E.凝固性坏死

实验八　生殖系统疾病、乳腺疾病与传染病

引入与思考

贝达喹啉被称为抗结核药物中的“良药”，近年来，几乎所有治疗方案都是围绕贝达喹啉展开。南开大学生命科学学院教授贡红日、中国科学院院士饶子和与合作者经过多年研究，首次解释了贝达喹啉及其衍生药物对结核分枝杆菌和人源ATP合成酶的作用机制，这对于开发新一代高选择性的抗结核药物具有重要指导意义。该研究成果近日在线发表在国际学术期刊《自然》上。

结核病是由结核分枝杆菌引发的传染性疾病。根据世卫组织发布的《2023年全球结核病报告》，我国2022年估算新发结核病患者近75万人，在30个结核病高负担国家中发病数位居第，尤其是耐药结核病，诊治难度大，传染期和治疗周期长，为患者带来很大的经济负担和困扰。

贝达喹啉是一种靶向结核分枝杆菌ATP合成酶的抑制剂，其中ATP被称为细胞生命活动的能量“通货”，通过该靶点，可以高效地抑制结核分枝杆菌的生长，被世界卫生组织列为耐多药结核病长程治疗方案的首选药物。

思考：请从上述案例中得出关于结核病病理的思考。

【实验目标】熟练掌握生殖系统、乳腺疾病与传染病常见疾病大体及组织学病变特征，运用病理知识解释临床表现。

【实验内容】观察大体标本与病理切片，并按照要求完成实验报告。

1.大体标本

（1）子宫颈癌　在子宫颈前、后唇近子宫颈外口处可见有灰白色肿物，肿物表面呈凸凹不平状。如肿物以外生性生长为主，其肿物突出表面，呈结节状或菜花状，如癌肿以内生性生长为主，其肿物多沿宫颈组织向内浸润生长，但表面常因癌组织坏死脱落而形成溃疡。

（2）葡萄胎（水泡状胎块）　大部或全部纤细分支的绒毛水肿，形成大量成串的半透明水泡，状似葡萄，水泡大小不一，小者肉眼勉强可见，大者直径可达1cm左右。

（3）绒毛膜上皮癌　多位于子宫底之前、后壁，呈结节状突入宫腔，或向肌层发展并可穿破浆膜。偶见埋在宫壁内者。癌组织为灰黄色，与出血、坏死组织混在一起。肿物呈暗红色，质软脆，颇似血肿。

（4）乳腺癌　有的乳腺癌标本皮肤呈“橘皮样”外观，乳头下陷。乳腺切面可见较大的灰白色癌组织肿块，无包膜，与乳腺组织境界不清。在较大癌肿组织周围还可见到粗细不等条纹向四周伸延，这说明癌组织在乳腺内呈浸润性生长。

（5）卵巢囊腺瘤（黏液性）　黏液性囊腺瘤为卵巢囊腺瘤中最常见的一种。肿瘤体积大小不一，常为单侧，多房性，表面光滑，灰白色。切面见许多大小不等的囊腔，腔内充满灰白色半透明的黏液，囊壁内面光滑，一般不形成乳头。

（6）卵巢囊腺瘤（浆液性）　常为充满清亮浆液的囊肿，呈圆形或卵圆形，大小不一，小者直径仅数厘米，大者可达儿头大或更大，表面光滑，多为单房性，少数可为多房性。囊内壁光滑，或部分伴有乳头状突起。

（7）卵巢囊腺癌　肿瘤组织多为囊性结构，其中也有实体性成分，实体性区域中可见坏死、出血。乳头较多，质地松脆，常向囊腔呈菜花状突出或向囊肿表面穿破，并浸润或接种到附近组织。

（8）卵巢畸胎瘤　卵巢畸胎瘤，一般多为良性的，而且肿瘤也多为囊性的，表面常光滑，呈球状或略带结节状隆起。切面囊壁较厚，多为单房性，新鲜时囊内容物是淡黄色糊状，含脂肪等成分，肿瘤离体后，由于温度下降，其内容物可凝固为黄色牛油样物呈球状大小不等分布于囊内。此外，囊内常含有毛发，有时见小块骨、软骨或牙齿等。

（9）阴茎癌　阴茎癌常发生于包皮内面或阴茎头、冠状沟等部位。肿瘤多呈菜花型及溃疡型两种类型。菜花型主要向表面生长，高低不平如菜花状，其表面常覆盖炎性渗出物。而溃疡型，其发生部位多被破坏，呈现破碎不整（有的标本整个阴茎头及包皮完全被破坏消失）。上述各型肿瘤在切面上，皆可见癌组织向阴茎深部侵犯，致使阴茎海绵体被癌组织占据或伴有出血。

（10）原发性肺结核病（原发综合征）　肺组织上叶下部或下叶上部，近胸膜处见一圆形直径约1cm左右的干酪样坏死灶，灰黄色，质地致密，干燥。病灶周围有少量纤维组织包绕，支气管旁淋巴结明显肿大，切面呈干酪样坏死。结核性淋巴管炎在标本中往往不易查见。上述三种病变（原发灶、淋巴管炎和肺门淋巴结结核），称之为原发综合征。

（11）纤维空洞型肺结核　肺上叶可见一较大的陈旧性厚壁空洞，空洞内壁附有干酪样坏死物，其外有较厚的纤维组织增生，空洞附近肺组织纤维化。空洞旁尤其是空洞下方的肺组织散在多个大小不一，新旧不等的纤维干酪样病灶，亦可见小的薄壁空洞。病变表现为上重下轻，上旧下新。胸膜呈纤维性增厚。

（12）干酪样肺炎　肺切面可见肺组织实变，并有大小不等的灰黄色不规则形状之干酪样坏死病灶，大部分区域已融合成大片。部分病变区域内还可见到大小不一的无壁空洞（急性空洞），后者边缘不齐形状不一。

（13）急性粟粒性肺结核　肺表面及切面均可见到粟粒大小灰白色略带黄色的小结节，呈弥漫均匀分布，结节大小基本一致，形状相似。

（14）结核球（结核瘤）　结核球为一种孤立的有纤维包裹、境界分明的球形干酪样坏死病灶。直径约为2～5cm，多为一个，有时多个，常位于肺上叶.是结核病病变相对静止的表现。药物不易发挥作用，临床上多采用手术切除.

（15）肠结核　溃疡型肠结核，于回肠一段的黏膜面见多个溃疡，呈腰带形或椭圆形（溃疡长轴与肠的长轴垂直）。溃疡边缘不整齐如鼠咬状，溃疡底部可深达肌层或浆膜层，其相对的浆膜面有纤维蛋白渗出。增生型肠结核，可见肠壁增厚，肠黏膜增生形成许多大小和长短不一的息肉状物突向肠腔，致使肠腔明显狭窄。有时黏膜可见浅在溃疡。

（16）结核性脑膜炎　脑底部（包括视神经交叉、大脑脚以及桥脑和延脑）表面之蛛网膜呈灰白色混浊似毛玻璃样且略有增厚，有时在侧沟两旁能看到少量灰黄色结核结节散在。脑膜血管明显扩张充血，脑回变平，脑沟变浅。

（17）肾结核　肾体积肿大，切面皮髓境界分不太清，肾实质内有多处较大范围的干酪样坏死病灶，并形成空洞状，部分坏死物质液化破溃穿入肾盏、肾盂，致使肾盂黏膜粗糙或附有坏死物质。

（18）骨结核　脊柱纵切面，见脊柱向后凸起，中间的椎体因发生干酪样坏死，结构被破坏变成楔形（由自身重力压迫造成）。椎体间的椎间盘及棘突也有不同程度的受累破坏。

（19）淋巴结干酪样坏死　标本为淋巴结。体积增大，包膜尚完整，切面淋巴结正常结构消失，呈灰黄色，均质状，如凝固的奶渣一般，又似干酪样，故称为干酪样坏死。

（20）肠伤寒

①髓样肿胀期：标本为回肠一段，肠黏膜面见肿大之集合淋巴结及孤立淋巴滤泡并形成椭圆形或圆形隆起，其长轴与肠之长轴平行。肿胀的集合淋巴结表面凸凹不平外形如脑回状。孤立淋巴滤泡呈较小的圆形隆起。

②溃疡期：回肠一段，髓样肿胀的集合淋巴结和孤立的淋巴滤泡发生坏死、脱落，形成椭圆形或圆形溃疡，但其边缘仍膨胀隆起，底部粗糙.集合淋巴结坏死后形成的溃疡长轴亦与肠管长轴相平行。

（21）细菌性痢疾：结肠黏膜表面覆有一层灰黄色糠屑样假膜，几乎累及整个黏膜面。部分假膜脱落形成表浅溃疡，形状不规则，其底部和边缘较平整，整个肠壁充血肿胀。

2.病理切片

（1）子宫颈鳞状细胞癌　宫颈癌最常见为鳞状细胞癌。切片标本可见癌细胞形成大小及形状不等的癌巢，癌巢周围被纤维结缔组织分隔，其中有淋巴细胞湿润。癌巢中的癌细胞为多角形，大小不一，核大，多形，核深染，核仁明显，可见病理性核分裂像。分化较好的鳞癌，癌巢周边癌细胞的排列与正常鳞状上皮的基底层细胞相似，有时也可见到癌细胞间桥和中心部角化珠；个别癌巢内可见坏死及囊性变。

（2）乳腺癌　乳腺癌切片中，一般常见为实性癌，其癌细胞排列为不规则的实性条索或细胞团，少见典型的腺样排列。癌细胞体积小、核大、浓染、染色质较粗，可见核分裂像。间质丰富，为大量增生的结缔组织，有处可见透明变性。若间质量多，癌细胞少，3～5成群分散于间质内者，称为硬癌。若间质量少，癌细胞多，胞浆丰富呈片块状分布者，称为髓样癌。

（3）结核结节　切片中可见许多圆形的结节状病灶，即为结核结节。结核结节中央常可见干酪样坏死，坏死组织染成粉红色，无结构，有时可见少量细胞核的碎屑。干酪样坏死组织的边缘可见到郎罕巨细胞。周围是上皮样细胞。再外围能见到淋巴细胞和单核细胞。

（4）肠伤寒的肠管　切片取自伤寒病髓样肿胀期的回肠。黏膜及黏膜下层的淋巴组织内网状内皮细胞大量增生，成为单核巨噬细胞，此种细胞体积大，胞浆丰富，染色较淡，核圆形或肾形，常偏于胞体的一侧。胞浆中常吞噬有受损害的淋巴细胞、红细胞及组织的碎屑，称之为伤寒细胞。这些伤寒细胞聚集的集团积为伤寒肉芽肿。淋巴组织内的淋巴细胞数显著减少。肠黏膜部分坏死并脱落形成溃疡。肠壁各层均有充血、水肿、少量淋巴细胞和巨噬细胞浸润。

（5）细菌性痢疾　肠黏膜浅表部分变性、坏死或脱落，有的区域上面附有一层粉染的网状的纤维素性渗出物，其中网罗有中性白细胞及坏死的肠黏膜上皮细胞。整个肠壁明显充血，水肿甚至出血，尤以黏膜及黏膜下层为重，并可见中性白细胞及单核细胞浸润。

练习题

参考答案

1.不属于肉芽肿性炎的疾病是（　）

A.淋病　　B.梅毒　　C.结核病　　D.血吸虫病　　E.伤寒

2.不会出现肉芽肿性病变的疾病是（　）

A.结核病　　B.血吸虫　　C.细菌性痢疾　　D.结节病　　E.伤寒

3.患者，女，48岁。半年前发现左乳外上象限有一无痛性肿块，近期生长较快，直径约4cm。术后病理检查：肿块呈灰白色，质地柔韧，无包膜，界限不清。光镜下瘤细胞大小一致，异型性较小，呈单行串珠状排列。病理诊断应为乳腺（　）

A.粉刺癌　　B.小叶原位癌　　C.导管内原位癌　　D.浸润性小叶癌　　E.浸润性导管癌

4.患者，女，31岁。自诉右乳肿块3个月余，手术中切除活检，见肿瘤剖面较多乳腺导管的断端有黄白色膏样物质溢出。显微镜下：癌细胞分布于乳腺导管内，未突破基底膜，并有坏死物质积聚于乳腺导管内，病理诊断应是（　）

A.乳腺浸润性小叶癌　　B.湿疹样乳腺癌　　C.乳腺粉刺癌

D.乳腺黏液癌　　E.乳腺浸润性导管癌

5.患者，女，50岁。右乳头皮肤脱屑，结痂半年。去除痂皮可见糜烂样创面，刮片细胞学检查：可见大而异型，胞质透明的肿瘤细胞。这种细胞称为（　）

A.镜影细胞　　B. L/H型细胞　　C.陷窝细胞

D. Paget细胞　　E.多核瘤巨细胞

6.与宫颈上皮内瘤变Ⅰ级（CIN Ⅲ）发病关系最密切的是（　）

A. HIV　　B. HSV　　C. HCV

D. HBV　　E. HPV

实验九　缺　氧

引入与思考

患者，男，35岁，农民。当日清晨4时在蔬菜温室为火炉添煤时，昏倒在温室台阶上，4小时后方被发现，急诊入院。病人以往身体健康。体检：体温37.5℃，呼吸24次/分，脉搏110次/分，血压100/70 mmHg，神志不清，口唇呈樱桃红色，其他无异常发现。实验室检查：PaO_2 95mmHg，HbCO 30%，血浆HCO_3^- 13.5mmol/L。

入院后立即给予吸氧，不久渐醒；同时给予纠酸、补液等处理后，病人迅速好转。

思考： 1.该病人发生了何种类型的缺氧？你有哪些依据？

2.该病人的缺氧具体是怎样发生的？

3.该病人为什么会有血浆HCO_3^-减少？

【实验目的】

1.观看教学录像：在小白鼠身上复制乏氧性、血液性、组织中毒性缺氧的动物模型；

2.了解缺氧对呼吸的影响和不同类型缺氧的皮肤黏膜、血液颜色的变化及解救方案。

【实验内容】缺氧是指由于组织供氧减少或用氧障碍引起组织功能、代谢和形态结构异常变化的病理过程。机体从环境中摄取氧气，通过血液中血红蛋白携带，经血液循环输送给组织，组织细胞则通过氧化磷酸化产生能量，维持机体的代谢活动。因此大气、血液、循环及内呼吸是造成缺氧的四个基本环节。缺氧可分为：乏氧性缺氧、血液性缺氧、循环性缺氧和组织性缺氧。

【实验结果】

表5-1　各类型缺氧对比

实验项目	死亡时间（分）	皮肤和口唇颜色	血液颜色	肝脏颜色
乏氧性缺氧				
一氧化碳中毒性缺氧				
亚硝酸钠中毒性缺氧				
氰化钾中毒性缺氧				

引入与思考

吴天一：缺氧环境中的医学攀登者

中国工程院院士，被誉为“中国高原医学研究的奠基人”。他在长达60多年的科研生涯中，深入青藏高原等缺氧地区，为填补我国低氧生理和高原医学研究的空白，做出了杰出贡献。

实地数据采集：为了获取准确的生理、病理数据，吴天一带领团队深入海拔高达4000米以上的高原地区。他们骑马、用牦牛驮着仪器设备，在恶劣的环境中支起帐篷作为临时实验室。据统计，他们共获取了10多万份生理、病理数据资料，为高原医学研究打下了坚实的基础。

自我实验：为了更直观地了解人体在高海拔地区的适应性及高原病的发生机制，吴天一还亲自参与到实验中来。他多次“急行军”向高海拔地区进发，检测应激状态下人体的生理变化。这种勇于探索的精神，为高原医学研究提供了宝贵的实践经验。

练习题

参考答案

1.严重贫血可引起（　）

A.循环性缺氧　　B.低张性缺氧　　C.血液性缺氧

D.组织中毒性缺氧　　E.低动力性缺氧

2.血液性缺氧时（　）

A.血氧容量正常、血氧含量降低　　B.血氧容量降低、血氧含量正常

C.血氧容量、血氧含量一般均正常　　D.血氧容量、血氧含量一般均降低

E.血氧容量增加、血氧含量降低

3.缺氧是由于（　）

A.组织供氧不足或组织利用氧障碍　　B.吸入气中氧含量减少

C.血液中氧分压降低　　D.血液中氧含量降低

E.血液中氧容量降低

4.正常人进入高原或通风不良的矿井中发生缺氧的原因是(　)

A.吸入气的氧分压降低　　B.肺气体交换障碍　　C.循环血量减少

D.血液携氧能力降低　　E.组织血流量减少

5.反映组织利用氧多少的指标是( )

A.动脉血氧含量　　B.静脉血氧含量　　C.静脉血氧饱和度

D. P_{50}　　E.动—静脉血氧含量差

实验十　休　克

引入与思考

5岁女童依依在农家乐游玩时，不慎被毒虫蜇伤，毒素迅速侵入体内，导致脓毒性休克，生命岌岌可危。幸运的是，武汉协和医院专家团队迅速介入，采用先进的血液净化技术，成功清除了依依体内的毒素，挽回了她的生命。

随着夏季高温和虫类活动的增加，毒虫咬伤事件频发。协和医院专家特别提醒家长，带孩子外出时应做好防护措施，穿着浅色、紧口的长袖衣物，以减少暴露。一旦发现孩子出现皮疹、发热、呕吐等症状，应立即就医，以免延误治疗。

依依的病情发展迅猛，入院时左小腿严重肿胀，伴有高张力水泡和破溃创面，炎性指标异常升高，肝肾功能受损，凝血功能也出现障碍。面对这一紧急情况，医院迅速启动救治程序，经过连续16小时的肾脏替代治疗，依依的肾功能有所恢复，但毒素影响仍存。

关键时刻，儿科专家团队决定采用血液灌流串联持续静脉透析滤过技术，成功降低了依依的炎性指标，纠正了脓毒性休克，各脏器功能逐渐恢复。在医护人员的精心治疗和护理下，依依的皮损逐渐好转，目前病情稳定，即将康复出院。这一案例再次凸显了及时救治和专业治疗的重要性。

思考：1.患儿发生了哪种休克?

2.该休克的发病机制包括哪些?

【实验目的】①复制失血性休克的动物模型；②观察失血性休克时和抢救过程中动物的功能代谢变化及微循环改变；③了解失血性休克的抢救治疗方案

【实验原理】休克是多种原因引起的，包括大出血、创伤、中毒、烧伤、窒息、感染、过敏、心脏泵功能衰竭等，以机体微循环功能紊乱为主要特征，并可导致多器官功能衰竭等严重后果的全身性病理过程。失血导致血容量减少，是休克常见的病因。休克的发生与否取决于失血量和失血速度，当血量锐减，如外伤引起的出血、消化性溃疡出血、食管曲张静脉破裂、妇产科疾病所引起的出血等，超过总血量的25%～30%，超出机体代偿的能力，即可引起心排血量和平均动脉压下降而发生休克。

根据失血性休克过程中微循环的改变，将休克分为三期：休克早期（休克代偿期或微循环缺血性缺氧期）、休克中期（可逆性失代偿期或微循环瘀血性缺氧期）、休克晚期（不可逆性失代偿期或微循环衰竭期）。但依失血程度及速度的不同，各期持续时间、机体的功能代谢变化及临床表现均有所不同。

对失血性休克的治疗，首先强调的是止血和补充血容量，以提高有效循环血量、心排血量，改善组织灌流；其次根据休克的不同发展阶段合理应用血管活性药物，改善微循环，必要是可予抗炎等治疗。

【材料与方法】

1.实验动物　家兔（体重2.0kg以上）

2.器材与药品　器材：兔手术台、婴儿秤、兔用器械1套、动脉导管、三通管、气管插管、体温计、注射器（1ml、10ml 、50ml）、输液装置、丝线（7#、1#）、纱布、生物信号采集与处理系统药品：25%乌拉坦溶液、肝素生理盐水、1%普鲁卡因

3.方法与步骤

（1）麻醉固定　家兔称重后，25%乌拉坦溶液按4ml/kg剂量经耳缘静脉注射麻醉，仰卧位固定于兔手术台上，减去手术部位被毛。

（2）颈部手术　从甲状软骨向下作5cm长的颈正中切口，分离右侧颈外静脉、左侧颈总动脉和气管，穿线备用。

（3）启动生物信号采集与处理系统，选择“失血性休克”实验配置。

（4）插管及心电的描记　左侧颈总动脉插入与相应换能器相连的颈动脉导管（预先充满肝素生理盐水），描记血压曲线；右侧颈外静脉插入与相应换能器相连的静脉导管（预先充满肝素生理盐水），深约5cm，描记中心静脉压曲线；气管插管，连接呼吸换能器，描记呼吸曲线；按要求分别将白、红、黑色心电电极放置于动物的左后肢、右前肢和右后肢皮下，描记心电波形。

（5）肝素化处理　按10mg/kg剂量，经颈外静脉输入肝素作肝素化处理。

4.观察项目

（1）观察家兔皮肤黏膜颜色、肛温、心率、血压、中心静脉压、呼吸等一般生理指标。

（2）休克模型复制　打开三通开关，使血液从颈总动脉流入含少量肝素抗凝的50ml注射器内，一直放血使血压（平均动脉压）下降并稳定在40mmHg水平，15～20分钟后观察失血后动物各项生理指标的变化。

（3）抢救治疗：回输原血和生理盐水按1∶1配置的混合液。抢救过程中注意观察各项生理指标是否逐渐恢复正常。

注意事项：①麻醉深浅要适度，麻醉过浅，动物疼痛，可致神经源性休克；过深则抑制呼吸；②动、静脉导管事先用生理盐水充盈，排除空气，导管插入后，经颈外静脉推入肝素作肝素化处理，放血后也应及时往动脉导管内推注肝素生理盐水以免血液凝固；③输

液时应注意三通管的使用，输液装置只能单向与静脉导管相通，不能在输液的同时测中心静脉压。要观察中心静脉压，需关闭输液通道，使换能器与静脉导管单向相通。同样，放血的同时亦不可测血压；④放出来的血要顺着瓶壁流入输液瓶，尽量减少红细胞的损伤。

【实验结果】

1.三次观察家兔各项生理指标结果如表5-2所示。

表5-2 家兔正常各项生理指标

观察指标	呼吸（次/分）	平均动脉压[1]（mmHg）	中心静脉压[2]（mmHg）	肛温（℃）	心率（次/分）	口唇黏膜颜色
放血前						
放血后						
抢救后						

注：1.实验过程中造成家兔失血较多，可能对平均动脉压的测定值产生影响。2.由于实验操作等各方面原因，使得本组右侧颈外静脉导管插管失败，故本组数据并未得到。参考班级其他实验组中心静脉压数据进行讨论分析。3.在截图过程中，可能造成实验数据变化在图线上显示不明显。4.在测抢救后家兔肛温过程中，家兔排出大量透明尿液。

【实验讨论】

1.当血压降至40mmHg以后，停止放血，可以观察到血压有所回升，为什么？

停止放血之后，机体处于休克代偿期，血量可适当恢复，心率加快，血压有所回升。其机制为：

（1）交感神经系统兴奋 ①使大多数器官的阻力血管收缩，在心输出量减少的情况下，来维持动脉血压接近正常值。调节各器官的血流量分布来维持脑和心脏的供血；②容量血管收缩，使回心血量不致下降太多，维持一定的心输出量；④心率明显加快。

（2）毛细血管处组织液重吸收增加 毛细血管前阻力血管收缩，毛细血管血压降低，毛细血管前阻力和毛细血管后阻力的比值增大，故组织液的回流多于生成，使血浆量有所恢复，血液被稀释。

（3）血管紧张素Ⅱ、醛固酮和血管升压素生成增加，通过缩血管作用既促进肾小管对Na^+和水的重吸收，有利于血量的恢复。

2.失血性休克时各观察指标变化的机制是什么？

（1）呼吸变化的机制

①大量失血，交感神经兴奋，毛细血管收缩，外周组织缺血缺氧，毛细血管内气体交换加强，血氧分压降低，使颈动脉体缺氧性兴奋，呼吸频率加快。

②大量失血后，肺动脉压降低，通气血流比值降低，肺泡无效腔增大，使肺代偿性通气减弱。

综合考虑：大量失血时，神经-体液调节较为敏感，主要是交感神经起作用，引起呼吸的加深加快。

（2）血压变化的机制 ①停止放血后，血压有所回升，其机制同讨论1中（1）（2）（3）所述；②大量放血时，血容量急剧下降，有效的循环血量减少，回心血量减少，平均动脉压下降，加之压力感受器反射活动减弱，引起交感神经强烈兴奋，外周血管收缩，组织有效血压灌流量不足，毛细血管通透性增高、血浆外渗、回心血量减少、心排出量进一步减少，血压下降，超越机体的代偿能力，造成失血性休克。

（3）肛温变化的机制　①大量失血时，机体交感、肾上腺活性增加，激活肾素-血管紧张素-醛固酮系统，腹腔内脏和体表小血管收缩，产热减少；②大量扩容治疗时，输入低温液体，体热丧失。

综合考虑，失血性休克时，机体体温下降，随时间推移，体温进行性下降，以致低温的发生。

（4）心率变化的机制　代偿性加快，循环血量减少，中心静脉压降低，心排出量降低，平均动脉压降低，引起心血管反射，抑制迷走神经，刺激交感神经。迷走神经末梢释放乙酰胆碱减少，对M受体兴奋作用降低，负变时作用减弱，而交感神经末梢释放去甲肾上腺素增多，激活β_1受体，产生正变时作用，因此心率代偿性加快。

（5）口唇黏膜颜色变化机制　由于大量失血，交感神经兴奋，血管收缩，外周循环血液流速缓慢，淤滞，使毛细血管内血液与组织气体交换增多，血液含氧降低，还原血红蛋白增多，造成紫绀。

3.失血性休克的抢救原则及措施是什么？采用的是何种治疗方案？效果如何？其机制是什么？

（1）失血性休克的抢救原则是　及时尽早。可采取的措施是：迅速补充充血容量、纠正酸中毒、血管活性药物合理应用和保护重要脏器功能。

（2）采用扩充血容量（回输原血和生理盐水按1∶1配置的混合液），血压急剧回升至正常值水平。机制是：回输原血和生理盐水按1∶1配置的混合液，即补充血容量，有效循环血量、心排血量增加，组织灌流改善，血压恢复。①输液的原因：大量快速补液可以充分补足钠晶体溶液。由于在休克时微循环内血流迟缓，血液粘稠度成倍增加，此时如先输血会使血液处于高凝状态，加重微循环障碍；先输入晶体溶液，能使微循环的血液粘稠度下降，有利于增加微循环的血液。②自身输血可快速恢复血容量，恢复血压。综合考虑，回输原血与生理盐水的混合液可以更好地达到补充血容量，改善微循环的目的。

【实验结论】

1.家兔快速（15分钟）大量失血超过机体总血量的25%～30%后，可造成失血性休克，但通过代偿反应可以在短时间内使血压适当回升。

2.补充血容量（回输原血和生理盐水按1∶1配置的混合液）可使血压上升至正常水平，达到治疗失血性休克的目的。

练习题

参考答案

1.休克是（　）

A.以血压下降为主要特征的病理过程

B.以急性微循环功能障碍为主要特征的病理过程

C.心输出量降低引起的循环衰竭

D.外周血管紧张性降低引起的周围循环衰竭

E.机体应激反应能力降低引起的病理过程

2.低血容量性休克的典型表现不包括(　　)

A.中心静脉压降低　　B.心输出量降低　　C.动脉血压降低

D.肺动脉楔压增高　　E.总外周阻力增高

3.下列哪项不属于高排低阻型休克的特点(　　)

A.总外周阻力降低　　B.心输出量增高　　C.脉压增大

D.皮肤温度增高　　E.动-静脉吻合支关闭

4.下列哪项不是休克Ⅰ期微循环的变化(　　)

A.微动脉、后微动脉收缩　　B.动-静脉吻合支收缩　　C.毛细血管前括约肌收缩

D.真毛细血管关闭　　E.少灌少流，灌少于流

5.休克Ⅰ期“自身输血”主要是指(　　)

A.动-静脉吻合支开放，回心血量增加　　B.醛固酮增多，钠水重吸收增加

C.抗利尿激素增多，重吸收水增加　　D.容量血管收缩，回心血量增加

E.缺血缺氧使红细胞生成增多

6.休克Ⅰ期“自身输液”主要是指(　　)

A.容量血管收缩，回心血量增加　　B.毛细血管内压降低，组织液回流增多

C.醛固酮增多，钠水重吸收增加　　D.抗利尿激素增多，重吸收水增加

E.动-静脉吻合支开放，回心血量增加

实验十一　心力衰竭

引入与思考

患者，男，75岁，农民。主诉：反复胸闷、气促5年，偶感腹胀，间断有颜面部及下肢水肿，且活动耐量下降。现病史：患者因呼吸困难、乏力于2020年12月30日入院就诊。患者自感呼吸困难逐渐加重，伴有咳嗽、气促，活动后加重。无明显胸痛，无发热、咳痰，无恶心、呕吐。既往史：患者既往健康，否认高血压、糖尿病、冠心病等慢性疾病史，无手术史，无输血史，无过敏史。查体：T 36.7℃，P 80次/分，R 22次/分，BP 130/80mmHg。

辅助检查：ECG示窦性心律，ST段呈水平下移，T波倒置。心肌酶及肌钙蛋白Ⅰ升高。心脏彩超示心脏扩大，左室收缩功能降低，LVEF为35%。

思考：1.患者入院诊断为慢性心力衰竭，依据是什么？

2.慢性心力衰竭的临床表现有哪些？

【实验目的】

1.观看教学录像：学习动物急性右心衰竭模型的复制。

2.掌握急性右心衰竭时血液动力学的主要改变。

3.熟悉急性右心衰竭时的病理生理变化及发病机制。

【实验原理】心力衰竭（heart failure）是指心脏泵的功能障碍，使心排出量（cardiac-output）绝对或相对减少，不能满足机体组织代谢需要的一种病理生理过程或综合征。心肌收缩性（myocardial contractility）、前负荷（preload）、后负荷（afterload）和心率（heart rate）是影响心排出量的四个基本因素，当这四个因素出现异常变化时将会导致心排出量减少。例如，心脏本身的病变（心肌炎、心肌病等）、心肌缺血缺氧（冠状动脉的栓塞等）、心脏前后负荷增大（肺动脉栓塞、肺动脉高压等）使后负荷增大即压力负荷（pressure-load）增大；室间隔缺损等血容量增多时增大了心脏的前负荷即容量负荷（volume load）。

本实验通过静脉缓慢注入栓塞剂（液体石蜡），造成广泛的肺小动脉栓塞，导致右心后负荷增加，输出量减少，引起肺动脉高压；而后快速输入大量生理盐水，使回心血量大大增加，又导致前负荷增加，由于右心前、后负荷的过度增加，造成右室收缩和舒张功能降低，从而导致急性右心衰竭（right heart failure）。

【实验方法和步骤】

1.称重、麻醉、固定　家兔称重，耳缘静脉缓慢注入20%氨基甲酸乙酯（5ml/kg）麻醉，麻醉完全后仰卧位固定于兔台上。

2.颈部手术　分离血管包括两侧颈外静脉、左侧颈总动脉，连接检测装置，其具体步骤如下。

（1）颈部备皮。

（2）颈部切口　从甲状软骨向下做颈部正中5～6cm切口。

（3）分离血管　用止血钳沿血管走行方向钝性分离，分别分离左侧颈总动脉和两侧颈外静脉（分离长度为3～4cm），并分别在下方穿2根手术线备用。

3.插管连接实验检测装置

（1）右侧颈外静脉插管与中心静脉压测量装置的压力换能器相连。右侧颈外静脉插入深度5～7cm。

（2）颈总动脉插入动脉套管与生物信号采集系统的血压换能器相连。

（3）左侧颈外静脉连接输液插管，待输液用。（此时保持畅通，滴数为10～15滴/分）

启动生物机能实验系统手术完成后，让动物安静5分钟，开启计算机，用鼠标双击“生物机能实验系统”图标，此时弹出生物信号显示与处理软件的主界面。调整各记录装置，测量各项指标。

4.观察记录　观察并记录正常指标呼吸、心率、动脉血压、中心静脉压。

5.全身肝素化　在右侧颈外静脉套管三通处推注37.5U/ml肝素生理盐水（2ml/kg）。

6.复制急性右心衰竭动物模型

（1）在右侧颈外静脉套管三通处缓慢匀速推注液体石蜡0.5ml/kg，注射时观察记录呼吸、血压、中心静脉压的变化，如有1项波形出现明显变化时立即打标记。

(2)液体石蜡注射完5分钟以后，以约75滴/kg·min的速度大量输入生理盐水，随时记录各项指标的变化，其中一项如有明显变化在坐标曲线上打标记。如输液超过100ml各项指标无明显变化时，停止滴注(即将输液速度调节到最慢，以输液管内血液不凝为宜)，再注射一次相同剂量的液体石蜡，5分钟后再开始大量输液。输液过程中密切观察各项指标的变化：呼吸、血压、心率、中心静脉压、肝-CVP返流实验。

7.尸检 处死家兔并尸检，观察以下各脏器的变化。

剖开胸、腹腔(注意不要损伤脏器和大血管)，观察有无胸水、腹水及其量；观察心脏各腔体积；肺外观；肠系膜血管充盈情况，肠壁有无水肿，肝脏体积和外观情况。最后剪破腔静脉，让血液流出，观察此时肝脏和心腔体积的变化。

【实验结果】

表5-3 急性实验性右心衰竭实验结果

	一般情况	呼吸(次/分)	心率(次/分)	血压(mmHg)	中心静脉压(cmH_2O)	尸检
心衰前						
注栓塞剂后						
输液后						
给药后						

课程思政

干细胞治疗推动者——沈振亚、胡士军

沈振亚教授，苏州大学心血管病研究所所长，国家临床重点专科苏州大学附属第一医院心脏大血管外科主任，2010年度第四届苏州魅力科技人物，他是国内率先将细胞治疗用于心力衰竭的临床科学家。

胡士军教授，苏州大学心血管病研究所副所长、党支部书记，国家高层次青年人才、国家重点研发计划项目负责人、科技部国家重点研发计划干细胞专项首席科学家、2021年度第十五届苏州魅力科技人物、2023年“苏州时代新人”。

长期以来，两位教授团队针对心力衰竭细胞治疗临床瓶颈，在遗传学、分子生物学、材料学、生物工程学等多个领域协同研究，取得了心衰治疗的重大突破：发现了干细胞表观遗传印迹影响其增殖分化后的细胞功能，提出了干细胞表观遗传新理论，由此创建了优选种子细胞的新方法；开展了心脏微环境巨噬细胞调控技术的研究，开发了用于调控心肌微环境的新技术；发现了3D拓扑结构对诱导多能干细胞的分化影响，藉此研发了多种细胞治疗的生物工程学方法。这些关键技术显著提高了细胞治疗心力衰竭的疗效，推动了干细胞治疗的临床转化。

练习题

参考答案

1.心力衰竭的诱因包括( )

A.感染　B.心律失常　C.水电解质紊乱

D.过度运动　E.以上都是

2.心力衰竭早期心脏的代偿不包括( )

A.心率加快　B.红细胞增多　C.向心性肥大

D.心脏紧张源性扩张　E.离心性肥大

3.心力衰竭早期心外的代偿不包括( )

A.肾素-血管紧张素-醛固酮系统被激活

B.组织利用氧能力增加

C.心率加快

D.交感-肾上腺髓质系统兴奋

E.红细胞增多

4.左心衰竭的表现不包括( )

A.端坐呼吸　B.劳力性呼吸困难　C.夜间阵发性呼吸困难

D.肝淤血　E.心源性哮喘

5.右心衰竭的表现不包括( )

A.端坐呼吸　B.胃肠淤血　C.少尿

D.肝淤血　E.水电解质紊乱

实验十二　肾功能不全

引入与思考

3月14日是世界肾脏病日，25岁小张独自一人在杭州工作。近期，小张常常觉得胸闷气急，夜间平躺困难，于是来到了医院检查，检查结果显示小张的血肌酐值超过300 μmol/L，男性正常值为53-106μmol/L左右，他的血肌酐指标已经远远超过正常指标，血压也达到221/145mmHg，胸腔积液、心包积液明显。入院后，小张确诊为恶性高血压引起的心衰、急性肾衰竭。尽管经过治疗后小张的肾功能有了明显好转，但还是不免让人疑惑，年纪轻轻的他没有相关病史，病情为何会如此严重？医生在排除遗传因素、药物影响等多个原因后，把目标放到了小张的日常饮食起居上。由于小张工作压力大，点外卖成了一种常态，而且他还钟爱辛辣咸香的食物。久而久之，被高盐高油食物包围的他，血压越来越高，演变成恶性高血压，进而引起急性肾衰竭。好在经过一段时间的治疗后，患者的情况趋于稳定，肌酐指标也趋于正常。

思考：请试从上述案例中得出关于急性肾衰竭病理机制及对人体的影响。

（一）开展相关实验，并观看实验相关录像

【实验目的】复制急性中毒性肾衰动物模型，通过对肾功能指标的检测及肾脏形态学改变的观察，了解中毒家兔肾功能的改变。判断、分析致病因素及导致急性肾衰的可能发病机制。

【实验原理】肾脏是一个多功能器官，其主要功能之是泌尿功能。肾脏通过调节肾血流、肾小球滤过率、肾小管排泌与重吸收以及排泄体内代谢物质以维持机体内环境的稳定当肾血流量减少，肾小球滤过率下降或肾小管排泌重吸收功能障碍时，肾的泌尿功能受到影响，从而导致肾功能不全。

ARF发病机制的中心环节是GFR的降低，肾血流量减少，肾小管阻塞、肾小管原尿回漏或肾细胞损伤等均可导致GFR的降低。本实验通过皮下注射1%$HgCl_2$造成家兔急性肾小管性坏死。

通过本实验学习复制急性中毒性肾衰动物模型；观察肾衰家兔的一般状态、酚红排泄率、肌酐清除率等变化；观察急性肾衰时肾脏大体形态；根据实验指标，判断、分析急性肾衰的发病机制及病理生理变化；对急性肾衰的病因、发病机制和功能代谢变化加深理解。

【实验对象】健康家兔1只，体重为1.5～2.5kg，雌雄不限。

【药品和器材】药品：1%$HgCl_2$、生理盐水、25%氨基甲酸乙酯、0.6%酚红、20%葡萄糖、10%NaOH；器材：手术器械一套，注射器、试管加样器、721分光光度计、水浴锅、离心机。

【实验方法和步骤】

1.复制肾功能衰竭模型　于实验前一天，取两只家兔，称重，一只皮下或肌肉注射1% $HgCl_2$，（0.8～1.0ml/kg）造成急性肾功能衰竭，为实验组兔；另一只皮下或肌肉注射等量的生理盐水（1.0ml/kg）作为对照组兔。观察24小时后，比较两组动物的一般状态、活动情况与尿量。家兔称重，耳缘静脉注射25%氨基甲酸乙酯4.0ml/kg，待动物麻醉后，固定于兔台。

2.家兔心脏采血3～5ml置于一干燥管中（不抗凝），放置10分钟后，3000转/分钟离心，小心吸取血清置于另一干燥管中15分钟，备测血肌酐。如果心脏采血失败，则颈总动脉采血，颈部正中剪毛，切开皮肤，分离左侧颈总动脉，在动脉下穿两根丝线，用一根丝线结扎动脉的远心端，近心端用动脉夹夹闭，在结扎线下方的动脉壁上剪－小斜口，然后向心脏方向插入动脉导管放血3ml备测血肌酐。

3.分离右侧颈外静脉，插管用于输液。输液速度一定要慢。下腹部正中剪毛，在耻骨联合上约1.5cm处做切口，长约4cm，暴露膀胱，用注射器收集2ml尿液于试管中，做尿肌酐检查。

4.在膀胱底部，找出两侧输尿管，并分离在近膀胱端结扎输尿管，稍等片刻。待其略充盈后，用眼科剪剪一小口，向肾脏方向插入一细塑料管（塑料管事先用肝素冲洗或充满肝素），结扎并固定，用于收集尿液。

5.酚红排泄率测定　两组家兔分别耳缘静脉注射0.6%酚红溶液（1ml/kg），接着从颈外静脉插管处注射20%葡萄糖溶液（30ml/kg）。收集从开始注射酚红起15分钟或30分钟的尿液。换算成单位时间的尿量（ml/min）。

6.测酚红排泄率　收集注射酚红后的全部尿液移入500ml量筒内，加入10% NaOH 10ml，使之显色，再加入自来水至500ml摇匀。从量筒中吸出尿液置于试管中，与标准管比色管进行比较，即为15分钟、30分钟酚红排泄率。

7.测血肌酐　将静置后心脏采血的血用离心机2000转/分钟离心5分钟，小心吸取血清置于另一干燥试管中，测血肌酐用。取硬质试管3支编号，分别为空白管、标准管及测定管。按表1加样，混匀37℃水浴30分钟，用分光光度计以波长510nm，空白调零，读OD值。然后各管液体倒回试管，加50%乙酸溶液两滴，静置6分钟后，再测OD'值。按公式Cr（mg%）=（OD测–OD'测）/（OD标–OD'标）×0.01/0.2×100（正常值=0.7～0.8mg%）。

表5-4　血清肌酐测定

单位/ml	空白管	标准管	测定管
肌酐标准应用液/（0.5mg/mg）	–	0.2	–
血清	–	–	0.2
蒸馏水	0.2	–	–
碱性苦味酸	2.0	2.0	2.0

8.测尿肌酐　按表2中步骤操作；混匀，放10分钟后加蒸馏水6.0ml，摇匀，用分光光度计以波长530nm，空白调零，读取OD值，按公式计算尿肌酐值［Cr］p（mg%）=$OD_{测}/OD_{标}$×0.05mg×100ml/0.1ml。

表5-5　尿肌酐测定

单位/ml	空白管	标准管	测定管
尿液（原尿或1：50稀释）	–	–	0.1
尿肌酐标准应用液	–	0.1	–
蒸馏水	0.1	–	–
碱性苦味酸	2.0	2.0	2.0
1.25% NaOH溶液	0.5	0.5	0.5

9.计算内生肌酐清除率

内生肌酐清除率=尿中肌酐含量/血中肌酐含量×尿量（ml/min）

10.肾形态学观察　于耳缘静脉注射10ml空气处死家兔，解剖取出脏，沉重，计算肾脏与体重之比（即肾系数），并观察肾外形、质地、包膜，最大径纵向剖开肾脏，观察肾切面包膜、肾实质色泽、皮髓质结构改变。

【实验结果】

家兔的血肌酐、尿肌酐数据表

管号	对照组			模型组		
	血肌酐		尿肌酐	血肌酐		尿肌酐
	加乙酸前	加乙酸后		加乙酸前	加乙酸后	
标准管						
测定管						

对照组和模型组家兔各项生化指标

	血清肌酐 [Cr]p(mg%)	尿肌酐 [Cr]u(mg%)	尿肌酐/血肌酐	酚红排泄率(%)	肾比重 (g/kg)	内生肌酐清除率
对照组						
模型组						

结果说明：与正常组的家兔对比，急性肾功能不全的家兔血清肌酐升高，尿肌酐明显降低，每分钟的尿量减少，内生肌酐清除率明显下降 酚红排泄率下降，肾系数降低。正常肾脏颜色为红褐色，切面色泽鲜艳，皮髓质分界清晰。模型组的家兔肾脏重量增加，肾脏颜色苍白，表面肿胀，切面为苍白色，皮髓质分界不清，偶有淤血。

（二）病例讨论

患者，男，30岁，车祸致整个右腿严重创伤，约5小时后才得到救护。

体检：血压8.6/5.3kPa（65/40mmHg），脉搏105次/分，呼吸25次/分。伤腿发冷、发绀，从腹股沟以下开始往远端肿胀。膀胱导尿，300ml。在其后30～60分钟内经输液治疗，病人循环状态显著改善，右腿循环也有好转。经补液和甘露醇使血压恢复至14.6/9.3kPa（110/70mmHg），但仍无尿。

入院时血K^+为5.5mmol/L，输液及外周循环改善后为8.6mmol/L，行截肢。右大腿中段截肢，静注胰岛素、葡萄糖和用离子交换树脂灌肠后，血K^+暂时降低，高钾血症的心脏效应经使用葡萄糖酸钙后得到缓解。

伤后72小时内病人排尿总量为200ml，呈酱油色，内含肌红蛋白。在以后的22大内，病人完全无尿，持续使用腹膜透析。

病程中因透析而继发腹膜炎，右下肢残余部分发生坏死，伴大量胃肠道出血。

伤后第23天，平均尿量为50～100ml/24h，尿中有蛋白和颗粒、细胞管型。

血小板56×10^9/L（正常100×10^9/L），血浆纤维蛋白原1.3g/L（正常1.7g/L），凝血时间显著延长，3P试验阳性。

BUN（尿素氮）17.8mmol/L（50mg%，正常10～15mg%），血清肌酐388.9μmol/L（4.4mg%，正常值<150μmol/L），血钾6.5mmol/L，pH 7.18，$PaCO_2$ 3.9kPa（30mmHg）。

虽采取多种治疗措施，但病人一直少尿或无尿，于入院第41天死亡。

请根据上述病例资料讨论并完成下列问题：

【病理过程】

【发病机理】

【防治原则】

引入与思考

“最美志愿者”廖智：帮助更多的截肢者走到阳光下

廖智原本是一位青春靓丽的舞蹈老师，但汶川地震却改变了她的命运。一场地震将廖智和婆婆，还有10个月大的女儿埋进了废墟，26个小时后，廖智被救出，却永远失去了孩子和婆婆，也永远失去了双腿。不过，这并没有打垮廖智：她用被截肢的双腿继续跳舞，成为了一名无腿舞者；她热心公益，2013年，雅安地震后，廖智选择以志愿者的身份前往灾区，被称为“最美志愿者”；她还“感同身受”地关注肢残者，鼓励他们参与社会活动，展示自己的“不完美”。

如今，十年过去了，现在的廖智有了新的家庭，她和丈夫每个月都会组织一次私人名义的聚会，参与的都是因意外截肢的朋友们，一起分享他们的经历和故事，给他们勇气，鼓励他们光明正大地走到阳光下，去享受本就属于自己的尊严和平等。

和其他大部分截肢者不同的是，廖智绝大部分时间都不依靠轮椅——做志愿者、跑马拉松、攀岩……她说：“不是关上门舔伤口，而是发生了的事，只有接受，而不是抗拒和隐藏。”廖智是勇敢的，在大家印象中，她是一个从来不曾为失去而痛苦的人。在她脸上，最常见的，是她充满自信、仿佛能够融化冰川的阳光笑容。

练习题

参考答案

1.引起肾前性急性肾功能不全的病因是(　　)

A.汞中毒　　B.急性肾炎　　C.肾血栓形成

D.休克　　E.尿路梗阻

2.肾功能不全的发生机制中原尿“漏回”是由于(　　)

A.肾小管阻塞　　B.原尿流速过慢

C.肾小管上皮细胞坏死脱落　　D.肾间质水肿

E.肾小球滤过率下降

3.下列哪项不是因原尿回漏所引起的( )

A.少尿　　B.肾间质水肿　　C.肾小球滤过率下降

D.渗透性利尿　　E.原尿流速缓慢

4.判断肾功能不全程度的最可靠的指标是( )

A. NPN　　B. BUN　　C.电解质紊乱情况

D.代谢性酸中毒　　E.内生肌酐清除率

5.急性肾功能不全少尿期，输入大量水分可导致( )

A.低渗性脱水　　B.高渗性脱水　　C.等渗性脱水

D.黏液性水肿　　E.水中毒

6.下列哪项不是急性肾功能不全的临床表现( )

A.高钙血症　　B.高钾血症　　C.代谢性酸中毒

D.氮质血症　　E.少尿

7.下列哪项不是引起肾小管功能障碍的主要原因( )

A.严重休克　　B.汞中毒　　C.严重挤压伤

D.免疫复合物　　E.严重溶血

第六篇 药理学

实验一 药物剂量对药物作用的影响

引入与思考

43岁的王先生因感冒发烧，持续出现鼻塞、流涕、咳嗽等症状，十分难受，于是去药店买了三种感冒退烧药。因为想快点康复，将药物用量加倍。原本一次两颗的量加成了四颗，王先生还认为中西药结合疗效更好，吃过西药不到两小时后，又用上了抗感冒的中成药。用药三天后，王先生早上起床时感觉很不舒服，和妻子说了几句话后便卧床不起，家人立即将他送入医院。入院时，王先生呈昏迷状态，检查还发现存在肝功能衰竭、肾功能衰竭和严重的凝血功能异常情况，很快就出现了呼吸衰竭，转入重症医学科抢救5天后才脱离生命危险。据主管医师介绍，王先生所使用的三种感冒药的主要成分均为对乙酰氨基酚，但王先生缺乏用药常识，生病时急于求成，将这些药物混用，又存在肝病，才导致药物过量出现中毒反应。普通患者如果按照药品说明书的推荐剂量或遵照医嘱或药师建议服用，中毒的可能性实则微乎其微。

思考： 你在日常生活中是否见过超量用药的行为？试举例。这种用法对患者有何影响？

【实验目的】

1. 观察药物的不同剂量对药物作用的影响。
2. 理解临床用药时应严格掌握用药剂量的重要性。

【实验原理】 水合氯醛是三氯乙醛的水合物，对中枢神经系统具有普遍性抑制作用，随着用药剂量的增加依次可引起动物镇静、催眠、抗惊厥、麻醉作用，直至抑制延髓呼吸及血管运动中枢，导致死亡。当给予镇静剂量时，其安全范围较大，目前临床可用于儿童辅助检查前的镇静催眠，其类似于巴比妥类的具有中枢神经抑制作用，引起近似生理睡眠的效果，催眠作用可靠且无明显后遗作用。水合氯醛麻醉效果较差，且麻醉剂量下即可引起明显的呼吸循环抑制，其安全范围小。

【实验对象与用品】

实验对象：小白鼠3只

药品：2%水合氯醛溶液

实验器材：天平1台、钟罩2个、1ml注射器3支

【实验方法与步骤】

1.取小白鼠3只，编号、称重后，分别放入钟罩下观察正常活动。

2.甲鼠腹腔注射2%水合氯醛溶液0.05ml/10g，乙鼠腹腔注射2%水合氯醛溶液0.1ml/10g，丙鼠腹腔注射2%水合氯醛溶液0.15ml/10g。

3.给药后分别放回钟罩内，观察并比较活动情况，翻正反射消失及恢复时间，以此计算药物作用维持时间。

【实验结果】将实验结果记录于表6-1中。

表6-1 不同给药剂量对药物作用的影响（水合氯醛实验法）

鼠号	体重（g）	剂量（mg）	给药时间	反射消失时间（分）	反射恢复时间作用（分）
甲					
乙					
丙					

【实验讨论】统计全部全班同学的实验结果，药物剂量与药物作用的关系及其重要意义。

【实验注意事项】

1.注意取体重相近的小白鼠，并做好动物的编号（标记）

2.小鼠腹腔注射注意给药方法，注射部位为腹部的左、右下外侧1/4的部位，将注射器针头刺入皮下，沿皮下向前推进3～5mm，接着使针头与皮肤呈45度角刺入。

3.翻正反射的观察：正常小鼠可保持站立姿势，如将其翻转呈背位仰卧，小鼠会立即翻正过来，这种反射称为翻正反射。如果中枢神经受到严重抑制，翻正反射则消失。实验观察小鼠翻正反射时：将小鼠置于背卧位时，如超过60秒不能翻正者，即可认为翻正反射消失。

4.小白鼠中枢神经受抑制的动物表现为蜷缩少动、闭目静卧、翻正反射消失和呼吸停止，分别体现了药物的镇静、催眠、麻醉和呼吸麻痹四种作用。

【思考题】联系本次实验结果，讨论日常生活中严格遵循药品说明书用量用药的必要性。

☞ 课程思政

服药遵守医嘱，谨防滥用超量

我国的用药指南明确规定，甲氨蝶呤治疗类风湿关节炎的口服剂量通常为“7.5～15mg/周”，应根据患者的病情及治疗反应调整剂量。甲氨蝶呤过量服用会导致抑制骨髓造血功能，导致血细胞减少，并可继发贫血、出血、感染；药物过量亦可引起肝肾损害及黏膜反应等表现。刘医生立即为孙师傅办理了住院。入院后，经过积极治疗，孙师傅的血常规逐渐恢复正常，口腔溃疡、皮肤破溃痊愈康复出院。

药物是把双刃剑，在治疗疾病的同时，也可能存在一定的副作用，而超剂量用药会使药物的毒副作用放大很多倍，甚至出现不可逆的损伤。医生再次提醒公众：“服药遵医嘱，禁止滥用药，谨防药超量”。

练习题

参考答案

1.连续用药时按初始剂量给药，效果减弱需加大剂量才可维持疗效，这是机体对药物的(　)

A.依赖性　　B.选择性

C.习惯性　　D.耐受性

2.药物吸收后对某些组织、器官产生明显作用。而对其他组织、器官作用很弱或几乎无作用，称为药物作用的(　)

A.受性　　B.依赖性

C.选择性　　D.高敏性

3.影响药物疗效的药物方面因素有(　)

A.给药途径　　B.给药剂量

C.药物剂型　　D.以上都是

4.患者对药物反应的个体差异不包括(　)

A.高敏性　　B.耐受性

C.耐药性　　D.遗传因素的差异

5.药物的配伍禁忌主要指(　)

A.吸收后和血浆蛋白的竞争性结合

B.配制过程中发生的物理或化学变化

C.肝药酶活性的抑制

D.从肾脏排泄受抑制

6.两种药物合用时作用的减弱，可由下述因素造成(　)

A.抑制经肾排泄　　B.血浆蛋白竞争结合

C.抑制　　D.肝药酶诱导

7.药物在药动学上的相互作用有(　)

A.在受体结合上的竞争　　B.在血浆蛋白结合上的竞争

C.对同一生理系统的拮抗　　D.诱导肝微粒体酶活性

实验二　有机磷酸酯类中毒及解救

引入与思考

患者，女，43岁，因与家人争执服用了约200ml敌敌畏，送入当地卫生院行洗胃等相关治疗，患者病情未见明显好转，于次日转至上级医院急诊科就诊。当时，患者出现昏迷、高热、消化道大出血及吸入性肺炎，入院前半小时突发呼吸心跳骤停，经心肺复苏10分钟后自主心律恢复，但患者出现抽搐不止，高热不退，意识呈深昏迷，瞳孔散大，点头样呼吸，心率150～160次/分，循环需大剂量去甲肾上腺素维持，肢端湿冷，整个颜面部肿胀明显，口鼻广泛出血，生命垂危，经医院重症医学科会诊后立即收入重症医学科。经呼吸机辅助呼吸、去甲肾上腺素联合血管加压素维持血压、维持内环境稳态等综合支持治疗，3天后患者病情出现好转，消化道出血停止，呼吸循环较前稳定。但转院后第4天，患者血压再次波动，难以维持，医护团队通过床旁超声、有创血流动力学等监测治疗，精准液体管理，抗感染，营养支持等积极治疗，患者循环勉强维持。至第8天，患者苏醒，并于第9天成功拔除气管导管。第10日出院时患者可自主经口进食、四肢可自主活动，无神经损伤后遗症，平安康复出院。

思考：有机磷中毒后患者会出现哪些症状？有哪些特异性的解救药物？

【实验目的】学会观察敌百虫中毒的表现，并比较阿托品、解磷定的解毒效果。

【实验原理】有机磷农药（有机磷酸酯类）为持久性抗胆碱酯酶药，主要用作农业杀虫剂和化学战争毒剂。进入体内后，农药中含有的有机磷酸酯类可以与胆碱酯酶牢固地结合，其结合点位于胆碱酯酶的酯解部位丝氨酸残基的羟基，磷氧二原子易于形成共价键结合，生成难以水解的磷酰化胆碱酯酶。结果使胆碱酯酶失去水解Ach的能力，造成体内Ach大量聚集，引起一系列中毒症状，包括M症状、N症状和中枢神经系统症状。如果不及时抢救，酶在几分钟或几小时内老化，形成更稳定的单烷氧基磷酰化胆碱酯酶。此时即使使用胆碱酯酶复活药，也不能恢复酶的活性，必须等待新生的胆碱酯酶出现，需要15～30天，因此有机磷酸酯类农药中毒要迅速抢救。

阿托品为M受体阻断药，能迅速解除M样症状及部分中枢症状。碘解磷定为胆碱酯酶复活药，可恢复胆碱酯酶水解Ach的活性，并可直接与游离的有机磷农药结合成无毒的物质，从尿排出，从而解除有机磷酸酯类中毒症状。

【实验对象与用品】

实验对象：家兔1只。

药品：5%敌百虫、2.5%解磷定、0.2%阿托品。

实验器材：家兔开口器1只、胃管1只、10ml注射器1支、20ml注射器1支、头皮针1个、250ml烧杯1个、天平1台、瞳孔量尺1把、滤纸。

【实验方法与步骤】

1.取家兔1只，称重。观察并记录活动情况、呼吸、瞳孔大小、唾液分泌、大小便、肌张力及有无肌震颤等（见附表）。

2.经胃管灌入5%敌百虫20ml/kg。随时观察并记录上述各指标的变化。

3.经兔耳缘静脉注入0.2%阿托品2ml/kg，观察并记录各项指标。

4.然后再注射2.5%解磷定2ml/kg，观察并记录各项指标。

【实验结果】将实验结果记录于表6-2中。

表6-2　有机磷酸酯类中毒及解救结果记录

	用药前	用敌百虫后	用阿托品后	用解磷定后
一般情况				
左眼瞳孔				
右眼瞳孔				
唾液分泌				
呼吸频率				
大小便情况				
肌张力、肌颤				

【实验讨论】统计全部全班同学的实验结果，分析阿托品及解磷定救治有机磷酸酯类农药中毒的特点。

【实验注意事项】

1.敌百虫可以从皮肤吸收，手接触后应立即用自来水冲洗，且勿用肥皂，因其在碱性环境中可转变为毒性更大的敌敌畏。

2.灌胃时勿将胃管插入气管（若插入气管，其外露部分置于水中有气泡，或动物有呛咳、紫绀），应确保胃管在胃中时再推敌百虫。

3.灌胃完毕后，应注入空气（或生理盐水）使导管内残留药物全部注入胃中，然后先抽出胃管，再取下开口器，以防家兔咬断胃管。

4.敌百虫中毒症状出现稍慢（30～40分钟左右），必须待中毒症状明显后才进行解救（以瞳孔缩小到只有3～4mm为准），测量瞳孔时，注意光线强弱前后一致。

5.记录唾液时用滤纸直接在兔口唇处按压1秒后，用笔圈出湿润范围的大小并写上观察序号以便前后比较；大、小便可分别记录其有无及数量多少。

【思考题】有机磷酸酯类农药中毒的机制是什么？为什么解救药物越早应用疗效越好？

练习题

参考答案

1.急性有机磷酸酯类中毒症状中，不属于M样症状的是(　　)

A.腹痛、腹泻　　B.流涎　　C.瞳孔缩小

D.尿失禁　　E.肌肉颤动

2.有机磷酸酯类的毒性作用是由于(　　)

A.乙酰胆碱水解过多　　B.乙酰胆碱水解过少　　C.乙酰胆碱合成过多

D.乙酰胆碱合成过少　　E.乙酰胆碱释放过多

3.下列药物中，属于胆碱酯酶复活药的是(　　)

A.新斯的明　　B.安贝氯铵　　C.氯解磷定

D.阿托品　　E.毒扁豆碱

4.解磷定解救有机磷酸酯类中毒的机制是(　　)

A.阻断M胆碱受体　　B.阻断N胆碱受体

C.直接对抗乙酰胆碱　　D.使失去活性的胆碱酯酶复活

E.使胆碱酯酶活性受到抑制

5.碘解磷定解救急性有机磷酸酯类中毒时，改善作用最明显的症状是(　　)

A.腹痛、腹泻　　B.流涎

C.瞳孔缩小　　D.尿失禁

E.肌肉颤动

6.敌百虫口服中毒时，哪一项处理是错误的(　　)

A.生理盐水洗胃　　B.碳酸氢钠溶液洗胃

C.高锰酸钾溶液洗胃　　D.硫酸镁导泻

E.及早使用阿托品

7.对一口服有机磷农药中毒的患者，下列抢救措施中错误的是(　　)

A.迅速洗胃

B.及早、足量、反复注射阿托品

C.待阿托品疗效不好时，加用碘解磷定

D.吸氧

E.硫酸镁导泻

8.阿托品不能解除有机磷酸酯类中毒的哪一毒性症状(　　)

A.瞳孔缩小　　B.呼吸道分泌物增多

C.骨骼肌震颤　　D.腹痛、腹泻

E.肺部湿罗音

9.在抢救有机磷酸酯类急性中毒过程中，若患者出现瞳孔扩大、全身皮肤干燥、颜面潮红、心率加快，此时应采取什么措施(　　)

A.加大阿托品用量　　B.阿托品逐渐减量至停药
C.加大碘解磷定用量　　D.立即停用阿托品
E.用新斯的明对抗

10.有机磷酸酯类急性中毒症状中，属于N样症状的是（　）
A.腹痛、腹泻　　B.流涎
C.瞳孔缩小　　D.尿失禁
E.肌肉颤动

实验三　普鲁卡因与丁卡因毒性比较

引入与思考

患者，女，25岁，体重50kg。一般状况良好，心肺无异常，无药物过敏史，普鲁卡因皮试阴性。慢性阑尾炎急性发入院拟于局麻下行阑尾切除术。术前用药苯巴比妥100mg肌注。术中未开放静脉无任何监测。局部浸润及阑尾系膜封闭共用局麻药70ml。10分钟后关腹时病人主诉胸闷、头昏随即抽搐、惊厥。麻醉医生检查发现患者呼吸微弱，末梢紫绀，心音不清。经核查为误用丁卡因。立即面罩加压吸氧同时开放静脉。静脉给予地西泮10mg，地塞米松10mg，西地兰0.3mg，速尿10mg等对症处理30分钟后呼吸恢复正常，循环稳定。观察30分钟后送回病房。继续监测生命体征无任何后遗症术后7天出院。

思考：1%丁卡因与1%普鲁卡因的临床应用有何不同？

【实验目的】比较普鲁卡因和丁卡因的毒性大小，以对药物进行全面评价。

【实验原理】局部麻醉药的化学结构一般由亲脂的芳香环基、亲水氨基及其中间链部分组成，其亲脂性可使药物在作用点的分布增加，血浆脂酶和肝脏酶的代谢率降低，因而使其效能和作用都增加。目前认为局部麻醉药在钠通道上的受体是疏水性的，所以疏水性强的药物和受体的亲和力也增加，也使药物的毒性增加。其毒性反应主要表现为中枢神经系统和心血管系统的毒性。发生的原因是在一定时限内误用了超剂量或有过量局麻药直接注入血液循环内，以致血药浓度骤然超限。丁卡因脂溶性高，毒性为普鲁卡因的10～20倍，且急性中毒反应发生突然，常无早期症状表现，却出现抽搐、呼吸心跳停止等严重反应，故一般不作浸润麻醉。

【实验对象与用品】

实验对象：小鼠2只。

药品：0.5%盐酸普鲁卡因溶液，0.5%盐酸丁卡因溶液。

实验器材：天平1台，鼠笼或大烧杯1只，1ml注射器2只。

【实验方法与步骤】

1.取小鼠2只，称重编号标记，观察其正常活动。

2.甲鼠腹腔注射0.5%盐酸普鲁卡因溶液0.15ml/10g，乙腹腔注射0.5%盐酸丁卡因溶液0.15mL/10g。

3.观察和记录给药后两鼠活动的变化，出现惊厥的时间、程度和最后结果。

4.汇集全班同学的实验结果，比较两药的毒性大小。

【实验结果】将实验结果记录于表6-3中。

表6-3 普鲁卡因与丁卡因的毒性比较

鼠号	体重	药物与用量	惊厥潜伏期	惊厥表现与程度	结局	备注
甲						
乙						
丙						
丁						

【实验讨论】以惊厥发生率和死亡率为指标，统计全部全班同学的实验结果，评价普鲁卡因和丁卡因的毒性。

【实验注意事项】

1.药物剂量一定要准确计算。

2.腹腔注射给药时，小鼠体位呈头低尾高，使腹腔脏器下移，减少针头刺破内脏的风险；针头刺进时应与腹壁成约45°角为宜，以防角度小注入皮下而影响药物作用的观察结果。

3.惊厥症状表现为躁动不安、竖尾、抽搐、严重者死亡，实验中观察到的症状从轻至重都要填写。

【思考题】联系本次实验结果，讨论常用局部麻醉药的毒性及其防止中毒的方法。

练习题

参考答案

1.局麻药对神经纤维的作用是（　）

A.阻断Na^+内流　　B.阻断Ca^{2+}内流

C.阻断K^+内流　　D.阻断Ach释放

E.阻断Cl^-通道

2.局麻药中毒时的中枢症状是（　）

A.出现兴奋现象　　B.出现抑制现象

C.先兴奋，后抑制　　D.先兴奋，后抑制，或两者交替重叠

E.以上都不是

3.延长局麻药作用时间的常用办法是（　）

A.增加局麻药浓度　　B.加入少量肾上腺素

C.注射麻黄碱　　D.增加局麻药溶液的用量

E.调节药物溶液pH至微碱性

4.局麻药吸收过量所引起的症状，哪项上错误的（ ）

A.先兴奋，后抑制　B.心缩力增强

C.血压下降　D.心律失常

E.呼吸中枢麻痹致死

5.局麻作用最强的药物是（ ）

A.普鲁卡因　B.丁卡因　C.利多卡因　D.丙胺卡因　E.布比卡因

6.毒性最大的局麻药物是（ ）

A.普鲁卡因　B.丁卡因　C.利多卡因　D.丙胺卡因　E.布比卡因

7.腰麻时应用麻黄碱的目的是（ ）

A.对抗局麻药的扩血管作用以防止血压下降

B.防止麻醉过程中产生的血压下降

C.预防过敏性休克

D.延长局麻持续时间

E.防止出血

实验四　地西泮的抗惊厥作用

引入与思考

李大伯今年59岁，务工时左手食指不慎被电锯割伤，简单包扎后并未重视。一周后，手指创口未见好转，疼痛加剧，创口发黑。吃午饭时，发现自己嘴巴张不开，咀嚼无力，言语不清，难以进食，随即又感觉呼吸困难，乏力，颈部无法转动。工友们立即将他送入医院治疗。

经急诊医师查体，并结合相关检查后，诊断为“破伤风重症”，并转入急诊重症监护室治疗。入院当天，病情仍在进展，肌肉痉挛发作频繁，张口困难、牙关紧闭、痰液增多、胸闷气短、呼吸困难、心率加快、下肢无法移动，并出现肺部并发症。医护团队积极抢救后，患者全身痉挛症状得到缓解；后续李大伯又出现了发热，肺部感染、呼吸困难等情况，病情较为严重；通过气管插管，持续呼吸机辅助通气，解决患者咽喉部肌肉痉挛引起的呼吸困难症状；右侧颈内静脉穿刺置管，打开患者治疗用药、补充营养的血管通道；通过持续镇静、镇痛、肌松、血管活性药物泵入维持循环等对症治疗措施，李大伯病情逐渐好转，并于入院后第40天康复出院。

思考：破伤风患者可否应用地西泮治疗，为什么？

【实验目的】

1.观察地西泮的抗惊厥作用，并联系其临床应用。

2.观察尼可刹米过量用药对机体的影响。

【实验原理】尼可刹米是一种中枢兴奋药，主要直接兴奋延髓呼吸中枢，也可刺激颈动脉体和主动脉体化学感受器，反射性兴奋呼吸中枢，可提高呼吸中枢对CO_2的敏感性，使呼吸加深加快。选择性较高，其作用温和，安全范围较大，对大脑皮层、血管运动中枢等兴奋的作用较弱；但如果过量用药，亦可能导致中枢普遍性兴奋，甚至惊厥发作。地西泮是一种常用的苯二氮䓬类镇静催眠药，具有抗焦虑、镇静催眠、抗惊厥、抗癫痫及中枢性肌肉松弛等作用。

【实验对象与用品】

实验对象：小鼠2只。

药品：0.05%地西泮注射液、2.5%尼可刹米注射液、0.9%氯化钠注射液。

实验器材：天平1台，钟罩4个、1ml注射器4支。

【实验方法与步骤】

1.取小白鼠2只，编号、称重。

2.两只小白鼠均腹腔注射2.5%尼可刹米0.2ml/10g。

3.待小白鼠出现惊厥后，甲立即腹腔注射0.9%氯化钠注射液0.2ml/10g，乙立即腹腔注射0.05%地西泮注射液0.2ml/10g，观察并记录小鼠用药后反应。

【实验结果】将实验结果记录于表6-4中。

表6-4 地西泮的抗惊厥作用

	鼠号	体重(g)	2.5%尼可刹米	药物及剂量	给药后惊厥发生情况
甲				0.9%氯化钠	
乙				0.05%地西泮	

【实验讨论】统计全部全班同学的实验结果，评价地西泮的药效。

【实验注意事项】

1.小鼠应用尼可刹米后，活动增多，较为活跃，不易给药，可调整给药次序，先给予地西泮预处理，再给予尼可刹米处理，亦可观察出地西泮的效应；应用尼可刹米后，将小鼠置于钟罩内观察，防止动物在实验台面跑动。

2.药物致小鼠惊厥实验过程中，由于动物间个体差异，如实验现象出现较慢，对动物轻微机械刺激可加速出现，但要保持对两鼠的刺激强度相同。

3.小鼠的惊厥症状可表现为躁动不安、竖尾、后肢强直、抽搐等，严重者死亡，实验中出现的症状从轻至重都要填写。

【思考题】联系本次实验结果，讨论地西泮的抗惊厥作用及其临床应用价值。

☞ 课程思政

慎用麻精药品，避免违法犯罪

“被告人刘某因犯贩卖毒品罪，判处有期徒刑三年、缓刑三年，并处罚金两万元。”随着法槌敲响，四川自贡市大安区人民法院对一起跨市贩卖麻精药品案进行宣判，刘某因贩卖二类精神药品地西泮注射液受到法律制裁。

麻精药品是麻醉药品和精神药品的统称。麻醉药品是指对中枢神经有麻醉作用，连续使用、滥用或者不合理使用，易产生依赖性的药品。常用的麻醉药品有吗啡、可待因、美沙酮、羟考酮等。精神药品是指直接作用于中枢神经系统，使之兴奋或抑制，连续使用亦可产生依赖性的药品，分为第一类精神药品和第二类精神药品，第一类精神药品，如哌甲酯等；第二类精神药品，如地西泮、阿普唑仑、曲马多等。

刘某曾是某医院的医生，退休后在宜宾市翠屏区开办了一家个体诊所。为了获取经济利益，刘某在经营诊所期间违反法律规定，以不开具处方、不登记的方式，多次将二类精神药品地西泮注射液出售给吸毒人员。

“地西泮作为国家规定管制的能够使人成瘾的第二类精神药品，具有临床药品和毒品的双重属性。”办案法官说，刘某作为执业医师，在明知对方吸毒的情况下，仍多次将地西泮注射液出售获利，致使精神药品流入非法渠道滥用，其行为已构成贩卖毒品罪。

案件宣判后，为堵塞个体诊所监管漏洞，大安区人民法院分别向翠屏区卫生健康局、市场监管局，大安区卫生健康局、市场监管局发出司法建议，建议两地行业主管部门组织开展培训教育警示活动、建立健全麻精药品监督管理制度、强化经营和使用环节的监督检查、严厉打击违规违法犯罪行为，推动构建更为严密的禁毒防控体系。

练习题

参考答案

1.地西泮抗焦虑的主要部位是（　）

A.中脑网状结构　　B.纹状体
C.下丘脑　　D.边缘系统
E.大脑皮层

2.有关地西泮的叙述，哪项是不正确的（　）

A.口服比肌注吸收迅速　　B.口服治疗量对呼吸及循环影响小
C.能治疗癫痫持续状态　　D.较大剂量可引起全身麻醉
E.其代谢产物也有活性

3.下列有关地西泮的描述，错误的是（　）

A.增强GABA能神经传递功能　　B.可用作麻醉前给药

C.久用无成瘾性　　D.有中枢性骨骼肌松弛作用
E.是癫痫持续状态的首选药

4.苯二氮䓬类药物的中枢抑制作用机制是（　）
A.直接激动GABA受体
B.增强GABA神经功能
C.直接抑制中枢
D.直接与GABA调控蛋白结合，解除其对GABA受体的抑制
E.直接Cl^-促进内流

5.地西泮不具有下列哪项作用（　）
A.镇静、催眠、抗焦虑作用　　B.抗抑郁作用
C.抗惊厥作用　　D.对快动眼睡眠影响小
E.中枢性肌肉松弛作用

6.在地西泮的作用中哪项是错误的（　）
A.有抗焦虑作用　　B.有镇静催眠作用
C.有较强的缩短快动眼睡眠作用　　D.抗癫痫作用
E.抗惊厥作用

实验五　氯丙嗪对小鼠体温的影响

引入与思考

患者，男，54岁，因“高血压脑出血术后1日”转入院。患者于入院前1天因高血压脑出血在外院行“开颅血肿清除+去骨瓣减压术”，术毕8小时出现低氧血症，为进一步治疗转院。综合CT、血气分析、查体等结果诊断为：脑出血术后、低钾血症。予以补钾治疗，维持内环境稳定，防治感染，脱水降颅压，营养脑神经，促醒等治疗措施，入院后第2天患者颅内水肿较前增强，遵行亚低温治疗，目标温度为32~35℃，医嘱给予氯丙嗪50mg、异丙嗪50mg、哌替啶100mg加生理盐水稀释到50ml，4~5ml/h静脉泵入，生命体征正常稳定后，泵速为0.5~2.0ml/h；同时配合使用可控电子调温式冰毯，头戴冰帽。亚低温治疗期间患者头部切口减压窗处压力逐渐降低，质地变软，亚低温维持57小时后，无颅内压升高表现，遂开始缓慢复温，历时13小时，升至36.5 ℃，复温达标。次日患者患者神志清醒，生命体征平稳，转入神经外科继续观察治疗。

思考：该例患者实施亚低温治疗时为什么要使用冰毯，冰帽？

【**实验目的**】观察氯丙嗪对小鼠体温调节的作用及环境对其作用的影响。

【**实验原理**】氯丙嗪是最早应用的抗精神病药物，其对可阻断中枢多巴胺受体，也能

阻断α受体和M受体等。氯丙嗪的药理作用广泛而复杂，除了抗精神分裂作用外，还可抑制呕吐中枢，具有强大的镇吐作用；另外对下丘脑体温调节中枢亦有很强的抑制作用，使体温调节中枢失灵，机体的体温随外界环境温度变化而升降。氯丙嗪配合物理降温不仅能使发热者体温降低，还可以使正常人的体温也降低，具有很好的临床应用价值。

【实验对象与用品】

实验对象：小鼠4只。

药品：1%盐酸氯丙嗪溶液；生理盐水；苦味酸溶液

实验器材：天平1台，冰箱1台，温度计1只，大烧杯3只，1ml注射器4支。

【实验方法与步骤】

1.取小鼠4只，称重编号，观察各鼠正常活动后，用温度计测量肛门温度，并记录。

2.给药：甲、乙鼠腹腔注射10mg/ml盐酸氯丙嗪溶液10ml/kg，丙、丁鼠腹腔注射等容积生理盐水。

3.将甲、丙两鼠置于烧杯中放入冰箱内（1～4℃），乙、丁两鼠处于室温下，记录冰箱内和室内温度，在给药后20分钟、40分钟时再测量各鼠的体温并观察其变化。

【实验结果】将实验结果记录于表6-5中。

表6-5 氯丙嗪对小鼠体温的影响

小鼠	药物	环境温度（℃）	肛温变化（℃）		
			给药前	用药后20min	用药后40min
甲	氯丙嗪	冰箱			
乙	氯丙嗪	室温			
丙	生理盐水	冰箱			
丁	生理盐水	室温			

【实验讨论】综合全班同学的实验结果，分析氯丙嗪对体温的影响及特点。

【实验注意事项】

1.每次测量体温时，温度计插入肛门之深度和时间要相同，以免造成误差。

2.从冰箱取出小鼠后，应立即测体温。

【思考题】联系本次实验结果，讨论氯丙嗪对体温影响的临床应用价值。

练习题

参考答案

1.氯丙嗪对内分泌系统的影响下述哪项是错误的（ ）

A.减少下丘脑释放催乳素抑制因子

B.引起乳房肿大及泌乳

C.抑制促性腺释放激素的分泌

D.抑制促皮质激素分泌

E.促进生长激素分泌

2.氯丙嗪抗精神分裂症的主要机理是（　）

A.阻断中脑－边缘系统和中脑－皮质通路中DA受体

B.阻断黑质－纹状体通路D_2受体

C.阻断结节－漏斗通路D_2受体

D.阻断中枢α_1受体

E.阻断中枢M_1受体

3.长期应用氯丙嗪治疗精神病最常见的不良反应是（　）

A.锥体外系反应　B.过敏反应　C.体位性低血压

D.内分泌障碍　E.消化道症状

4.氯丙嗪引起体位性低血压应选用（　）

A.酚妥拉明　B.肾上腺素　C.去甲肾上腺素

D.异丙肾上腺素　E.妥拉唑啉

5.氯丙嗪引起锥体外系反应可选用下列哪个药防治（　）

A.苯海索　B.金刚烷胺　C.左旋多巴

D.溴隐亭　E.甲基多巴

6.吩噻嗪类抗精神病药中锥体外系反应最弱的是（　）

A.氯丙嗪　B.氟奋乃静　C.硫利哒嗪

D.奋乃静　E.三氟拉嗪

7.吩噻嗪类抗精神病药中降压作用最强的是（　）

A.氯丙嗪　B.氟奋乃静　C.奋乃静

D.三氟拉嗪　E.硫利哒嗪

8.氯丙嗪引起锥体外系反应的机制是（　）

A.阻断大脑－边缘系统的DA受体

B.阻断黑质－纹状体通路DA受体

C.阻断中脑－皮质通路中DA受体

D.阻断结节－漏斗通路DA受体

E.阻断脑内M受体

9.氟哌啶醇禁用于（　）

A.抑郁症　B.精神分裂症　C.躁狂症

D.更年期精神病　E.药物引起呕吐

10.氯丙嗪不能用于何种原因引起的呕吐（　）

A.尿毒症　B.癌症　C.放射病

D.强心苷　E.晕动病

实验六　利多卡因抗心律失常的作用

引入与思考

59岁的李大妈因患有原发性高血压病15年，近日出现心悸、胸闷和双下肢浮肿而到某社区医院就诊。医生诊断为高血压病合并急性心衰，给予50%葡萄糖注射液40毫升加西地兰注射液0.4mg静脉注射。注射15分钟后李大妈上述症状缓解，次日医生改用地高辛片口服维持治疗。李大妈因惧怕“病情反跳”，未按医生规定的剂量口服，擅自加倍用药，以致出现恶心、呕吐症状，呕吐呈非喷射样，呕吐物为胃内容物，随后逐渐出现意识模糊。家人立即将她送入医院，结合查体及相关检查，心电图提示频发室早，诊断为“地高辛中毒”，立即停用洋地黄，给予补钾、补镁、营养心肌、并应用利多卡因静注抗心律失常处理后，李大妈症状逐渐好转。

思考：利多卡因可用于哪些类型的心律失常?

【实验目的】观察利多卡因对氯化钡诱发家兔心律失常的治疗作用，并理解利多卡因的抗心律失常作用。

【实验原理】心率是指心脏搏动的频率。正常成年人安静状态下，心率为60～100次/分。心律是心脏搏动的节律。心律失常是心脏节律和频率的异常。心律失常（arrhythmia）的产生有三个方面的原因，即冲动起源异常、冲动传导障碍及两者同时存在。常见心律失常有早博、二联律、三联律、心动过速、心房和心室扑动或纤颤，以及房室传导阻滞和心动过缓等。人和哺乳动物的心电图均包括5个基本波形：一个P波，一个QRS波群和一个T波。心律失常时心电图的异常主要表现在以下三方面：P波消失、P-R间期延长和宽大畸形的QRS波群。

动物心律失常模型包括：药物（如哇巴因、乌头碱、氯化钡、氯仿-肾上腺素等）性、电刺激性、结扎冠状动脉及冠状动脉缺血再灌性心律失常。氯化钡可增加浦氏纤维Na^+内向电流，提高舒张期自动去极化速度，使细胞的自律性升高，诱发室性心律失常。利多卡因是Na^+通道阻滞剂，可抑制心肌细胞，特别是希-浦系统的Na^+内流，促进K^+外流，降低心肌细胞的兴奋性和自律性，从而缓解心律失常。

【实验对象与用品】

实验对象：家兔1只（2.5kg左右）。

药品：0.2%氯化钡溶液，0.25%利多卡因，20%乌拉坦溶液，肝素。

实验器材：天平1台，兔台1架，5ml注射器2支，5号针头2颗，银针4支，动物手术器械1套，BL-420生物信号采集系统1台，心电导联电极1根，“Y”字型气管插管1只。

【实验方法与步骤】

1.称重、麻醉与固定 取家兔称重，耳缘静脉注射20%乌拉坦溶液5ml/kg，麻醉后，采用五点法将动物仰位固定于兔台上。

2.连接实验装置 四肢接心电导联电极：右上肢——蓝、左下肢——红、右下肢——黑。描记正常心电图。将鳄鱼夹夹一针头，按“红”——右前肢，“黑”——右后肢，“黄”——左前肢，“绿”——左后肢，将针头插入肢体末端皮下。

注意：不要插在血管内，血液在针头中凝固，会影响导电性，使心电图无法描记。

3.观察氯化钡诱发心律失常的作用 由耳缘静脉注射氯化钡2ml/kg（0.2%），观察心电图变化。可见迅速出现心律失常（如室性心动早搏、室性心动过速等，多为室性双向性），观察并记录。当心电图上观察到QRS波畸形、P波消失、P-R间期延长时，可判断为心律失常。

4.观察利多卡因解救心律失常的作用 待家兔明显出现心律失常后，由耳缘静脉注射利多卡因2ml/kg，先缓慢推入，观察心律失常是否消失，并记录药效时间。若10分钟内心电图无明显改善可再缓慢静脉注射半量盐酸利多卡因.

【实验结果】将实验结果记录于表6-6中。

表6-6 家兔的心率和心电图变化比较

组号	正常对照		氯化钡		利多卡因	
	心率	心电图	心率	心电图	心率	心电图
1						
2						
3						
4						
5						
6						

【实验讨论】统计全部全班同学的实验结果，评价利多卡因的抗心率失常作用。

【实验注意事项】

1.针头电极必须插入皮下，勿插入肌肉组织，以免因为肌电的干扰影响心电图分析；同时注意描记心电图时避免手或金属器械接触针形电极.

2.氯化钡溶液要新鲜配置，氯化钡注射的时间大于15秒则难以造成心律失常病理模型。

3.利多卡因治疗氯化钡所产生的心律失常奏效很快，须连续记录心电图才能观察到心率失常转变的全过程。

【思考题】

1.利多卡因可否口服用于心率失常，为什么？

2.利多卡因抗心律失常有哪些作用？ 适用于哪些心律失常？

练习题

参考答案

1.利多卡因不宜用于那种心律失常(　　)

A.室性早搏　　B.室性纤颤

C.室上性心动过速　　D.强心苷所致室性心律失常

E.心肌梗塞所致室性心律失常

2.关于利多卡因体内过程的叙述错误的是(　　)

A.口服吸收好，首关消除明显　　B.口服吸收好，宜口服给药

C.消除半衰期为100天　　D.蛋白结合率约70%

E.常用静脉注射给药

3.关于胺碘酮的叙述哪项是不正确的(　　)

A.化学结构类似甲状腺素

B.能阻滞钾、钠、钙通道，延长复极过程，延长APD、和ERP

C.非竞争性地阻断α、β受体及阻断T_3、、T_4与受体的结合

D.属窄谱抗心律失常药

E.可扩张冠脉及降低外周阻力

4.对阵发性室上性心动过速最好选用(　　)

A.维拉帕米　　B.苯妥英钠

C.利多卡因　　D.普鲁卡因胺

E.普罗帕酮

5.急性心肌梗死所致的室速或室颤最好选用(　　)

A.维拉帕米　　B.利多卡因

C.普罗帕酮　　D.普萘洛尔

E.奎尼丁

6.早期用于心肌梗死患者可防止室颤发生的药物(　　)

A.利多卡因　　B.维拉帕米

C.维拉帕米　　D.维拉帕米

E.奎尼丁

7.禁用于慢性阻塞性支气管病变的抗心律失常药(　　)

A.胺碘酮　　B.普萘洛尔

C.普鲁卡因胺　　D.维拉帕米

E.苯妥英钠

8.室性早搏可首选(　　)

A.普萘洛尔　　B.胺碘酮

C.维拉帕米　　D.利多卡因

E.苯妥英钠

9.利多卡因对下列哪种心律失常无效(　)

A.室颤　　B.室性早搏

C.室上性心动过速　　D.心肌梗死所致的室性早搏

E.强心苷中毒所致的室性早搏

10.有关利多卡因的叙述，哪一项是错误的(　)

A.促进复极相K^+外流，缩短APD

B.抑制4相Na^+内流，促进4相K^+外流，降低自律性

C.使缺血心肌的传导速度加快

D.主要作用于心室肌和浦氏纤维

E.以上都不是

实验七　利尿药和脱水药对家兔尿量的影响

引入与思考

66岁的赵大伯长期患有高血压病，最近几个月老是感觉自己容易胸闷，并且合并有明显的双下肢水肿，于是连忙来到医院检查，心脏彩超结果发现他的心脏射血分数小于40%，诊断为慢性心功能不全。医师根据赵大伯现在的情况医生在调整了降压方案，在原有用药基础上加上了呋塞米和螺内酯两种利尿剂，并嘱其规律服用，定时复查。

赵大伯用药一段时间后胸闷喘息的症状明显缓解，血压水平也恢复正常了。有一天他发现呋塞米和螺内酯都是利尿剂，作用也差不多，他本来害怕用药太多影响肝肾功能，便自行把螺内酯停了，单独服用呋塞米，结果1周后赵大伯就又开始频繁的心慌，并且出现四肢乏力的表现，于是又赶紧来到医院，检查后发现其血钾为3.2mmol/L，通过补钾治疗后，症状缓解。

思考：呋塞米利尿的同时可能会出现哪些不良反应？案例中的医师为什么将呋塞米与螺内酯这两种利尿剂联合应用？

【实验目的】观察高渗葡萄糖及呋塞米对水及电解质排泄的影响，了解利尿的实验方法。

【实验原理】呋塞米作用于肾小管髓袢升支粗段皮质部和髓质部，抑制Na^+-K^+-2Cl^-共转运子，导致尿液中Na^+、K^+、Cl^-排出增多，肾的稀释功能减弱；并且由于髓质高渗压下降，降低了肾的浓缩功能，最终导致水的重吸收减少，排出大量尿液。呋塞米作用迅速、强大，持续时间短。脱水药静注后不易通过毛细血管进入组织，易经肾小球滤过，不被或

少被肾小管重吸收，在肾小管几乎不代谢。常用的药物有20%的甘露醇，50%的高渗葡萄糖溶液，而后者可部分从血管弥散进入组织中，并易被代谢，故作用弱不持久。

【实验对象与用品】

实验对象：家兔1只。

药品：25%乌拉坦、50%葡萄糖溶液、1%呋塞米。

实验器材：火焰光度计1台、兔台1架、手术器械1套、膀胱插管1支、导尿管1支、注射器（1ml，10ml，50ml各1支）、蒸发皿1个、滴定管1根、烧杯1个、量筒1个。

【实验方法与步骤】

1.动物麻醉与手术　实验前按50ml/kg给兔温水灌胃，然后用25%乌拉坦1g/kg耳缘静脉注射麻醉，将家兔固定在兔台上手术。下腹部剪毛，由耻骨联合上缘沿正中线4cm左右皮肤切口，再沿腹白线剪开腹壁及腹膜，暴露膀胱，沿膀胱壁避开血管作一个小切口，用注射器抽取膀胱中的尿液备用，再插入膀胱套管，套管口对准输尿管口，结扎固定。将膀胱和套管放回腹腔，用生理盐水纱布覆盖切口。

2.用药与尿液收集　经耳缘静脉注射生理盐水15ml/kg，然后每5分钟收集尿液并记录尿量，收集6次，共计30分钟。后续实验分两组，一组先经耳缘静脉注射50%葡萄糖溶液5ml/kg，然后注射呋塞米5mg/kg；另一组先经耳缘静脉注射呋塞米5mg/kg，然后注射50%葡萄糖溶液5ml/kg。给完每种药物后，每5分钟收集尿液并记录尿量，收集6次，共计30分钟。在给以第二种药物之前，耳缘静脉注射生理盐水，其体积与给以第一种药物后家兔所排出的尿液体积相等。

3.尿液测定　将给予生理盐水和不同药物后的尿液分别做如下处理以测定尿液中的钠、钾、氯离子的含量。

（1）尿液中钠、钾离子的含量测定：火焰光度计比较法

分别吸取给药前和给药后尿液各0.2ml，加水稀释至30ml（稀释倍数150倍），用火焰光度计分别测定稀释液中钠和钾离子的辐射强度读数，再测定一个与稀释液辐射强度读数相近似的相应标准溶液浓度的读数，则尿液样本中钠和钾离子的浓度（C_x）= $C_0 \times A_x/A_0 \times$ 稀释倍数。其中C_0为钠离子（或钾离子）标准液浓度，A_0为标准液的火焰光度计读数，A_x为测试样品的为测试样品的火焰光度计读数。则30分钟内的离子总量= 离子浓度（C_x）× 30分钟内的总尿量。

（2）尿液中氯离子的含量测定：银滴定法

原理：用硝酸银试剂将尿液中的氯离子沉淀为氯化银，所有的氯离子都被沉淀完之后，若硝酸银一有过量，便与铬酸钾作用形成橘红色沉淀。

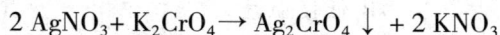

$$NaCl + AgNO_3 \rightarrow AgCl\downarrow + NaNO_3$$

$$2\,AgNO_3 + K_2CrO_4 \rightarrow Ag_2CrO_4\downarrow + 2\,KNO_3$$

分别吸取给药前和给药后尿液各1ml，加水稀释至10ml，加入20%铬酸钾溶液2滴，然后慢慢滴入硝酸银标准溶液（1ml相当于氯离子0.606mg），边滴边搅拌，至呈不褪色的

橘红色为止。记录所消耗的硝酸银标准溶液体积（ml）。尿液中氯离子的浓度：Cl^-（mg/ml）= 滴定时所消耗的硝酸银标准溶体积（ml）×0.606mg/ml÷1ml。则30分钟内的氯离子总量 = 离子浓度×30分钟内的总尿量。实验结果填入表1和2。

【实验结果】将实验结果记录于下表中。

表6-7　不同药物的利尿作用的比较

药物	0~30分钟尿量（ml）	每5分钟内的尿量					
		0~5分钟	5~10分钟	10~15分钟	15~20分钟	20~25分钟	25~30分钟
生理盐水（NS）							
50%葡萄糖（GS）							
呋塞米							

表6-8　不同药物对钠、钾、氯离子排泄的比较

药物	0~30分钟尿量（ml）	钠		钾		氯		
		浓度（μg/ml）	总量（mg）	浓度（μg/ml）	总量（mg）	硝酸银（ml）	浓度（μg/ml）	总量（mg）
NS								
50% GS								
呋塞米								

【实验讨论】结合实验结果，比较并分析实验中的这两种利尿药的利尿作用的差异。

【实验注意事项】

1.膀胱插管时避免结扎输尿管。

2.每次用药需前面药物效应基本恢复后再用药。

【思考题】联系本次实验结果，讨论利尿药和脱水药的应用有哪些差异？

练习题

参考答案

1.呋塞米的利尿作用机制是（　）

A.抑制K^+-Na^+-$2Cl^-$共同转运系统　B.抑制Na^+-$2Cl^-$转运系统

C.抑制碳酸酐酶的活性　D.抑制远曲小管对Na^+的吸收

E.拮抗醛固酮受体

2.呋塞米的不良反应不包括（　）

A.低钾血症　B.高镁血症　C.高尿酸血症

D.低氯性碱血症　E.耳毒性

3.呋塞米与强心苷合用易出现室性早搏主要是因为（　）

A.低钾血症　B.低镁血症　C.低氯性碱血症

D.高尿酸血症　E.低钙血症

4.下列利尿药作用最强的是（　）

A. 呋塞米　B. 布美他尼　C. 氢氯噻嗪
D. 氨苯喋啶　E. 螺内酯

5. 治疗继发性醛固酮增多症的首选药物是（　）
A. 呋塞米　B. 氢氯噻嗪　C. 氨苯喋啶
D. 螺内酯　E. 甘露醇

6. 关于呋塞米的药代动力学下列叙述正确的是（　）
A. 口服30分钟起效，静推5分钟起效　B. 维持1～2小时
C. 主要在肝脏内代谢灭活　D. $t_{1/2}$为3小时
E. 存在肝肠循环

7. 呋塞米不易和下列哪种抗生素合用（　）
A. 青霉素　B. 头孢曲松　C. 卡那霉素
D. 红霉素　E. 环丙沙星

8. 关于螺内酯叙述下列不正确的是（　）
A. 利尿作用弱而持久　B. 起效慢　C. 久用可引起高血钾
D. 对切除肾上腺者有效　E. 可以治疗肝性水肿

9. 痛风者慎用下列哪种药物（　）
A. 氢氯噻嗪　B. 螺内酯　C. 氨苯喋啶
D. 阿米洛利　E. 甘露醇

10. 下列不属于中效利尿药的是（　）
A. 氢氯噻嗪　B. 氢氟噻嗪　C. 氯噻酮
D. 氨苯喋啶　E. 环戊噻嗪

实验八　胰岛素过量反应及其解救

引入与思考

61岁的王阿姨患2型糖尿病，因口服降糖药效果欠佳，遵医嘱加用甘精胰岛素注射液12U于每晚睡前皮下注射。首次用药时，因未掌握使用方法，王阿姨误将整支甘精胰岛素注射液300U一次性皮下注射。用药后约3 h（凌晨2时）出现心慌、大汗、饥饿感等症状，指尖血糖测定值3.0mmol/L，立即进食，症状缓解入睡；次日早晨7时左右再次出现低血糖症状，指尖血糖为3.6mmol/L，进食后症状缓解。当日未用降糖药，正常进餐并进食甜食。次日凌晨3时左右（胰岛素注射后约25小时）低血糖症状再次发作，指尖血糖为3.3 mmol/L，进食后好转。之后连续4天未用降糖药，第5天起依次加用阿卡波糖、二甲双胍和甘精胰岛素注射液。观察1周，患者空腹指尖血糖5.9～6.7mmol/L，餐后2小时指尖血糖6.0～7.7 mmol/L，未再出现低血糖症状。

思考： 胰岛素过量反应有哪些防治措施？

【实验目的】比较普鲁卡因和丁卡因的毒性大小，以对药物进行全面评价。

【实验原理】胰岛素是一种由胰岛β细胞分泌的激素，在糖代谢中起着重要的作用。进食后，血糖水平升高，胰岛β细胞受到刺激后可增加胰岛素的分泌量。胰岛素通过促使肌肉和脂肪细胞摄取葡萄糖，并将其合成为糖原；还可抑制肝糖原的分解和糖异生，从而降低血糖水平，维持血糖在正常范围内。如果胰岛素分泌不足或者作用缺陷，就会导致糖代谢紊乱，引发糖尿病；而当胰岛素过量则可引起低血糖，正常成年人的血糖水平降低至2.8mmol/L，糖尿病患者降低至4mmol/L就被认为是低血糖。低血糖可表现为饥饿感、心悸、大汗、甚至神志改变，严重者可致死，需引起重视。

【实验对象与用品】

实验对象：小鼠2只。

药品：25%葡萄糖液，20U/ml胰岛素溶液、0.9%氯化钠注射液。

实验器材：天平1台，鼠笼或大烧杯1只，恒温水浴箱1台，1ml注射器2支。

【实验方法与步骤】

1.取禁食不禁水12～20小时的小鼠2只，称重编号标记，观察其正常活动。

2.甲鼠腹腔注射胰岛素1U/g，乙腹腔注射等容量0.9%氯化钠注射液作对照。然后将两只小鼠装入烧杯内并放入37℃左右的水浴恒温箱内。

3.观察和记录给药后两鼠活动的变化，当小鼠出现惊厥时（注射胰岛素的小鼠为20～30分钟），迅速将其取出，把预先准备好的25%葡萄糖0.5～1.0ml立即腹腔注射，观察并记录小鼠反应情况。

【实验结果】将实验结果记录于表6-9中。

表6-9 胰岛素过量反应及解救

鼠号	体重	胰岛素注射反应		葡萄糖注射反应	
		药物剂量	惊厥潜伏期	药物剂量	惊厥次数
甲					
乙					

【实验讨论】统计全部全班同学的实验结果，分析胰岛素注射后产生惊厥反应的机理。

【实验注意事项】

1.禁食条件一致，禁食后小鼠体重应在20g以上。

2.小鼠放入恒温箱后应在15分钟内达到所需温度，升温太慢会影响反应率。

3.因为声、光等外来刺激能增加小鼠对胰岛素的敏感度，应选择安静和光线柔和、均匀的实验场地。

4.胰岛素过量的低血糖反应以小鼠出现抽搐或躺倒表现为救治指征，处理时葡萄糖溶液尾静脉注射效果更佳。

【思考题】人体胰岛素过量会出现哪些反应？应如何处置？

课程思政

王应睐与人工合成牛胰岛素的故事

1869年，德国医学院学生兰格尔汉斯在毕业论文里描述了“胰岛”，并且推测这些岛状细胞团可能会分泌出激素。后来又经过几代科学家的努力，牛、羊等动物胰岛分泌的“胰岛素”能治疗糖尿病，逐渐得到学界确认。1953年，英国人桑格由于测定了牛胰岛素的一级结构，并完成了胰岛素的纯化工作而获得1958年的诺贝尔化学奖。

1958年6月，在中科院生化所的一次高级研究员座谈会上，王应睐等9位科学家提出了“世界上第一次用人工方法合成的蛋白质在中国实现”的目标。1959年1月，人工合成胰岛素工作正式启动，中科院生化所、北京大学等相关研究单位共派出300多名科研人员和大学师生协助攻关。1963年，王应睐担任人工合成胰岛素协作组组长，组织协调与中国科学院有机化学研究所、北京大学的合作。1963年8月，中科院生化所、有机化学所，北京大学在国家科委领导支持和协调下再次协作，决定由北京大学合成A链的前9肽，有机化学所合成A链的后12肽，生化所负责合成胰岛素B链的全肽，并承担A链和B链的组合工作。

在经历了无数次失败后，1965年9月17日清晨，中科院生化所、有机所，北京大学化学系三家单位的研究人员汇聚到中科院生化所，观察到人工全合成牛胰岛素结晶出现在实验室显微镜下，与天然牛胰岛素一模一样。随后通过“小鼠惊厥实验”证明，人工胰岛素的生物活性达到了天然胰岛素活性的80%。在世界上第一次用人工方法合成了具有生物活性的蛋白质——结晶牛胰岛素。人工牛胰岛素的合成，标志着人类在认识生命、探索生命奥秘的征途上迈出了重要的一步。

1978年，“人工合成牛胰岛素”获全国科学大会重大科技成果奖；1982年又荣获国家自然科学奖一等奖。

练习题

参考答案

1.胰岛素与磺酰脲类的共同不良反应是（　）

A.胃溃疡出血　　B.肝损害　　C.低血糖反应

D.乳酸血症　　E.休克

2.可用于治疗尿崩症的降血糖药物是（　）

A.甲苯磺丁脲　　B.氯磺丙脲　　C.格列苯脲

D.甲福明　　E.胰岛素

3.胰岛素的药理作用不包括（　）

A.降低血糖　　B.抑制脂肪分解　　C.促进蛋白质合成

D.促进糖原异生　　E.促进K^+进入细胞内

14.下列胰岛素耐受性常见诱因叙述不正确的是（　）

A.感染　　B.创伤　　C.手术

D.情绪激动　　E.乳酸性酸中毒

15.阿卡波糖的降糖作用机制是（　　）

A.促进胰岛素释放　　B.促进组织摄取葡萄糖　　C.抑制α-葡萄糖苷酶

D.降低肌肉组织对胰岛素的敏感性　　E.降低糖原异生

6.Ⅰ型糖尿病患者应选用（　　）

A.胰岛素　　B.格列齐特　　C.氯磺丙脲

D.甲福明　　E.甲苯磺丁脲

实验九　地塞米松的抗炎作用实验（小鼠耳片法）

引入与思考

患者，男，23岁。因上呼吸道感染，体温升高，自行在药店购买对乙酰氨基酚片（0.5g）治疗，服用方法：每天3次，每次1片。2天后，全身皮肤出现散在红色皮疹，脸部、颈部、胸部、背部等处皮疹渗血并黏合成片，脸部、颈部发生脓疱疹；口腔黏膜发生糜烂，分泌物呈黄色脓性；眼睑红肿，结膜充血。遂到医院急诊科就诊。

经体检、实验室检查，诊断：中毒性坏死性表皮松解型药疹（TEN）。医生判断发病与患者服用的药物有关，立即嘱其停用对乙酰氨基酚片。在加强皮肤护理的同时，给予青霉素钠、氯苯那敏、泼尼松龙等药物治疗；期间加用环磷酰胺，每次应用间隔2周，前后共3次；患者症状逐步得到有效控制，慢慢稳定好转，经约2月后痊愈出院。

思考：泼尼松龙属于哪一类药物，其药理作用有哪些？

【实验目的】学习鼠耳肿胀法急性炎症模型的实施方法；观察地塞米松对小鼠耳廓肿胀的影响，体现药物的抗炎作用。

【实验原理】二甲苯接触皮肤后，可增加接触部位皮肤毛细血管的通透性，渗入组织的液体增多，肉眼可见红肿现象。地塞米松通过抑制炎症细胞在炎症部位的集聚，并能抑制巨噬细胞的吞噬作用、溶酶体酶的释放及炎症介质的合成和释放，产生显著的抗炎作用。

【实验对象与用品】

实验对象：小鼠2只。

药品：0.25%地塞米松注射液，生理盐水、二甲苯。

实验器材：天平1台，鼠笼或大烧杯1只，1ml注射器2支、镊子1个、打孔器1个。

【实验方法与步骤】

1.取小鼠2只，称重编号标记，观察其正常活动。

2.甲鼠腹腔注射0.25%地塞米松0.1ml/10g；乙鼠腹腔注射生理盐水0.1ml/10g，作为对照。

3.腹腔注射30分钟后，分别在甲、乙鼠右耳廓边缘上各滴0.02ml二甲苯，使之浸润耳廓内外。

4.二甲苯滴耳15分钟后将两只小鼠颈椎脱臼处死，用打孔器分别在左右两耳相同部位取下耳廓的一部分，在电子天平上分别称重，求出两耳重量差，按下列公式计算肿胀率。

肿胀率(%)=(致炎耳重-正常耳重)/正常耳重

【实验结果】将实验结果记录于表6-10中。

表6-10　地塞米松的抗炎作用(小鼠耳片法)

鼠号	体重	药物与用量	左耳重(mg)	右耳重(mg)	两耳重量差(mg)	肿胀率(%)
甲						
乙						

【实验讨论】以肿胀率(%)为指标，统计全部全班同学的实验结果，评价分析地塞米松的抗炎活性。

【实验注意事项】

1.药物剂量一定要准确计算，腹腔注射时操作应规范，防止动物损伤。

2.涂致炎剂的部位应与取下的耳片相吻合，小鼠耳廓炎症模型亦可用含2%巴豆油的70%乙醇溶液代替。

3.打孔器应锋利，可选用由钢制的皮带冲。

【思考题】比较对照组与给药组耳肿胀度，并结合所学药理学知识展开分析。

练习题

参考答案

1.下列哪种情况禁用糖皮质激素(　)

A.视神经炎　B.角膜炎　C.视网膜炎
D.角膜溃疡　E.虹膜炎

2.糖皮质激素类药物与水盐代谢相关的不良反应是(　)

A.痤疮　B.多毛　C.胃、十二指肠溃疡
D.向心性肥胖　E.高血压

3.急性严重中毒性感染时，糖皮质激素治疗采用(　)

A.大剂量突击静脉滴注　B.大剂量肌肉注射
C.小剂量多次给药　D.一次负荷量，然后给予维持量
E.较长时间大剂量给药

4.糖皮质激素治疗过敏性支气管哮喘的主要作用机制是(　)

A.抑制抗原-抗体反应引起的组织损害与炎症过程
B.干扰补体参与免疫反应
C.抑制人体内抗体的生成

D.使细胞内露营地 含量明显升高

E.直接扩张支气管平滑肌

5.糖皮质激素用于慢性炎症的目的在于(　　)

A.具有强大抗炎作用，促进炎症消散

B.抑制肉芽组织生长，防止粘连和疤痕

C.促进炎症区的血管收缩，降低其通透性

D.稳定溶酶体膜，减少蛋白水解酶的释放

E.抑制花生四烯酸释放，使炎症介质PG合成减少

6.糖皮质激素药理作用叙述错误的是(　　)

A.对各种刺激所致炎症有强大的特异性抑制作用

B.对免疫反应的许多环节有抑制作用

C.有刺激骨髓作用

D.超大剂量有抗休克作用

E.能缓和机体对细菌内毒素的反应

7.糖皮质激素用于严重感染的目的在于(　　)

A.利用其强大的抗炎作用，缓解症状，使病人度过危险期

B.有抗菌和抗毒素作用

C.具有中和抗毒作用，提高机体对毒素的耐受力

D.由于加强心肌收缩力，帮助病人度过危险期

E.消除危害机体的炎症和过敏反应

8.下列疾病中禁用糖皮质激素类药物的是(　　)

A.中毒性痢疾　　B.感染性休克　　C.活动性消化性溃疡

D.重症伤寒　　E.肾病综合症

9.糖皮质激素诱发和加重感染的主要原因是(　　)

A.用量不足，无法控制症状而造成

B.抑制炎症反应和免疫反应，降低机体的防御能力

C.促使许多病原微生物繁殖所致

D.病人对激素不敏感而未反映出相应的疗效

E.抑制促肾上腺皮质激素的释放

10.长期应用糖皮质激素可引起(　　)

A.高血钾　　B.低血糖　　C.高血钙

D.向心性肥胖　　E.磷的排泄减少

实验十 链霉素毒性反应及钙剂的拮抗作用

引入与思考

患者，女，63岁，因感冒发烧，某诊所给予青霉素800万单位，氨苄青霉素6 g分别加入10%葡萄糖500ml液体中静脉点滴，用药第1天后病情好转，第2天用完青霉素1组，换上第2组氨苄青霉素，当液体输入大约一半时，患者出现头痛头晕，四肢麻木，恶心呕吐，因当时医师不在，液体未停，继而出现昏迷，呼吸不规则，医师赶到后立即停药，给予相应的处理，查找原因时，发现输液瓶中误加了12g链霉素，急送医院抢救，入院后给予吸氧，应用呼吸兴奋剂，利尿，促进药物排出，尿中有蛋白，经抢救两天后患者逐渐好转。

思考：链霉素大剂量应用会产生哪些表现，该案例对临床安全用药有哪些启示？

【实验目的】观察硫酸链霉素的急性中毒症状，了解其解救方法并联系临床应用。

【实验原理】链霉素是最早应用的氨基甙类抗生素，其大剂量应用可引起神经肌肉麻痹作用，患者可出现四肢肌肉无力，甚至呼吸抑制。药物静滴速度过快或同时应用肌肉松弛剂、全身麻醉药、重症肌无力者尤易发生。链霉素引起神经肌肉麻痹的机制为乙酰胆碱的释放需Ca^{2+}的参与，链霉素可与突触前膜上“钙结合部位”结合，从而阻止乙酰胆碱释放。当出现神经肌肉麻痹时，可用钙剂或新斯的明治疗。

【实验对象与用品】

实验对象：小鼠2只。

药品：4%硫酸链霉素注射液、1%氯化钙注射液、0.9%氯化钠注射液。

实验器材：天平1台，鼠笼或大烧杯1只，1ml注射器2支。

【实验方法与步骤】

1.取体重相近的小白鼠2只，编号、称重。观察其正常活动、呼吸和肌张力情况。

2.甲鼠腹腔注射1%氯化钙0.1ml/10g，乙鼠腹腔注射0.9%氯化钠注射液0.1ml/10g，待6～7分钟后，两鼠分别腹腔注射4%硫酸链霉素注射液0.1ml/10g。

3观察和记录给药后两鼠活动的变化。

【实验结果】将实验结果记录于表6-11中。

表6-11 链霉素毒性反应及钙剂的拮抗作用

鼠号	体重	药物与用量	链霉素用药前反应 呼吸、体态、肌张力	用药后反应 呼吸、体态、肌张力
甲				
乙				

【实验讨论】统计全部全班同学的实验结果，评价链霉素的肌肉毒性及钙剂的拮抗效应。

【实验注意事项】

1.救治链霉素中毒时，如果氯化钙给药一次疗效不明显时，可追加适当剂量。

2.注意观察小鼠的呼吸、体态、肌张力表现。

【思考题】联系本次实验结果，讨论链霉素用药时防治毒性反应的措施。

课程思政

链霉素与结核病治疗

在链霉素问世以前，人类缺乏针对结核菌的特异性抗菌药物，结核病在那个年代就是一种不治之症，严重危害了人类的健康。当时人们发现，如果结核杆菌掉落到土壤中，很快就会被杀死，那么土壤中是不是存在某种微生物或者某种物质可以抵抗结核杆菌呢？1932 年，美国微生物学家赛尔曼·A·瓦克斯曼（Selman Abraham Waksman，1888–1973）受到美国对抗结核病协会的委托，开始研究这个问题。他受到弗莱明从青霉菌中提取的青霉素的启发，着手从放线菌中寻找抗菌活性物质。一直1943 年，瓦克斯曼的学生沙茨（Albert Schatz）从灰色放线菌中提取出了一种新的菌素，被命名为链霉素。

1944 年瓦克斯曼就把链霉素交给了梅奥诊所进行研究。链霉素展现出了很多优秀的特性，能对抗很多种细菌，包括结核杆菌，并和青霉素的效果形成互补。他们把链霉素用于感染结核的豚鼠，在持续治疗 6 个月时，发现 16 个病灶都消退了。30% 的豚鼠在组织学和细菌学方法检测下都检测不到结核杆菌，其余 70% 的病情也都被遏制住了。人体试验中，21 名肺结核患者在使用 4 周的链霉素后，至少有 16 名患者病情有明显的好转。

链霉素的发现和应用使抗结核治疗进入了新的纪元，链霉素的诞生具有跨时代意义，终结了困扰人类数千年的肺结核“不治之症”的称号，瓦克斯曼教授也因此获得了1952年的诺贝尔生理学或物理学奖；但直到1994年，链霉素诞生50周年之际，瓦克斯曼教授的学生萨兹才收到拉特格斯大学颁发的奖章，以表彰他在链霉素发现上的成就。时至今日，在链霉素发现的基础上，后续的科学家们又发明了利福平、乙胺丁醇、异烟肼、吡嗪酰胺等特效药，通过联合用药能够有效地治愈大部分结核病患者。目前链霉素在抗结核治疗的方案中仍一直保持着重要的地位。

练习题

参考答案

1.下列关于氨基糖苷类抗生素共性的叙述哪一项是正确的（　　）

A.口服吸收良好　　B.对肠球菌具有高度抗菌活性

C.为繁殖期杀菌药　　D.肾皮质内浓度高于血中浓度10倍以上

E.所有氨基糖苷类对铜绿假单胞菌都有效

2.下列氨基糖苷类抗生素对肾脏毒性最大的是( )

A.奈替米星 B.妥布霉素 C.链霉素

D.卡那霉素 E.新霉素

3.下列氨基糖苷类抗生素最易引起前庭功能障碍的是( )

A.奈替米星 B.新霉素 C.庆大霉素

D.妥布霉素 E.链霉素

4.下列氨基糖苷类抗生素易引起耳蜗神经损害的是( )

A.阿米卡星 B.西索米星 C.庆大霉素

D.链霉素 E.新霉素

5.下列抗生素中对肾脏毒性最低者是( )

A.卡那霉素 B.新霉素 C.妥布霉素

D.奈替米星 E.链霉素

6.对草绿色链球菌引起的心内膜炎应首选下列哪种给药方案( )

A.青霉素+链霉素 B.链霉素+四环素 C.链霉素+异烟肼

D.青霉素+四环素 E.庆大霉素+链霉素

7.下列关于链霉素的叙述哪一项是错误的( )

A.水溶液性质稳定 B.口服不易吸收

C.主要经肾排泄 D.肌肉注射不易吸收,需静脉给药

E.对多数革兰阴性菌有强大抗菌作用

8.下列关于氨基糖苷类抗生素的叙述哪一项是不正确的( )

A.由氨基糖分子和非糖部分的苷元结合而成

B.对各种需氧革兰阴性菌有高度抗菌活性

C.抗菌机制是阻碍细菌蛋白质合成

D.对革兰阴性球菌也有很强的抗菌作用

E.水溶性好,性质稳定

9.下列对铜绿假单胞菌无效的抗生素是( )

A.链霉素 B.妥布霉素 C.庆大霉素

D.阿米卡星 E.西索米星

10.链霉素的下列不良反应中哪一种常常是不可逆的( )

A.头痛、头晕 B.呕吐 C.耳鸣

D.耳聋 E.平衡失调

参考文献

[1] 刘文国.人体解剖学学习与实验指导［M］.北京：电子工业出版社，2020.

[2] 吕正梅.组织学与胚胎学实验指导［M］.合肥：中国科学技术大学出版社，2018.

[3] 苗莹莹，刘恒兴.人体解剖学实验教程［M］.北京：清华大学出版社.2022.

[4] 米永杰，李健.人体解剖学实验指导［M］.北京：科学出版社.2014.

[5] 程辉龙，涂腊根.人体解剖学与组织胚胎学［M］.北京：科学出版社.2010.

[6] 付升旗，游言文.系统解剖学［M］.北京：中国医药科技出版社.2023.

[7] 武俊芳，任明姬.组织学与胚胎学［M］.北京：中国医药科技出版社.2023.

[8] 李雪甫，徐红涛.正常人体结构［M］.北京：人民卫生出版社.2020.

[9] 韩中保，刘伏祥.人体解剖学与组织胚胎学［M］.北京：人民卫生出版社.2023.

[10] 卫茹，杨朝晔.病原生物学与免疫学［M］.北京：人民卫生出版社.2019.